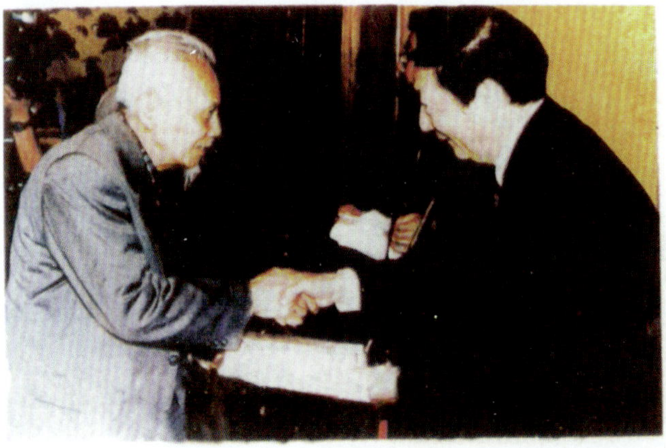

◄ 前国务院总理朱镕基在人民大会堂接见程莘农院士，并授予《中央文史馆》馆员证书

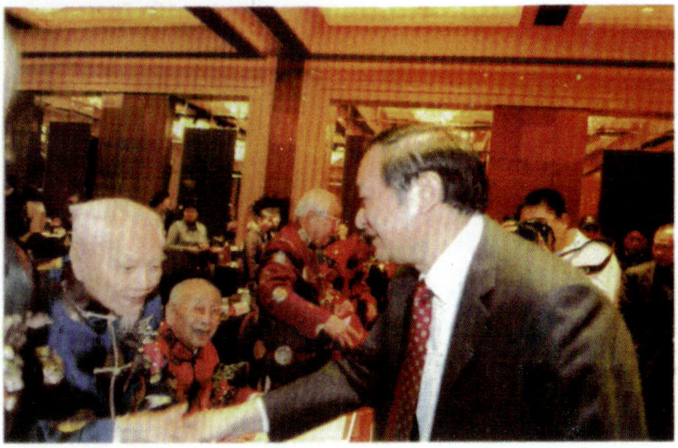

卫生部副部长、国家中医药管理局局长王国强同志亲切接见程莘农院士 ►

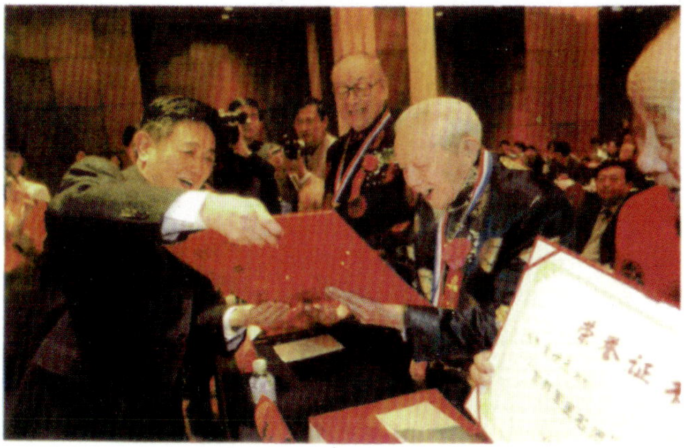

◄ 北京市副市长丁向阳同志向“首都国医名师”程莘农院士颁发荣誉证书

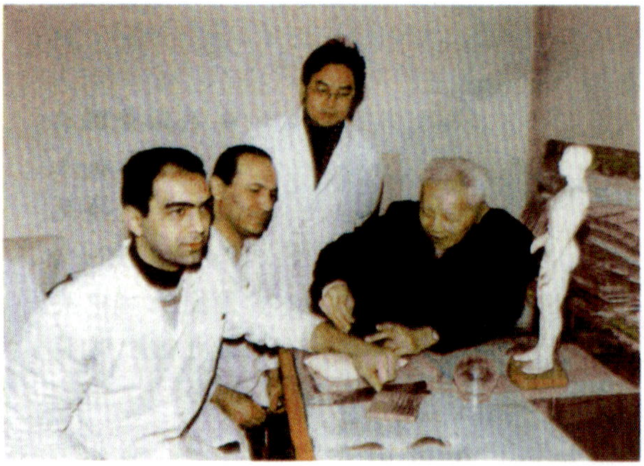

◀ 程莘农院士在临床带教，让外宾体会“得气”

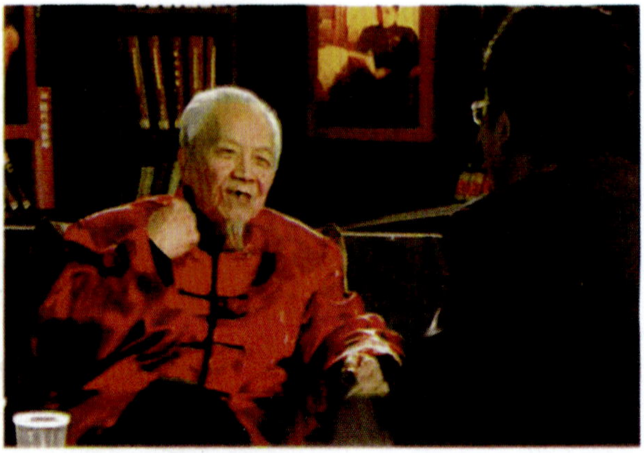

多彩的报道 ▶

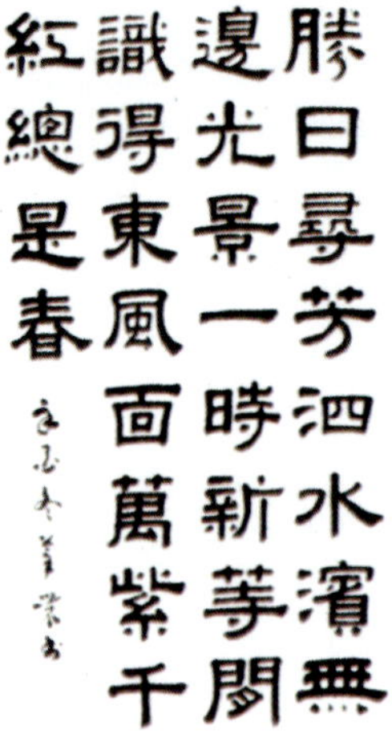

◀ 独特的书法

● 国医大师临床经验实录 ●

国医大师

程莘农

主审◎程莘农

主　编　杨金生

副主编　王宏才　程　凯

编　委（按姓氏笔画排序）

丁兆琳　王宏才　王莹莹　方　策　孔繁蕾　朱　兵

庄家秀　纪晓平　严　华　杨秀娟　杨金生　杨　威

杨　莉　李　扬　张　丽　郑其伟　屈建峰　郝强收

胡金生　洪　涛　秦　广　钱淳宜　高俊雄　黄龙祥

黄秀云　黄明仁　黄　涛　彭荣琛

韩小霞　程红锋　程　凯　谢任禹

中国健康传媒集团
中国医药科技出版社

内 容 提 要

本书是有关国医大师程莘农院士临床经验的集成之作。内容分针灸心法、验案撷英、成才之路、年谱和附录五部分，全面展示程老的学术主张和创新、临床特色和辨证施治之精妙处，读来必能让您开卷有益。本书适合广大中医临床工作者、中医院校师生和中医爱好者学习参考。

图书在版编目（CIP）数据

国医大师程莘农/杨金生主编. —北京：中国医药科技出版社，2012.1
（国医大师临床经验实录/吴少祯主编）
ISBN 978-7-5067-5171-1

Ⅰ.①国… Ⅱ.①杨… Ⅲ.①中医学临床-经验-中国-现代 Ⅳ.①R249.7

中国版本图书馆 CIP 数据核字（2011）第 170694 号

美术编辑 陈君杞
版式设计 郭小平

出版 中国医药科技出版社
地址 北京市海淀区文慧园北路甲 22 号
邮编 100082
电话 发行：010-62227427 邮购：010-62236938
网址 www.cmstp.com
规格 710×1020mm $^{1}/_{16}$
印张 17 $^{3}/_{4}$
字数 302 千字
版次 2012 年 1 月第 1 版
印次 2024 年 6 月第 3 次印刷
印刷 河北环京美印刷有限公司
经销 全国各地新华书店
书号 ISBN 978-7-5067-5171-1
定价 55.00 元

国医大师临床经验实录

编委会

出版者的话

CHUBANZHEDEHUA

2009年4月由卫生部、国家中医药管理局、人力资源和社会保障部联合评选产生了我国首届30位“国医大师”。这是新中国成立以来，中国政府部门第一次在全国范围内评选出的国家级中医大师，这是中医发展历史上的重要里程碑。

中医是门实践科学，有其自身的发展规律，中医学术的传承历史上多数表现为师徒口授心传。国医大师是当代名老中医的杰出代表，是优秀中医药学术的泰斗级人物，体现着当前中医学术和临床发展的最高水平，他们的学术思想和临证经验是中医药学宝库的宝贵财富，深入挖掘、抢救、整理他们的经验精华，就显得尤为急迫。

为此，我社紧密配合国家中医药事业的发展目标，精心策划推出一套《国医大师临床经验实录》系列丛书，全面总结集成各位大师的临床经验和学术成果。每位国医大师的经验单独成册，旨在使各位国医大师的经验心得能够广播于世，使后学者们能够充分学习汲取前贤们的经验精华，使中医发扬光大，后继有人。

本丛书的编写宗旨为突出临床和实用性，力争使阅读者能够学有所获、学有所宗、用能效验。本丛书正文主要包括七大部分：学术思想、方药心得、验案撷英、薪火相传、医话随谈、成才之路和年谱。因各位大师擅长的领域不同，研究的方向有异，每位大师著作的正文结构会略有不同。

——学术思想部分主要包括大师学术思想的理论来源、个人临证的特殊认识和总结、擅长病种的医理阐释和治学理念等。

——方药心得部分主要包括用药心法、成方心悟、经方传真、自拟方等内容。集中反映大师的临床用药经验和心得体会。“医生不精于药，难以成良医”，希望读者通过本部分内容学习大师的临床用药处方思路，触类旁通，举一反三。

——验案撷英部分主要收录各位大师擅长的病种案例，每一案例下设案例和按语两部分，围绕案例集中阐述该类病证的证治特点、大师自己的辨证心法和要点、医理阐释和独特认识。内容不求面面俱到，只求突出大师个人特点，简洁精炼，突出重点。

——薪火相传部分主要收录大师给学生讲课、各种中医交流会、研修班的讲稿整理。对讲稿的要求：内容精彩实用、对临床具有指导意义，确切反映其学术思想。

——医话随谈部分是不拘体裁的医学随笔，主要探讨中医药学术问题，涉及范围很广，重在抒发己见。

——成才之路部分主要包括大师学习中医、应用中医的全部历程，重点突出大师学习中医的方法和体会，旨在使后学者沿着前辈走过的路，少走弯路，直步中医的最高殿堂。

——年谱则按照时间顺序，记录大师经历的重大事件。

本丛书的撰写者或为大师本人，或为大师学术经验的继承人。希望丛书的出版对推动中医事业的继承和发展、弘扬民族医学和文化，做出一定的贡献。

中国医药科技出版社

2011 年 7 月

序

“中医针灸”被联合国教科文组织列入人类非物质文化遗产代表作名录，我和贺普仁、郭诚杰、张缙四位同仁为代表性传承人，心中诚惶诚恐。中医针灸需要传承人，但浩瀚的中医药知识海洋让吾辈望洋兴叹——吾之所学在博大精深的中医药面前是多么的微不足道！然“不积跬步，无以至千里”，在中医药几千年的传承过程中，正是由一代又一代热爱中医的从业者，为中医事业的发展奉献自己的力量，才使得中医药的理论体系不断完善，中医药人才队伍不断壮大，如今中医药不仅成为中国人民的医学宝库，而且还被世界许多国家的民众所接收和认可。吾愿同各位中医同仁一起传递这个接力棒，完成自己的历史使命，一起努力将中医药事业继续发扬光大。

其实，任何学科的发展都是基于前人的积累，中医学这门实践医学也不例外，自古以来，正因为“百家争鸣”才会出现中医各流派、各分支的“百花齐放”。回想吾从医之路，经历了中医传承的师徒传授和高等学校教育两种方式，不管是跟随温病专家陆慕韩侍诊学习，还是在江苏省中医进修学校（现南京中医药大学）系统学习，吾感受最深的是理论指导临床实践，而从临床实践中提炼出的理论能更加完善中医的理论体系，使其日臻成熟；同时，吾耳濡目染陆老“富贵不跌价，贫贱不轻视”的高尚医德，在转攻针灸时又深得孙晏如、李春熙两位先生孜孜不倦的教诲，吾心中万分感叹，“能遇良师，吾之幸事”。此外，吾奉“三人行必有吾师焉”的古训，认为一针可以一师，一穴可以一师，一德可以一师，因而曾多次向各位大夫学习他们行之有效的临床经验，他们不仅从不遮掩，而且很是乐意，如吾曾先后求教焦励斋大夫用后溪、申脉穴治疗周身关节病，杨永璇大夫用肩峰阿是穴治疗肩周炎，单玉堂先生用郄门穴治疗疔疮等。

此次应中国医药科技出版社的盛情邀约，吾将毕生之学穷于此书，以供各位中医针灸事业的擎旗人参考，寄望为中医事业的发展尽吾之微薄力量。

在全书的编写过程中，吾之门生杨金生博士、王宏才博士、王莹莹博士和嫡孙程凯博士等付出了辛勤的劳作，在此一并感谢！

程莘农

2011 年 8 月 24 日

目录

成才之路

年　谱

附　录

针灸心法

程老指出：针灸疗疾要在辨证论治的基础上贯彻理、法、方、穴、术的统一，即“缘理辨证、据证立法、依法定方、明性配穴、循章施术”，五者统一，方能事半功倍，游刃有余。理法方穴术是针灸的五大基石。

第一节 理——缘理辨证

一、经络理论是核心内容

理，理论基础，即中医认识正常人体和疾病状态下人体的理论方法和指导原则。阴阳五行学说、脏腑理论、气血津液理论和经络理论，是中医、针灸的理论基础。但是程老指出：经络理论是中医、针灸理论基础的核心内容。

阴阳、五行理论，是中医的哲学基础，脏腑、气血津液理论，则是中医认识人体生理、病理变化的理论基础。而经络理论，则是针灸治疗理论基础的核心，同时也是中医“理”的基础。

为什么说经络理论是核心呢？

中医学在形成和发展的过程中，受中国古代哲学思想的影响，其认识论和方法论都有其朴素的唯物辩证法思想。对于自然界和人体生理病理的认识，是以直观的方法从总体方面看待其关系，构成了天人相应、神形相合、表里相关的整体观点。而把人体联络为一个整体的，就是人的经络。正是经络的存在，将人体的各个脏腑组织官窍肢体关节联络为了一个不可分割的整体。

中医学认为，事物之间存在着相互作用的关系和因果联系，人体是一个有机的整体，局部的病变可以产生全身性的病理反应，全身的病理变化又可反映于局部。因此，疾病变化的病理本质虽然藏之于“内”，但必有一定的症状、体征反映于“外”，这正是“藏象”二字的内涵。而局部的表现常可反映出整体的状况，整体的病变也可以从多方面表现出来。通过审察其反映于外的各种疾病现象，在医学理论的指导下进行分析、综合、对比、思考，便可求得对疾病本质的认识。

《素问·阴阳应象大论》曰："以我知彼，以表知里，以观过与不及之理，见微得过，用之不殆。"就是说在认识事物时，应当采取知己知彼，从外测内，观察事物表现的太过或不及，通过微小的改变看出反常的所在，从而认识事物的本质。这便是中医学诊断病证的基本原理。

1. 司外揣内

外，指疾病表现于外的症状、体征；内，指脏腑等内在的病理本质。由于"有诸内者，必形诸外"，所以《灵枢·论疾诊尺》说"从外知内"，就是说通过诊察其反映于外部的现象，便有可能测知内在的变动情况。

《灵枢·本脏》说："视其外应，以知其内脏，则知所病矣。"说明脏腑与体表是内外相应的，观察外部的表现，可以测知内脏的变化，从而了解内脏所发生的疾病，认识了内在的病理本质，便可解释显现于外的证候。所以《丹溪心法》总结说："欲知其内者，当以观乎外，诊于外者，斯以知其内。盖有诸内者形诸外。"这一认识与近代控制论的"黑箱"理论有着惊人的相似之处。在"内"、"外"之间，起联络、沟通信息作用的，便是经络，是经络将体内的病变信息传导于外，并表达于相应的经络的循行部位，从而为人所觉察。

2. 见微知著

"见微知著"，语出《医学心悟·医中百误歌》。微，指微小、局部的变化；著，指明显的、整体的情况。见微知著，是指机体的某些局部，常包含着整体的生理、病理信息，通过微小的变化，可以测知整体的情况。

诊断中见微知著的原理，就是指某条经脉的皮部，相应地反映了与这条经脉连属的脏腑、官窍的功能状态。所以我们观察了局部的变化，就知道了与之相联络的一系列的脏腑、组织、官窍的状态如何。

如《灵枢·五色》将面部分为明堂、阙、庭、蕃、蔽等部，把上至首面、下至膝足、内而脏腑、外而胸背的整个人体皆分属于其中，并说："此五脏六腑肢节之部也，各有部分。"这便是察面部的情况，以测全身病变的具体描述。

又如早在《素问·五脏别论》便有"气口何以独为五脏主"之说，《难经·一难》更强调"独取寸口，以决五脏六腑死生吉凶之法"，于是详细审察寸口脉的三部九候，以推断全身疾病的方法，一直沿用至今。

而近现代以来的耳诊、耳穴理论，也同样是与经脉俱有密切的联系。耳为宗脉之所聚，耳廓的不同部位能反映全身各部的变化；舌为心之苗，又为脾胃的外候，舌与其他脏腑也有密切联系，故舌的变化可以反映脏腑气血的盛衰及邪气的性质；五脏六腑之精气皆上注于目，故目可反映人体的神气，并可察全身及脏腑的病变等。

总体而言，正是因为经络是沟通内外的桥梁，是气血运行的通道，是网络周身的系统，而这一作用正是人体脏腑变化反应于外周被诊查的基础，也是在人体外周给予良性刺激后影响脏腑功能的基础，更是脏腑之间相生相克、人体阴阳平衡的基础。所以经络是针灸的“理”中的核心，同时也是中医“理”中的基础。

二、重视经络辨证

辨证，就是分析、辨认疾病的证侯，是中医认识和诊断疾病的方法。辨证的过程，就是以中医基本理论为指导，对通过四诊所了解到的症状、体征等临床现象进行综合分析，辨明其内在联系，推断其原因、性质以及正邪的盛衰和病情的发展趋势等方面的情况，从而做出诊断的过程。

辨证和论治，是中医诊治疾病过程中相互联系、不可分割的两个部分。辨证是决定治疗的前提和依据，论治则是根据辨证的结果，确定相应的治疗方法，也是对辨证是否正确的检验。临床上只有辨证正确，采取恰当的治疗方法，才能取得预期的效果。

中医的辨证方法很多，有八纲辨证、气血辨证、脏腑辨证、经络辨证等。其中八纲辨证是各种辨证的总纲，气血辨证、脏腑辨证主要是针对内伤杂病的辨证方法；经络辨证主要是针对经络病证的辨证方法。它们虽各有特点，各有侧重，但又是互相联系和互相补充的。了解和掌握这些辨证方法的基本内容和特点，并且通过临床实践加以融汇贯通，是十分必要的。

程老认为针灸治疗疾病，虽不同于药物，但选穴处方和施术手法，同样离不开中医学诊疗疾病的基本原则——辨证论治。缘理辨证、据证立法、准确辨证是取得疗效的前提。临证时程老尤重视经络辨证，他认为经络辨证是以经络学说为理论基础来概括经络病变的临床表现以及经络、脏腑病变时的相互影响，总结出病变表现时的一般规律，实现以病归经，以经知脏，准确诊断。施术时强调“宁失其穴，勿失其经”，表现了对经络的高度重视，在具体诊断和辨证施治过程中，要掌握“经络循行，归经辨证，以经知脏”，才能有的放矢，提高诊治疗效。

程老认为只有熟记经络循行，认清病候归经，才能够准确地进行经络辨证。经络循行和病候归经在经络辨证中具有重要作用。“有诸内必形之于外”，任何疾病都以其一定的“病候”表现于外，“经络所通，病候所在，主治所及”，各经脉病候与其经脉、络脉、经筋、皮部的循行分布特点密切相关。通过对病候进行分析，判断病在何经、何脏（腑），据此进行处方配穴，或针或灸，或补或泻。

经络辨证，包括经脉辨证、奇经八脉辨证、十五络脉辨证等。经脉辨证，又称为十二经脉辨证。

（一）十二经脉辨证

经络以经脉为主体，因而在辨证时即以经脉的病候记载为主要依据。

十二经脉中每一条经脉都有一定的循行径路和所属络的脏腑。如发生病变，各有不同的病候。其病侯的表现可分属两个方面：一为本经的脏或腑功能失常；一为本经循行部位的病证。简述如下：

（1）手太阴肺经病候　咳嗽，气喘，咯血，咽喉肿痛，胸部胀满，缺盆部、肩背及手臂内侧前缘痛等。

（2）手阳明大肠经病候　鼻衄，鼻流清涕，齿痛，咽喉肿痛，颈、肩前、上肢外侧前缘痛，肠鸣腹痛，泄泻，下利赤白等。

（3）足阳明胃经病候　肠鸣，腹胀，水肿，胃脘痛，呕吐，易饥、鼻衄，口歪，咽喉肿痛，胸腹及下肢外侧前缘痛，发热，发狂等。

（4）足太阴脾经病候　嗳气，呕吐，胃脘痛，腹胀，便溏，黄疸，身重无力，舌根强痛，股膝内侧肿胀、厥冷等。

（5）手少阴心经病候　心痛，心悸，胁痛，失眠，盗汗，咽干口渴，上臂内侧痛，手心热等。

（6）手太阳小肠经病候　耳聋，目黄，咽喉痛，颊肿，少腹胀痛，肩臂外侧后缘痛等。

（7）足太阳膀胱经病候　小便不通，遗尿，癫狂，疟疾，目痛，迎风流泪，鼻塞流涕，鼻衄，头痛，项背腰臀部以及腰后面疼痛等。

（8）足少阴肾经病候　遗尿，尿频，遗精，阳痿，月经不调，气喘，咳血，舌干，咽喉肿痛，水肿，腰脊痛，股内侧后缘痛，下肢无力，足心热等。

（9）手厥阴心包经病候　心痛，心悸，心烦，胸闷，面赤，腋下肿，癫狂，上肢拘急，手心热等。

（10）手少阳三焦经病候　腹胀，水肿，小便不利，耳聋，耳鸣，目外眦痛，颊肿，咽喉肿痛，耳后、肩、臂、肘外侧痛等。

（11）足少阳胆经病候　头痛，目外眦痛，颔痛，目眩，口苦，缺盆部肿痛，腋下痛，胸胁、股及下肢外侧痛等。

（12）足厥阴肝经病候　腰痛，胸满，少腹痛，疝气，头顶痛，咽干，呕逆，遗尿，小便不利，精神失常等。

虽然十二经脉病候与脏腑病候有很多相似之处，但十二经脉病候以经脉循行部位的病变较多，而脏腑病候则以内脏病变较多。如胸肺部胀满，咳喘，缺盆中痛，肩背寒痛，臑臂内前廉痛，口渴，心烦，恶寒发热，汗出等病候常从肺经论治。尽管十二经病候常有交叉，如心烦，可见于手太阴肺经、足阳明胃经、足太阴脾经、足少阴肾经及手厥阴心包经病变，但可根据其他症状来判定。若其他症状为足少阴肾经病变，则心烦属足少阴肾经。将病候按十二经进行分类归经，结合其他辨证方法，就可以循其内外，复杂的病候也就有所归属，以辨明病因、病位、病性而立法处方。

程老强调进行经脉辨证时，除应重视十二经病候规律外，还应注意经脉循行部位的病变，尤其是局部的疼痛、发热等感觉变化和拘挛、屈伸活动转侧受限等功能障碍症状，如脾经通过腹部，故腹部胀满属脾。前头痛属阳明经，偏头痛属少阳经，头顶痛属厥阴经等，都是依据经脉循行路线进行经络辨证。“凡刺之理，经脉为始”，只有熟记经脉循行才能循经取穴，辨证施治。

（二）奇经八脉辨证

奇经八脉具有加强经脉之间的联系，调节正经气血的作用，且与肝、肾等脏及女子胞、脑髓等奇恒之府的联系较为密切。根据其循行部位和生理功能，简述其病候如下。

（1）督脉病候　脊柱强痛，角弓反张，头痛，癫痫等。

（2）任脉病候　带下，月经不调，不孕，不育，疝气，遗精，遗尿，尿闭，胃脘少腹痛，阴中痛等。

（3）冲脉病候　腹内拘急而痛，月经不调，不孕，不育，气喘等。

（4）带脉病候　腹部胀满，腰部弛缓无力，带下，子宫下垂，下肢痿软等。

（5）阳跷脉病候　癫痫，不眠，目内眦赤痛，腰背痛，下肢痉挛，足外翻等。

（6）阴跷脉病候　癫痫，多眠，少腹痛，腰背连阴中痛，下肢痉挛足内翻等。

（7）阳维脉病候　恶寒，发热等表证。

（8）阴维脉病候　胸痛，心痛，胃痛等里证。

（三）十五络脉辨证

十五络脉从十二经脉及任、督二脉分出，加上脾之大络。主要分布于四肢体表，以加强表里两经的联系和渗灌各部的气血。络脉的病候，可补充经脉病候的不足。简述如下。

（1）手太阴络脉病候　手腕、手掌部发热，呼吸气短，遗尿，尿频。

（2）手少阴络脉病候　胸膈胀满，不能说话。

（3）手厥阴络脉病候　心痛，心烦。

（4）手阳明络脉病候　齿痛，耳聋，牙齿发冷，胸膈闷塞不畅。

（5）手太阳络脉病候　关节纵缓，肘部痿软，皮肤生疣。

（6）手少阳络脉病候　肘关节拘挛，肘关节弛缓不收。

（7）足阳明络脉病候　癫狂，足胫部肌肉萎缩、松弛，咽部肿痛，突然音哑。

（8）足太阳络脉病候　鼻塞，鼻流清涕，头痛，背痛，鼻出血。

（9）足少阳络脉病候　足部厥冷，下肢瘫痪，不能起立。

（10）足太阴络脉病候　腹内绞痛，霍乱吐泻。

（11）足少阴络脉病候　尿潴留，腰痛，心烦胸闷。

（12）足厥阴络脉病候　阳强不倒，阴部瘙痒，睾丸肿胀，疝气。

（13）任脉之络病候　腹部皮肤胀痛及瘙痒。

（14）督脉之络病候　脊柱强直，头部沉重，摇头。

（15）脾之大络病候　遍身疼痛，四肢关节松软无力。

三、强调奇经八脉辨证

奇经八脉是经络系统的重要组成部分，与十二经脉密切联系，对十二经脉气血起着统率、联合和溢蓄、调节的作用。因此，临床中多经同病的复杂疾病状态，多反应于奇经，奇经八脉辨证方法与规律，也就成为解决疑难问题的重要方法。

然而奇经八脉辨证作为中医学辨证方法之一，对此进行系统论述者尚不多见，程老认为深入研究奇经八脉的辨证施治规律具有重要的现实意义，比如督脉外邪侵袭证的辨证及针灸施治规律如下。

根据外邪所侵部位不同，其临床表现各不相同，证治规律也不相同。

（1）阻于头背　症见恶寒发热、头痛难忍、项背怯寒、脑户穴冷、腰背疼痛等；或见目风、眼寒；或见角弓反张、脊背反折等疾病。

风邪中于督脉，卫阳失布则见恶寒发热；风邪从督入脑，而见头痛难忍、项背怯寒的脑风；从督之支脉入目而见目风、眼寒；风邪阻于腰背则腰脊强痛等；若风寒或湿热之邪从督脉入于胞络，气血痹阻可见月经不调；外邪经督脉阻于阴部则致二便不利。

针灸临床施治时以通督祛邪为治疗原则。《素问·骨空论》云：“督脉病，治在督脉。”所以取督脉穴为主。程老对风寒从督入脑证常取百会、风府、大椎、风池为主穴。其中百会、大椎振奋督脉阳气，以祛风散邪；风池为足少阳、阳维交会穴；风府为督脉与阳维交会穴，阳维主表，针之以祛散表邪，卫外御邪。

（2）阻于胞宫　若为风寒入侵可见月经延期，量少色黑，有血块，腹痛拒按，得热痛减，带下稀白；或见冲病等。若为湿热入侵可见月经先期，量多，质稠色红，带下赤黄，有臭味等。

（3）阻于阴部　可见不得前后、癃闭、遗溺、痔疾等。

外邪从督脉阻于胞宫、二阴诸证，常用“任督配穴”法为主，并配以肾经和背俞穴。程老善用关元、命门、腰阳关、肾俞、三阴交、合谷、太冲治疗月经不调，若为寒湿入侵，在关元加灸。其中关元、命门、腰阳关以调理任督，通行经气，余穴以调理肝、脾、肾，使经血畅通。

第二节　法——据证立法

法，指治则、治法。

程老指出：临床中应严格根据辨证，确定相应的治则治法。

临床治病如攻城守地的战役，治则治法则如同一场战役中的战略意图，是大方向、大原则，法一立，则排兵布阵、选穴定方，一气呵成，顺势而就，因此，临床上治则治法具有高度的指导意义，既要明确，也要坚持，辨证益精，立法益明，治疗益专，坚持守法治疗，不宜轻易变更，因为治疗疾病是由量变到质变的过程，慢性病更需坚守原方治疗较长时间才能获效，故临床立法后，力求持之以恒，恒而有效。

一、治疗总则

治则，即治疗总则，是治疗疾病时所必须遵循的基本原则。这是在整体观念和辨证论治的基本精神指导下制定的，它对于立法、处方具有普遍的指导意义。

1. 调整阴阳

疾病的发生，从根本上来讲是阴阳失去了相对的平衡，即阴阳的偏盛偏衰影响了正常的阴阳消长，所以调整阴阳是针灸临床治疗的根本原则。《灵枢·根结》说：“用针之要，在于知调阴与阳。”

阴阳偏盛，即阴或阳的过盛有余。阳盛则阴病，阴盛则阳病。阳热盛易损伤阴液，阴寒盛易损伤阳气，治疗时可采用“损其有余”、“盛则泻之”的方法，清泻阳热或温散阴寒。在调整阴或阳的偏盛时，还应注意有无相应的阴或阳偏衰的情况存在，如相对一方偏衰时，则应兼顾其不足，泻热与补阴，散寒与温阳同时进行。

阴阳偏衰，即阴或阳的虚损不足，或为阴虚，或为阳虚。阴虚则不能制阳，常表现为阴虚阳亢的虚热证；阳虚则不能制阴，多表现为阳虚阴盛的虚寒证。《素问·阴阳应象大论》说：“阳病治阴，阴病治阳”，指出因阴虚而导致阳亢者，应补阴以制阳；因阳虚而导致阴寒者，应补阳以制阴。如阴阳两虚，则应阴阳两补。由于阴阳是相互依存的，故在治疗阴阳偏衰时，应该“阴中求阳”、“阳中求阴”，故在针灸治疗中，常常是“从阴引阳，从阳引阴”（《素问·阴阳应象大论》）。例如运用募穴、背俞穴，就是调养脏腑的阴气和阳气。

阴阳是辨证论治的总纲，从广义上说，补虚、泻实、温寒、清热以及调和营卫、气血等治法，都属于调整阴阳的范围。针灸治疗疾病，也就是通过对腧穴采用不同的针灸法，以调整阴阳，从而达到治疗疾病的目的。

2. 扶正祛邪

疾病的发展过程，是正气和邪气双方互相斗争的过程。扶正祛邪可解决邪正矛盾，促使疾病向痊愈方向转化。所以，扶正祛邪也是指导临床治疗的重要原则。

扶正，就是扶助正气，增强体质，提高机体的抗病能力，达到正复邪自去的目的；祛邪，就是祛除邪气，达到邪去正自安的目的。扶正与祛邪两者是密切相关的，扶正有助于祛邪，祛邪亦可安正。

在临床运用时，要细致地观察邪正盛衰的情况，根据正邪在病程中所占的地位，决定扶正与祛邪的主次、先后。扶正适用于正虚而邪不盛的病证，祛邪适用于邪实而正未伤的病证；扶正与祛邪同时进行适用于正虚邪实的病证。扶正祛邪同时运用时，应分清主次，正虚为主者则扶正兼祛邪，邪盛为主者则祛邪兼扶正。当病邪较重，但正气虚弱不耐攻伐时，应先扶正后祛邪，当病邪甚盛，正气虽虚，尚可攻伐时，宜先祛邪后扶正。

3. 分别标本

标与本，是相对的概念，有多种含义。如从正邪双方来说，正气是本，邪气是标，从病因与症状来说，病因是本，症状是标；从病邪部位来说，内脏是本，体表是标，从疾病先后来说，原发病是本，继发病是标等，标与本概括了疾病过程中对立双方的主次关系。标，一般属于疾病的现象与次要方面，本，一般属于疾病的本质与主要方面。

在临床上应用标本关系，主要是分析病证的主次、先后、轻重、缓急，确定治疗的步骤。一般情况下，应治病必求其本；但在标病甚急时，应急则治其标；标本并重时，应标本兼顾。

治病求本是一个根本法则。在临床治疗中，应抓住疾病的本质与主要方面，做到治本。某些疾病，临床症状虽然不同，但其病因病机是相同的，根据治本的原则，即可采取完全相同的治法。如属于肾阴虚的咽痛与属于肾阴虚的腰痛，可用同样补肾阴的方法治疗。这就是异病同治。某些疾病，症状相同，但病因病机不同，根据治本的原则，必须采取不同的治法。例如头痛，属于肝阳上亢的，宜用滋阴潜阳法；属于气血两虚的，宜用补益气血法；属于风寒袭络的，宜用疏风散寒法治疗。这就是同病异治。

但在某些情况下，标病甚急，不及时解决可影响本病的治疗，甚至危及患者的生命时，则应采取“急则治标，缓则治本”的法则，先治标病，后治本病。例如慢性咳喘病人，又患感冒，发热恶寒，则应先治疗感冒，以治其标，待感冒治愈后，再治疗咳喘，以治其本。如标本并重，则应标本兼顾，标本同治。

此外，治未病也是治本的一个重要方面。治未病，包括未病先防和既病防变。未病先防，就是在未病之前，做好各种预防工作，以防止疾病的发生。我国在养生保健方面有悠久的历史和丰富的内容，如气功、太极拳、八段锦等；针灸预防疾病也是传统的方法之一。如足三里，就是主要的灸穴，可强身保健，预防多种疾病。既病防变，是在疾病已经发生的情况下，应早期诊断、早期治疗以防止疾病的发展与传变。在防治疾病过程中，一定要掌握疾病发生发展规律及其传变途径。《伤寒论》载：“若欲作再经者，针足阳明，使经不传则愈。”指出了防止疾病传变的重要性。

4. **因时、因地、因人制宜**

针灸治病要根据季节、地区以及人体的体质、年龄等不同情况而制定适宜的治疗方法。

（1）因时制宜　根据不同的气候和时间特点来考虑、制定适宜的治疗方法。《灵枢·终始》说：“春气在毛，夏气在皮肤，秋气在分肉，冬气在筋骨，刺此病者，各以其时为齐。”一般春夏之季，病邪伤人多在浅表，刺宜较浅，秋冬之季，病邪伤人多在深部，刺宜较深。

此外，在针灸临床上还要注意针刺时机问题，如治疗痛经，一般宜在月经来潮前开始治疗等。

（2）因地制宜　根据不同的地理环境特点来制定适宜的治疗方法。由于不同的地理环境、气候条件及生活习惯，人的生理活动和病理特点也有区别，所以治疗方法亦应有所差异。《素问·异法方宜论》说：“北方者……其地高陵居，风寒冰冽，其民乐野处而乳食，藏寒生满病，其治宜灸焫。”“南方者……其地下，水土弱，雾露之所聚也，其民嗜酸而食胕，故其民皆致理而赤色，其病挛痹，其治宜微针。”说明治疗方法与地理环境、生活习惯以及疾病性质有密切的关系。

（3）因人制宜　根据病人的性别、年龄、体质等不同特点来制定适宜的治疗方法。例如男女性别不同，各有生理特点，特别是对妇女经期、怀孕、产后等情况，治疗用穴尤须加以考虑。年龄不同，生理功能及病变特点亦不同。在体质方面，有强弱、偏寒、偏热以及对针刺的耐受性不同等。《灵枢·逆顺肥瘦》说："年质壮大，血气充盈，肤革坚固，因加以邪，刺此者，深而留之"。又："婴儿者，其肉脆血少气弱，刺此者，以毫针，浅刺而疾发针，日再可也。"《灵枢·根结》说："刺布衣者深以留之，刺大人者微以徐之"。以上这些在诊治时都应有所区别。

二、治法

在治疗原则指导下，根据辨证所确立的施治大法，即为治法。它是通过经络腧穴的选取、针法、灸法的运用而实现的。临床上根据施治大法来处方配穴，各个环节结合起来，就成为针灸中的理、法、方、穴。现据《内经》等有关记载及临床运用情况，概括为补、泻、温、清、升、降六法。

1. 补法

补法是用针灸扶助正气、补益人体阴阳气血和脏腑虚损的一类治法，适用于虚证。《灵枢·经脉》说："虚则补之"，《灵枢·官能》说："阴阳皆虚，火自当之"都是指针灸补法的应用。

临床常用的补法，例如：补益肾气，常取肾俞、关元、太溪等，针刺用补法或灸法，用于治疗肾气虚证。补中益气，常取中脘、气海、足三里等，针刺用补法或灸法，用于治疗脾胃气虚证。补益气血，常取脾俞、隔俞、足三里、三阴交等，针刺用补法或灸法，用于治疗气血两虚证。补益肾阴，常取太溪、照海、志室等，针刺用补法，治疗肾阴虚证。

应注意邪气实不宜用补法，邪气未尽不宜早用补法，虚中挟实不宜单用补法。

2. 泻法

泻法是用针灸驱除邪气、消除积滞，以利于恢复正气的一类治法，适用于实证。《灵枢·经脉》说："盛则泻之"，《灵枢·九针十二原》说："凡用针者……邪胜则虚之"、"满则泄之"，《素问·阴阳应象大论》说："血实宜决之"。都是指对泻法的应用。

临床常用的泻法，例如：疏风解表，常取风池、合谷等穴，针刺用泻法，用于治疗表实证；泻热通便，常取曲池、天枢、丰隆，针刺用泻法，用于治疗里实证；破瘀活血，常取有关腧穴，用针刺泻血法以治血瘀证；消食化滞，常取建里、足三里、四缝，针刺用泻法，以治疗食积证等。

虚证不宜用泻法，虚实挟杂不宜单用泻法。

3. 温法

温法是用针灸温经通络、温养阳气、温中散寒、回阳救逆的一类治法，适用于寒证。《素问·至真要大论》说：“寒者热之”、“清者温之”；《灵枢·经脉》说：“寒则留之”，《灵枢·官能》说：“结络坚紧，火所治之”；《灵枢·阴阳二十五人》说：“凝涩者，致气以温之”；《灵枢·禁服》说：“血寒，故宜灸之”。都是指对温法的应用。

临床常用的温法，例如：温通经络，可根据寒邪所在部位循经取穴，留针或用灸法，用于治疗寒凝经络证，温中散寒，常取中脘、足三里，留针或用灸法，以治疗胃寒证；回阳救逆，常取关元、神阙，用灸法以治疗阳气衰微、四肢厥逆证。

热证不宜用温法，阴虚证慎用灸法。

4. 清法

清法是用针刺清解热邪、泄热开窍的一类治法，适用于热证。《素问·至真要大论》说：“温者清之”，《灵枢·经脉》说：“热则疾之”；《针灸大全》说：“有热则清之”。都是指对清法的应用。

临床常用的清法，例如：清解热邪，常取大椎、曲池、合谷，针刺用泻法，治疗热证，一般脏腑热证常取本经井、荥穴，用毫针泻法或点刺出血治疗。泄热开窍，常取人中、十二井穴（均取双侧），针刺用泻法或点刺出血，用于治疗热蒙清窍证。

体质虚弱的禁用清法。

5. 升法

升法是用针灸升阳益气、提举下陷的一类治法，适用于清阳不升、中气下陷等证。《素问·至真要大论》说：“下者举之”，《灵枢，经脉》说：“陷下则灸之”，《灵枢·官能》说：“上气不足，推而扬之”。都是指对升法的应用。

临床上除近部取穴外，可配用百会、气海、关元、足三里等穴，针刺用补法，并用灸法，以治疗清阳不升头晕目眩、中气下陷、内脏下垂、脱肛、久痢等病证。

阴虚阳亢者，不宜用升法。

6. 降法

降法是用针灸降逆、潜阳的一类治法，适用于气、阳上逆等证。《素问·至真要大论》说：“高者抑之”，《灵枢·阴阳二十五人》说：“气有余于上者，导而下之”；《灵枢·四时气》说：“取三里以下胃气逆”，都是指对降法的应用。

临床常用的降法，例如：和胃降逆，常取膻中、中脘、内关、足三里，针刺用平补平泻法，治疗胃气上逆证；平肝潜阳，常取风池、太冲、涌泉，针刺用泻法，治疗肝阳上亢证等。

虚证、上虚下实证，不宜用降法。

第三节　方——依法定方

针灸治病是通过对某些腧穴进行针刺或艾灸来完成的。所以，在临床上，针灸处方的组成，包括腧穴的选取与配伍、针灸方法的运用，其恰当与否，对治疗效果有着密切的关系。正确的处方选穴，应在辨证的基础上，根据所拟定的治法，结合腧穴的主治性能而确定。

一、针灸处方

1. 针灸处方的内容

针灸处方是指运用针灸治疗某一疾病时所确定的具体方案。其内容应包括施术穴位、施术方法，即写明用穴及其配伍、刺灸的方法和补泻，以及治疗的时间和次数等。书写的格式，通常是先列出穴名，按上、下、背、腹等顺序排列，或按主次排列，再注明用单穴或双穴、刺灸的方法和留针的时间及疗程等。

不同的穴位，施以不同的刺灸方法后，效果不同，因此在处方中明确标注刺灸方法（补泻方法）是十分必要的，也反应了依法定方的原则。

2. 处方选穴的多少

疾病的发生发展是各有差异的，为了针对不同病症的特点进行治疗，针灸处方用穴也须根据具体情况而有所变化。《素问·至真要大论》说：“病有盛衰，治有缓急，方有大小。”《灵枢·卫气失常》篇说：“夫病变化，浮沉深浅，不可胜穷，各在其处……，间者小之，甚者众之，随变而调气。”

程老认为针灸临床取穴的多少亦应以证为凭，以精为准，以适为度，以效为信，取穴多少，当以大、小、缓、急、奇、偶、复为原则，不能胶柱鼓瑟，故临床取穴时，少则一二穴，多达十几、二十穴。

大——是指选用的腧穴较多，适用于脏腑经络病变范围较广的病证，如治疗精神疾病的 13 鬼穴：水沟、少商、隐白、大陵、申脉、风府、颊车、承浆、劳宫、上星、会阴、曲池、舌下中缝刺出血；取穴较多，属大方之类。

小——3 ~ 5 穴，是指取穴少，针对性强，广泛适用于临床常见病证治疗，如治疗失眠的：神门、太溪和心俞；再如治疗脾胃疾病的中脘、天枢、足三里。

缓——病情轻重不同，治疗的周期长短也不同，针对许多慢性疾病患者，病程日久，气血不足，体质虚弱，难以速效，需缓和起效。灸即缓方，对人体阳气虚损、寒凝经脉之证，如腹冷痛经、关节冷痛、消化不良、虚劳羸瘦等，灸有独特的疗效，因此《医学入门》说："药之不及，针之不到，必须灸之"。

急——针灸也适用于许多急病的抢救性治疗，如中风、昏厥、中暑、眩晕等，也积累了很多宝贵的经验，如刺水沟苏厥，刺十二井穴开窍，刺人迎降压、刺尺泽治疗急性吐泻等。而另一方面，急方也形象地体现了针灸起效的迅速，如少商刺血治疗咽喉肿痛，往往针下血出则咽痛立减。

奇——有专用一个穴位的，可称为奇方，如取郄门治疗心痛，水沟治疗腰脊痛，攒竹止呃逆，至阴矫正胎位不正等。

偶——有的处方取双穴配伍，可称为偶方，如俞募穴相配，原络穴相配，八脉交会穴的上下配穴等。例如程老临床中使用的"四关调神法"中的合谷、太冲，两穴皆为本经之原穴，合谷属阳，太冲属阴，两穴相配，符合"阴阳互根"和"孤阴不生"、"孤阳不长"的理论；又合谷善调气，阳明经乃多气多血之经，太冲主调血，肝经少气多血，肝藏血，体阴而用阳。两穴一阳一阴，一腑一脏、一上一下，一气一血，相互依赖，相互制约，相互为用，升降协调，阴阳顺接，相得益彰，有疏通经络、调气和血、活血化瘀、平肝潜阳、息风止痉、镇静安神、祛风止痛、疏肝解郁、养血柔筋之功，故临床常配合应用，对多种疾病，辨证治疗可收到满意效果。

复——是指用两组或两组以上不同治疗作用的腧穴，适用于病情复杂，有两种或两种以上同时存在的病证，如头痛与腹泻同时出现，治疗时可用治疗头痛和治疗腹泻的处方复合使用。

二、选穴原则

循经选穴是针灸选穴的基本原则，它是按经脉所通、主治所及的道理而进行的。在运用时，有本经选穴、异经选穴和多经选穴等。本经取穴，即病在某经某脏，则取该经经穴；异经取穴，是根据脏腑经络之间的关系，除运用病经输穴外，还可取与该经有关的经脉腧穴，一般多取互为表里的经脉，或按"五行"运用母子相关的经脉，多经取穴，是指对一些属于多经病变的病证，取一经腧穴或两经腧穴均不能达到治疗目的，则须数经并用。由于循经取穴是以脏腑经络学说为指导，根据疾病的证候，在其所属或相关的经脉上选取适当的腧穴，因此，要掌握这种方法，必须充分了解脏腑生理、病理、经络循行路线、阴阳表里关系，以及腧穴的性能等才能适当运用。

针灸取穴以循经取穴为基本原则，具体运用有以下几个方面。

1. **近部选穴**

这是指在病证的局部或邻近部位取穴。临床上又分为局部选穴和邻近选穴两种。

（1）局部选穴　即在病证局部取穴。如眼病取睛明、攒竹，鼻病取巨髎、迎香，耳病取听官、听会，胃病取中脘，头痛取太阳等。在运用局部选穴法时，如局部有溃烂、创伤、瘢痕等不适宜直接针灸的，可以运用邻近选穴。

（2）邻近选穴　即在病症的邻近部位选取腧穴。如鼻病取上星、通天，头痛取风池、风府，胃痛取章门、天枢等。本法可配合局部选穴，亦可单独运用。脏腑、五官病症选用头身部腧穴，都属此类。在配穴时，则有前后配穴等，如俞募配穴法。

2. **远道选穴**

这是指在离病变较远的部位取穴，通常以四肢肘膝以下的穴位为主。《素问·五常政大论》说："病在上，取之下，病在下，取之上；病在中，傍取之。"如脘腹部疾患取足三里，面部疾患取合谷，目赤肿痛取行间，久痢脱肛取百会等。

远道选穴是选穴法的主要内容。头身、脏腑病证选用四肢部腧穴，都属此类。由于经络的上下相通、左右交叉、表里相合，在配穴时又有上下配穴、左右配穴（或交叉配穴）、表里配穴等。远道穴与近部穴相配则称远近配穴。

左右交叉选穴，是指病在左侧取右侧的腧穴治疗，病在右侧取左侧的腧穴治疗。即《素问·阴阳应象大论》所说："以右治左，以左治右"。《内经》中称此为"巨刺"和"缪刺"。

3. **随症选穴**

这是指针对某些较突出的症状选取相应的腧穴。如发热取大椎、曲池，昏迷急救取水沟、涌泉等。

一般的经验选穴均属此类。如取四缝，治疗小儿疳积，灸二白治疗痔疮出血。

三、《内经》处方研究

在中医基础理论的文献研究方面，"继承不泥古，创新不离宗"，"去伪弘真"是程老文献研究一个严明的出发点，从不做玄之又玄的学术。

比如，他在研究《内经》之时，不是研究其中的玄妙理论，而是对整个的《内经》运用针灸治病的情况，用统计学的方法进行了研究。结果显示：

《内经》中有针灸处方412个，这就证明了徐灵胎所说的："'灵素'两经为针法研者，十之七八，为方药研者，十之二三。"确实不谬。而在对《内经》中的这四百多个方子进行分析之后，发现以循经取穴的为数最多，其次是以痛为俞的处方、专病专方和对证专方，其余均不足 10 个。在循经取穴的处方中，由于经脉的循行、功能，经脉与相应脏腑的连属，以及经脉之间的阴阳表里等关系，故又有各种不同的取穴配伍形式，在循经取穴的处方中以取单经的为数最多，而在取单经的处方中又以取本经的为多。在取多经的处方中，以除表里经和同名经而外的两经或两经以上同用的为数最多。

再对《内经》所收的针灸处方进行进一步的研究，发现根据取穴配伍方法不同可分为 2 类，其中循经取穴的处方又有不同的取穴配伍形式，可见《内经》的针灸处方是灵活多变的。

（一）循经取穴的处方

1. 取单经

这种处方的取穴仅限于一经。

（1）取本经　即根据病位所在经脉取穴。这种取穴方法在《内经》中最为常用。其治疗的都是本经经脉所过的部位或相应脏器的病变，病机较单纯，病位亦仅限于某经、某脏（腑）。运用这种处方，辨别病在何经、何脏（腑）为其关键所在。在取本经中，有以下几种不同的取穴方法。

①取本经的局部穴与远道穴：取局部穴治疗的多为肢节和头部器官的疾患，如膝痛、足髀不可举、枢中痛、齿龋、耳鸣、耳聋等，多为经脉所过局部经气不利所致。取远道穴治疗的多为相应脏腑经脉的病变，取穴多在肘膝以下。远道穴在《内经》中用之甚广。这种取穴方法为后世针灸临床所喜用。大量临床实践证明，远道穴对内脏和经脉的病变具有较好的治疗作用，且施术方便安全。

②取局部穴与远道穴配伍：这种处方仅 5 个。其中 4 个用以治疗经脉之经气逆乱上冲所致的“厥头痛”，一个用以治疗臌胀，都是在病变局部与远离病变部位之处同时取穴。

③取十五络穴：这种处方共 15 个，均是一穴一方，其治疗的是该经所属脏腑或支脉的某些病证，而不是主治该经脏腑和支脉的全部病证，如取通里治疗的是“实则支膈，虚则不能言”。

④取下合穴：下合，即六腑足三阳经的合穴，“六腑皆出足之三阳，上合于手者也”。这种处方共 7 个，除一方治疗三焦与膀胱合病之癃闭或遗尿外，余各方皆主治其所合之腑的病变。诸腑病除胆病外，均有腹部症状，病机多为实证。

⑤取五输穴：五输，即井、荥、输、经、合，为十二经脉肘膝以下的一些特定穴。这种处方在《内经》中共有 9 个，其治疗的有内脏病变和肢体病变，方虽少而内容杂，较难分析。

（2）取异经　即病虽在某经、某脏（腑），而处方却取他经之穴。其治疗的均为五脏疾患。不取病变所在之经而取他经，乃是根据脏腑之间的关系，从整体出发，联系病机特点，从而予以辨证地取穴处方。如肺气虚者“短气息短，不属，动作气索”，不取手太阴而“补足少阴”，是因肺虽为气之主，但肾却是气之根，故取肾经以补之。因此，运用这种取穴方法的处方，除了辨别病位而外，掌握脏腑之间的关系和认真分析病机特点是极为重要的。

2. **取多经**

（1）表里经同用　十二经脉有阴阳相偶、互为表里的关系。表里经同用的处方治疗的多是某脏（腑）、某经之阴阳失调，或阳亢、或阴盛，或虚实相移。故运用这种处方首先应辨别某脏、某经的阴阳偏颇和虚实所在。

（2）同名经同用　即同时取手足相同名称之两经的经穴，如手足阳明、手足太阴等。这种处方仅4个，除1方用于热病，取手太阴以发汗解表、取足太阴以生津助汗外，其余3方均用以治疗头部器官的病证，如耳聋、颔痛等，其病变部位均为手足同名经脉循行之处。故运用这种处方主要还是从病位之所在与经脉之循行而取穴的。

（3）其他的两经或两经以上同用：即除表里经和同名经而外的两经或两经以上同用。其治疗的多是病变所波及的面较广的疾患，或一经（脏、腑）之病引起他经亦病，或数经（脏、腑）同时发病，其病机较复杂，所取经之多寡则视病变范围大小而定。

3. **取根结**

根结即足三阴三阳的根穴和结穴。三阴三阳开合枢在人体起着沟通内外、表里的作用，有特殊的功能；当其发生病变时，亦有独特的临床表现。对其治疗则各取相应的根结穴。

循经取穴的处方虽有各种不同的取穴配伍方法，但都具有“经脉所通，主治所及”这一总的规律。这是针灸处方最基本、最重要的取穴配伍法则。

（二）以痛为腧的处方

这种处方是不按经脉循行部位和经穴所在部位取穴，而是病在何处，直接取该部。其治疗的多是局部单纯性疾患，如痹证、痈疽等，多在肢体部。其中3方是治疗腹部包块的，或在包块附近取穴，或直接针刺包块。

（三）取背俞穴的处方

这种处方共7个，其治疗的有风症、霍乱及脏腑病变，方虽少而病种杂，乍视似繁，细辨则多数处方在取穴时都强调反应点的寻求。这是应予重视的问题。

（四）取募俞穴和前后对应穴的处方

这种处方仅3个，取募俞穴的2个，均治疗相应脏腑之疾患；取前后对应穴的1个，治疗的是心痛。因这种处方为数甚少，较难深入分析，故此处从略。

（五）专病专方

这种处方是指针对某一疾病而拟定的专方，其取穴配伍无一定规律，其所治疗的病证均较特殊，有独特的病理机转和一定部位。如“四海”的有余不足等病。它们都有独特的临床表现和诊断要点，一旦辨明为该病后，便可使用专治该病的处方。

（六）对证专方

这种处方不限于治疗某病，而专为不同疾病所出现的证而设，各具特殊的治疗作用。如“灸寒热”的处方，既用于外感之寒热，亦用于伤食之寒热，还用于犬啮伤所致之寒热。在13个对证专方中，有11个用于热证，分别主治全身及各部位、各脏之腑热。从对证专方可提示我们，人身的某些腧穴具有某种特性。

程老根据对《内经》针灸处方的统计学处理和进一步的分析，得出以下结论：

（1）处方取穴重在辨病位　辨证论治是中医学的基本而重要的特点，其精神亦贯穿在整个针灸学中。辨证的方法虽然很多，但在《内经》针灸的处方取穴中有一个特点，就是重视病位的辨别。首先辨明病位之所在，据此再予以处方取穴。《内经》的针灸处方中，循经取穴和以痛为腧的处方共375个，约占全部处方总数的91%，其取穴都是以病位的辨别为前提的。另外，常常以同一处方，既用于虚证，亦用于实证，如“肠中不便，取三里，盛泻之，虚补之”。可见，针灸处方的拟定首先应考虑病位的辨别。

（2）以经络学说为主要的依据　经络学说是中医基础理论的重要组成部分。人体的五脏六腑、四肢百骸，都要依靠经脉运行气血来营养溉濡，并赖经络以沟通人体的表里内外，联络全身各部，使之成为一个有机的整体。以针灸作为治疗疾病的手段，都是通过对经络的调整而达治愈疾病之目的。当病位确定之后，则针灸处方的拟订和选用穴位的依据主要依靠经络理论为指寻。《内经》中356个循经取穴的处方都是依据经络理论来确定的，另外《内经》中也有不少针灸处方只指出取之某经而无穴名。因此，掌握经络理论在针灸处方取穴中真有极其重要的意义，前人亦曾谓：“宁失其穴，勿失其经”。

（3）“专方”是一种重要的处方形式。在《内经》中共有专病专方和对证专方26个。这是不容忽视的一种处方形式。它们无一定的取穴配伍规律，但对某些特殊的疾病有一定的治疗作用，这是普遍规律之外的特殊形式。它提示我们，虽然腧穴的主治功能有其普遍性，如某经的经穴一般能治疗相应经脉或脏器的疾患，但某些腧穴则具有特殊的治疗作用或性能，尤其是对疾病的选择性治疗作用，后世不少针灸医家都较注重专方的运用，如古代很多脍炙人口的针灸歌赋，其中不少是以专方的形式出现的，在临床工作中，运用专方有时会取得较突出的效果，研究专方有着广阔的前景，特别是注重对穴位特异性治疗作用的研究，不但能提高针灸临床疗效，且又简便易行。

（4）针灸处方的基本原则是治病求本。在《内经》的针灸处方中，常常可以看到，同是一病，可用数个乃至数十个处方治疗。如腰痛，其用以治疗的处方竟有 33 个之多；心痛一病，其方亦有 16 个之众。如此种种，不胜枚举。虽然有“病在腰者取之腘”的取穴原则，但治疗腰痛的处方却有 33 个，《素问·刺腰痛》还专门论述了各种腰痛的治疗方法和相应的处方，详论了各种原因、各个脏器、经脉、支脉等所致腰痛的辨证要点和诊断，根据病位在于某经、某脏而予以处方取穴。这体现了“治病求本”的论治精神。由此也可看到，《内经》的针灸处方是灵活多变的，然而也是有法可循的，即强调病位的辨别，遵循“治病求本”的基本原则。

（5）针灸处方的取穴与补泻。《内经》的处方取穴重在辨病位，但在施行治疗时仅停留在病位的辨别是不够的，还必须进一步辨别其性质，从而给以虚者补之、实者泻之的不同治疗。而《内经》的针灸处方在取穴上通常没有补泻之分，针灸处方的取穴往往是对病而言，即以辨病位为主来拟定的，但对疾病的虚实寒热等则在治疗时予以不同的施术方法。同是一组腧穴所组成的处方，既可用于虚证，亦可用于实证，一般无特定的补虚泻实之特性。因此，在处方拟定之后，掌握相应的施术方法就是治疗的关键所在了。即便处方精确，倘若施术不当，也会导致“补泻反则病益笃”的后果。这就提示我们，人体的腧穴一般具有双向性的调节作用，而不是单一的，主要是对疾病发生的部位具有选择性。有人观察，在合谷穴上分别采用不同的手法，可引起血管的舒张或收缩反应，并经统计学处理具有显著的差异，从而也说明了穴位的双向性调节作用是客观存在的。

第四节　穴——明性配穴

腧穴是针灸疗法的刺激部位，是人体经络脏腑之气输注、聚集在体表的地方，针灸之所以能起到防病治病的效果，主要是通过一定的穴位来实现的。早在《内经》中就认为腧穴的主治功能各有侧重，每个穴位由于其所处的位置不同、所属的经脉和所络属的脏腑不同、特定穴的属性不同，而具有不同的穴性，这被称为腧穴的主治特异性，包括穴位作用的共性规律和差异规律。

程老认为：只有明晰了穴性，临床上才能正确、精确地选穴处方。

一、十四经腧穴主治规律

1. 腧穴的远治作用

腧穴的远道主治作用，是根据经络理论所阐述的主要规律。在十四经腧穴中，尤其是十二经脉在四肢肘膝关节以下的腧穴，不仅能治疗局部病症，还可治疗本经循行所及的远隔部位的脏腑、器官的病证，有的还具有全身性的作用。例如列缺不仅能治疗上肢病证，还能治疗头顶部、胸、肺、咽喉以及外感病证等；阳陵泉不仅能治疗下肢病变，还能治疗胁肋、胆、肝、神志病以及痉挛、抽搐等筋的病证。

2. 腧穴的近治作用

全身所有腧穴都具有就近的主治作用，这是腧穴主治的共同性。凡位于该部的腧穴，均能治疗所在部位及其邻近器官的病证。例如鼻区的迎香、口禾髎，以及邻近的上星、通天等均能治疗鼻病。胃脘部的中脘、梁门以及邻近的章门、气海，均能治疗胃病等。在头面躯干部的腧穴，一般可按此规律掌握其主治要点。任、督脉及其两侧的腧穴均相类似。任、督脉因其部位特殊，所属腧穴更多具有全身性的影响。头面躯干部腧穴的邻近主治作用，分部排列如下表：

腧穴主治的远道作用和邻近作用，是就其作用范围的远近来分的。无论远作用和近作用，其特点都是调整功能状态的。临床实践证明，针刺某些腧穴，对机体的不同状态，可起着双向性调整作用。例如泄泻时，针刺天枢能止泻；便秘时，针刺天枢又能通便。心动过速时，针刺内关能减慢心率，心动过缓时，针刺内关又可使之恢复正常等。所以除了掌握腧穴主治要领之外，临床上还须多留意腧穴主治的某些特性，如大椎退热、至阴矫正胎位等，均是。

3. 特定类穴的作用

（1）五输穴　五输穴是十二经脉在肘、膝以下各有井、荥、输、经、合五个输穴，其循行特点是“所出为井，所溜为荥，所注为输，所行为经，所入为合。”

五输穴的主治特点：“井主心下满，荥主身热，输主体重节痛，经主喘咳寒热，合主逆气而泄。”一般来说，井穴适用于病在“脏”的神志病；荥穴、输穴、经穴，适用于本经外行路线（外经）循行部的病证，阴经的经穴则主内脏病；合穴适用于“腑”病（以下合穴为主）。

临床上除了根据五输穴的主治特点来选用外，又可配属五行，按五行生克制化的道理来选用。阴经的井、荥、输、经、合，配属五行的次序为木、火、土、金、水，阳经的井、荥、输、经、合，配属五行的次序为金、水、木、火、土。根据五行相生的关系，各经均有一个母穴和子穴。例如：肺经属金，金之母为土，其母穴即为土性的太渊，金之子为水，其子穴即为水性的尺泽。母穴有补的作用，子穴有泻的作用。运用这种方法，应首先辨别病在何经、何脏，病的性质属虚属实，然后根据“虚则补其母，实则泻其子”的原则取穴治疗。具体运用时有本经补泻和异经补泻两种：

①本经补泻：如肺经的虚证可取本经的母穴太渊（太渊属土，肺属金，土能生金，故为母穴），并用补法；肺经的实证，可取本经子穴尺泽（尺泽属水，金能生水，故为子穴），并用泻法。

②异经补泻：这是结合脏腑五行关系而运用的。如肺经疾患，属虚证的可以取异经脾经的土穴太白（脾属土，肺属金，土能生金），并用补法，属实证的可以取肾经的水穴阴谷（肾属水，肺属金，金能生水），并用泻法。此外，还可取相表里经的母子穴，如肺经疾患，属虚的可取其相表里的大肠经的母穴曲池（大肠属金，曲池属土，土能生金），并用补法；属实证的可取大肠经的子穴二间（大肠属金，二间属水，金能生水），并用泻法。

（2）六腑下合穴　六腑在足三阳经上各有一合穴，通称六腑下合，简称下合穴或六合穴。下合穴在临床上多用于治疗六腑的病证。《灵枢·邪气脏腑病形》说：“合治内府”，即指六腑疾病，以取下合穴为主。例如：胃痛、嗳酸，取足三里，痢疾、肠痈，取上巨虚，胆痛、呕吐取阳陵泉等。

（3）原穴　十二经脉在四肢部各有一个原穴。原，有本源、原气的意义。

原气导源于“脐下肾间动气”，输布于全身，关系着人体的气化功能。它通过三焦散布于各条阳经，所留止之处，即为原穴。因此，原穴能治疗所属脏腑的虚证和实证，在临床上具有重要的意义。

（4）络穴　十二经脉在四肢部各有一个络穴，以沟通表里两经之间的联系；在躯干部还有督脉络穴，任脉络穴，脾之大络，合称十五络穴。所以络穴可治疗其表里两经的病证。《针经指南》说：“络穴在两经中间……，若刺络穴，表里皆治。”

（5）郄穴　十二经脉在四肢部各有一个郄穴。此外，阴阳跷脉、阴阳维脉在下肢也各有一个郄穴，共为十六郄穴。郄穴能治疗本经循行部位及其所属脏腑的急性病痛。如咯血，取手太阴肺经的孔最，肠鸣、腹痛取手阳明大肠经的温溜等。

（6）八脉交会穴　八脉交会穴这是指四肢部通于奇经八脉的 8 个穴位。《针经指南》原称“交经八穴”。其临床应用，即根据其会合关系，治疗有关奇经和所属经脉的病证。《医学入门》说："周身三百六十穴，统于手足六十六穴，六十六穴又统于八穴"。运用时，可根据所通经脉单独运用，如有关督脉的病证取后溪，冲脉病证取公孙等。又八脉交会穴分布于上肢和下肢，应用时可上下配合，这是常用的上下配穴法。如内关配公孙，主治心、胸、胃部的病证；后溪配申脉主治颈项、肩背、目内眦病证等。

(7) 背俞穴　这是脏腑之气输注于背部的一些特定输穴。《灵枢·背腧》说："按其处，应在中而痛解，乃其腧也。"脏腑背俞穴，其位置多与本脏腑相近，能反应脏腑的病证，治疗内脏病较为常用。因此，某一脏腑有病，可选用其相应的背俞穴进行治疗。此外，由于背俞对脏腑影响较大，通过对脏腑功能的调整，还能治疗脏腑所属器官的病证。如肝开窍于目，肝俞可以治疗目疾，肾开窍于耳，肾俞可以治疗耳病等。

(8) 募穴　募穴是脏腑之气输布、汇聚于胸腹部的一些输穴，募，有"幕"和"膜"的意思。募穴的位置多与相应的脏腑相近，可用于内脏病的诊察和治疗。

背俞穴和募穴，除均可治疗脏腑病外，还有阴阳的区别。背俞在背部，故属阳；募穴在胸腹部，故属阴。《难经·六十七难》说："阴病行阳，阳病行阴，故令募在阴，俞在阳。"五脏属阴，六腑属阳，五脏病变可反应于背俞，六腑病变可反应于募穴。因而五脏有病多取属阳的背俞穴，如心病取心俞，肝病取肝俞，肺病取肺俞等；六腑病变，多取属阴的募穴，如胃病取中脘，大肠病取天枢等。这也是"从阴引阳，从阳引阴"（《素问·阴阳应象大论》）的一种治疗方法。

(9) 八会穴　八会穴是指《难经·四十五难》所载的脏、腑、气、血、筋、脉、骨、髓八者的会穴。八会穴与其他类穴互有重复。临床上，凡属脏、腑、气、血、筋、脉、骨、髓的病变，可取相应的会穴。

(10) 交会穴　经脉与经脉之间常互相交会，其会合部的腧穴即称交会穴，交会穴多数分布在头面和躯干部，全身共有 90 多个。交会穴是主治该部有关经脉病证的要穴。

由于经脉的交会关系，故交会穴除能治疗本经病证外，还能治疗与其相交会经脉的病证。一般多用于相交会的两经或数经同时发生病变。如关元、中极，是任脉与足三阴经的交会穴，故对足三阴经的病变可取之；三阴交为足三阴经的交会穴，对肝、脾、肾三经病变都可取之。

二、穴性与药性的类比规律

程老开始是位中医专家，对于中药的药性有比较透彻的认识，后学习针灸，对腧穴与中药、中药处方与针灸处方做到了融会贯通。他认为用药用穴都是在中医学基础理论指导下进行的。

1. **药性类比穴性**

程老通过数十年临床经验的不断积累，将腧穴主治与药物功能理论做了相应探索和融会贯通。例如：

太渊养阴补肺，功似沙参；

列缺宣肺止咳，功似桔梗、杏仁；

尺泽清泻肺热，功似黄芩；

曲池去血中之风，功似荆芥；

大椎调和营卫，功似桂枝、白芍；

风门疏散风寒，功似紫苏；

风池既能疏散外风，又能平息内风，功似防风、钩藤；

足三里大补元气，功似人参、黄芪；

阳陵泉疏肝利胆，功似柴胡、竹茹等等。

2. **方药君臣佐使类比针灸穴位组方**

程老认为腧穴与药物一理，而腧穴作用又多优于药物，有双向调节的功能，是药物所不能具备的优点，而中医方剂的君、臣、佐、使配伍原则，与针灸处方配穴规律也有共同的理论基础，例如：

心肾不交的病人，方剂中选用交泰丸以交通心肾，以黄连为君、肉桂为臣，而针灸可选取心经和肾经原穴，神门为君、太溪为臣达到异曲同工的目的。

对于脾胃虚弱、中气下陷的病人，方剂中以补中益气汤治疗，程老则选百会、气海、关元、三阴交、足三里配穴组方治疗。方中气海、关元补益元气，调补下焦气机而振奋中阳，功似党参、黄芪；百会升清举陷，功似升麻；阳陵泉疏肝利胆，功似柴胡；足三里、三阴交健脾和胃，调补气血，功似白术、甘草、当归等等，亦能取得补中益气之功效。

3. **穴位组方可以随机应变**

程老认为一个针灸大夫对每种病证至少要会开三张方子，治疗时方可随机应变，左右逢源。

如前面介绍的交通心肾，方剂选方交泰丸，以黄连为君，以肉桂为臣，针灸可选心经原穴神门为君，肾经原穴太溪为臣；拓展一下思路，则还可以选择心的背俞穴心俞为君，选择肾的背俞穴肾俞为臣；再拓展一下，心包经掌心处的劳宫与肾经足心处的涌泉，心包经的内关与足三阴经交会的三阴交……

三、临床用穴规律

程老常言："一窍开，百窍开，窍闭不开取百会。"百会为手足三阳，督脉之会，升清举陷，醒脑开窍"百会刺法宜轻浅"。

"大凡风症取风池"，风池系手足三阳，阳维之会，既疏散外风，又平息内风，此穴内外兼治。

"迎风流泪，目闭不利取睛明"，睛明为手足太阳、足阳明、阴跷、阳跷之会，祛风司目之启闭。

"头目昏胀取攒竹"，攒竹能够清利头目，其刺法似蜻蜓点水。

"喉痹暴瘖临近选穴取天鼎"，天鼎位于结喉旁。

"口苦取阳陵泉；口臭取大陵"。

"痰中带血取尺泽"。

"小儿弄舌取手三里"。

"经络闭阻，不通而痛，上肢疼痛取合谷、外关"。合谷为手阳明大肠经原穴，外关为手少阳三焦经络穴，原络穴相配治疗上肢疼痛。

"下肢疼痛取昆仑、悬钟"。昆仑为足太阳膀胱经经穴，悬钟为足三阳之大络，髓之会穴，经会穴相配治疗下肢疼痛。

"周身疼痛取曲池、大包"。曲池为手阳明大肠经合穴，大包为脾之大络，阳明、太阴为气血生化之源，营养周身通灌四旁；"镇痛诸穴，刺宜泻法"，并于留针过程中行针1~2次，多有针起痛止之功。

筋脉失其气血濡润则挛急，"四肢拘挛取尺泽、曲泉、阳陵泉"。三穴分别为手太阴肺经，足厥阴肝经，足少阳胆经的合穴。肺主气朝百脉，肝主筋而藏血，胆为中正之官，以缓急。三穴相配，如矢中的。

"手足震颤取手三里、足三里"。阳明者水谷之海也，滋水涵木，息风止颤。

"足背厥冷取厉兑"。胃经井穴，温煦足胫。

"足跟疼痛取大钟"，肾经络穴，通经止痛。

"皮肤瘙痒"取曲池、血海，清热凉血，祛风止痒。

《素问·调经论》云："人之所有者，血与气耳。"合谷调气，太冲和血，"调和气血取合谷、太冲"。

足三里补气，三阴交益血，"补益气血取足三里、三阴交"。

"脾约便秘取大横"，大横为足太阴、阴维之会。

汗为心之液，"阳虚自汗取内关、足三里以益气固表。阴虚盗汗取内关、复溜以敛阴止汗"。

气虚则麻，血虚则木，指趾麻木系中风先兆，"上肢麻木取外关、后溪，下肢麻木取中渎、悬钟”。

“尿检化验出现红细胞取血海，出现白细胞取大椎、足三里，出现蛋白取阴陵泉、三阴交”。

第五节　术——循章施术

程老认为医生临床要以病人为本，不仅重视疾病，更要关心病人。在患者体位、针具选择、进针方法、针刺深浅等方面，既要确保疗效，又要注意患者能否接受，尤其是初次被针灸的人，进针的快慢、是否疼痛等因素，直接影响针灸的疗效。方便操作和快速熟练的进针方法，是成功的关键。深厚的书法功底和多年的针灸临床经验，使他逐渐总结出了一种易学、易教、病人痛苦小的毫针刺法，即“程氏三才法”。

程氏三才法，有广义和狭义两个内涵。广义三才是指针具材质、进针方法和针刺深浅三个环节，而狭义三才则是指具体施针手法，包括指实腕虚运针法、三才进针法、震颤催气法和飞旋补泻法，以及由这四个步骤连贯操作而形成的独特手法。

1. 掌握针具尺寸，区分材质

选择针具要根据患者年龄、性别、职业、体质、病情等方面情况考虑，选择适当粗细、长短的针灸针。一般来说老人、小孩、女性、体质弱或慢性病者宜用较细、较短的针，反之则用较长的针具。同时选择适当的体位，有利于腧穴的正确定位，便于针灸的施术操作和较长时间的留针。避免针刺以后发生意外。临床上常用的体位有：仰卧位、俯卧位、侧卧位、仰靠坐位、俯伏坐位、侧伏坐位。针灸针分为针尖、针身、针根、针柄、针尾。规格有 Φ（0.14～0.50）mm×（15～75）mm 等上百种型号。以粗 0.30～0.35mm，长 25～75mm 的针具最为常用，针体必须光滑锋利、挺直，易于进针，手感好，针尖具有“尖中带圆，圆而不钝”的特点，必须达到刺棉花拔出不带纤维，挑木板不起毛勾的境地，施针痛感才小。针柄针体连接牢固，否则容易断针，进针后针柄必须与皮肤留有 1～2 分距离，避免进针太深，针尖受损，针身容易弯曲导致断针的发生。

2. 掌握进针方法，推崇“三才”

程老强调，针灸治疗时，进针手法的好坏关系到针灸的治疗效果。《灵枢·九针十二原》：“持针之道，坚者为宝。”程老强调持针要有“手如握虎”之力，方能“伏如横弓，起如发机”，进针时指力和腕力必须配合好，悬指，悬腕，悬肘，切循经络，针随手入。程老补充了古人对于进针手法的不足，首提腕力要虚，拿针时手指用力，手腕不用力，便于灵活施针，提出了极具特色的“指实腕虚运针法”，并成为程氏三才针法的动作基础。

三才法源于《针灸大全·金针赋》“且夫下针之法，先须爪按，重而切之，次令咳嗽一声，随咳下针。凡补者呼气，初针刺至皮内乃曰天才，少停进之针，针至肉内，是曰人才。又停进针，刺至筋骨之间，名曰地才。此为极处，就当补之。再停良久，却须退针至人之分，待气沉紧，倒针朝病。进退往来，飞经走气，尽在其中矣。凡泻者吸气，初针至天，少停进针，直至于地，得气之泻。再停良久，却须退针，复至于人，待气沉紧，倒针朝病，法同前矣。”。

程老对古代三才法进行了改进和简化，形成了“三才进针法”。三才，取意天、人、地三才，即是浅、中、深，进针时分皮肤、浅部和深部三个层次操作，先针1~2分深，通过皮肤的浅部，为天才，再刺5~6分深，到达肌肉为人才，三刺3~4分深，进入筋肉之间为地才，然后稍向外提，使针柄与皮肤之间留有一定间距。如此进针，轻巧迅速简捷，由浅入深，逐层深入，得气迅速，一则减少患者的疼痛，二则可以调引气机之升降。进针讲究指实腕虚，专心致志，气随人意，方使针达病所，气血和调，正胜邪去。这一刺法吸取了中国传统针法与管针进针法的长处，仅进针这一操作，将点穴、押指、穿皮、送针等动作揉和一起，在1~2秒钟内完成，得气（感觉）极为迅速而效果良好，具有快速无痛、沉稳准确的优点，临床深受患者好评，吸引了不少国内外的学者前来学习。为了方便外国学生理解和记忆，将“三才进针法”简称为1，2，3进针法，更易教学和掌握。“三才进针法”的练习，主要是对指力和手法的锻炼。由于毫针针身细软，如果没有一定的指力，就很难力贯针尖，减少刺痛，对各种手法的操作，也不能运用自如，影响治疗效果，因此针刺练习，必须进行指力练习（纸垫练针法）、手法练习（棉团练针法）和自身练针，才能掌握基本技能。

3. 掌握针刺深浅，因人而异

程老认为针刺浅深问题，是毫针刺法的重要技术指标之一，直接决定疗效。三才进针手法既以浅中深“三才”为主，又要仔细体会手法与针感的关系、针尖刺达不同组织结构以及得气时持针手指的感觉。并要求做到进针无痛、针身不弯、刺入顺利、行针自如、指力均匀、手法熟练、指感敏锐、针感出现快。

如在某些部位不适宜深刺时，又如何加以运用？

程老指出运用时当深则深，当浅则浅，并非对每一穴位的刺针深度必须达到三部。病有表里、寒热、虚实、阴阳之分，刺有浅深之异。在表者浅刺，在里者深刺。如治疗外感表证时刺风池宜浅，进针7~12mm即可，而治中风语言謇涩之里证则深刺风池，可直刺达20~30mm；寒性胃痛刺中脘进针深，而热性胃痛则浅刺之。此外，针刺浅深还应与所取腧穴相对应，随腧穴所在部位不同而异，腹腰、四肢内侧等阴部腧穴刺之宜深，头面、胸背、四肢外侧等阳部腧穴刺之宜浅。

综上所述，程老认为决定针刺浅深的因素是多方面的，但是病情是决定针刺浅深的关键，腧穴所在部位是决定针刺浅深的基础，患者年龄、体质是决定针刺浅深的重要条件。总之，在掌握针刺浅深时，要因病、因穴、因人而宜，既要与患者年龄、体质相适应，又要与病情属性相适应。否则，就会产生深则邪气从之入，浅则邪气不泻的后果。

4. **以疗效为果，三要得气至上**

针灸是一种从外入内的刺激疗法，其取得疗效的关键是“得气”，也就是“针感”。除与针刺的部位、针具的选择、进针的方法以及患者的病情、体质状况有关外，更重要取决于提插、捻转和振颤3种手法的配合，通过速度快慢、幅度大小和时间长短来体现补泻手法以及获得“针感”。

“得气”，是指在进行毫针针刺治疗时，医生行针时于针下可感觉到沉、涩、滞的感觉和患者可感觉到酸、麻、胀、重的感觉。作为行医70余年的老中医，程老对于针刺时候“得气”的重要性深有体悟，认为毫针针刺时只有得气才能取得良好的疗效。程老并对明·徐凤所辑《针灸大全·金针赋》所载的三才进针法进行了发展、改进，使得针刺的时候更容易得气，疗效也就更显著。

施针者采用指实腕虚运针法持针、运针，采用三才进针法针至穴位的相应部位，同时施以辅助行气催气手法。程老在常用的循、捏、按、弹、刮、摇、颤等多种辅助行气手法中，选择了震颤法，即进针至天、人、地部后，手不离针，施以快速震颤手法，针体可直立，亦可顺经或逆经，以明补泻或催气速达病所，这种“震颤催气法”使一次得气率达到了80%以上。得气后，如需进一步施以补泻手法，则手指在离开针柄的一瞬间，施以飞旋动作，拇指向前为补，拇指向后为泻，称为“飞旋补泻法”。

指实腕虚运针法、三才进针法、震颤催气法和飞旋补泻法，看似一个动作，实为四步连贯操作，一气呵成，快速有效，也成就了程老在临床上“快针”的美名，形成了程老独特的“程氏三才针法”。

“得气”一词，最早见于《黄帝内经·素问·离合真邪论》，此篇云：“吸则内针，无令气忤。静以久留，无令邪布。吸则转针，以得气为故。候呼引针，呼尽乃去，大气皆出，故命曰泻。”此段文字不仅提出了“得气”的概念，并且指出“得气”是针刺的目的：“以得气为故”。此篇还将“得气”称为“气至”，云：“呼尽内针，静以久留，以气至为故，如待所贵，不知日暮。”宋·针灸名医窦汉卿《针经指南·标幽赋》，对得气时医生手下的感觉做了形象的描述："气之至也，若鱼吞钩铒之浮沉；气未至也，似闭处幽堂之深邃。"针刺若得气，则针下感觉滞涩而沉紧，就像在钓鱼时鱼吞钩饵的感觉；而如未得气，则针下的感觉，似在一个安静、空荡的房子里一样，什么异样的感觉都没有。《内经》中不仅指出针刺得气时医生手下会有感觉，还指出得气时患者亦有感觉。《素问·诊要经终论篇第十六》云："秋刺皮肤，循理，上下同法，神变而止。"这句话，指出了针刺时，要达到"神变而止"的目的。这里的"神变"，即指患者对针刺有了感觉，神情都为之一变。就像现在，当针刺得气的时候，患者往往会有惊呼"哎呀，麻了，还顺着向下走呢"。程老认为，针刺得气时，医生针下会有滞涩、沉紧的感觉，就好像穴位下面有东西在拖扯，同时，患者也会有酸、麻、胀、重的感觉。在对针刺比较敏感的人身上，不仅会在接受针刺的穴位局部出现酸、麻、胀、重的感觉，这种感觉还会顺着经脉的走向传导。所以也有人称得气为"循经感传"。如未得气，则医生感觉针下空空如也，什么信息也感觉不到，患者除了可能出现的疼痛感觉以外，也同样没有什么感觉。

而今针灸者，于留针、行针与得气之关系，多曰行针之目的乃为得气，而留针，则是得气后将针留于穴位之内，以加强治疗效果。如详细分析《内经》原文，则会发现《内经》中的留针与得气之关系，留针是为得气，而得气之后，就要按补泻治疗目的的不同，采取不同的方式处置。如是补法，则针刺目的已达到，已可起针。《素问·离合真邪论》云："呼尽内针，静以久留，以气至为故，如待所贵，不知日暮。其气以至，适而自护，候吸引针，气不得出，各在其处，推阖其门，令神气存，大气留止，故命曰补。"《灵枢·九针十二原》云："刺之而气不至，无问其数。刺之而气至，乃去之，勿复针。"也就是说，如果未得气，则我们可采取多次针刺、手法行针，以达到加强刺激、使经气得至之目的："刺之而气不至，无问其数"。在针刺达到得气的目的之后，就可以起针，不要再继续进行针刺："刺之而气至，乃去之，勿复针"。

如针刺手法为泻法，《素问·离合真邪论》云："吸则内针，无令气忤。静以久留，无令邪布。吸则转针，以得气为故。候呼引针，呼尽乃去，大气皆出，故命曰泻。"针刺入内，吸气时转动行针，以使得气。待得气，配合呼吸，在呼气时摇针，扩大针孔，使邪气从针孔泻出，然后在呼气末的时候将针起出。如此，邪气从针而去，邪去则正安，针刺泻邪气的目的就达到了。

针刺时候从下针到得气的时间的长短、得气感觉的强烈与否，不仅决定着治疗效果如何，还能够作为判断病人病情和治疗预后的依据。《针经指南·标幽赋》云："气速至而效速，气迟至而不治。"这句话就是说，在针刺的时候，如果能够迅速的得气，就说明了患者体内正气充足，在针刺时，人体正气能迅速给予反应，从而能够比较迅速的调节身体的状态，动员正气起而抗争，使疾病能够较快的趋于康复。相反，如针刺时，身体对针刺的刺激毫无反应，迟迟不能得气，说明患者正气已严重亏虚，《素问·汤液醪醴论篇》云："帝曰：形弊血尽而功不立者何？岐伯曰：神不使也。"这句话，指出如患者病情发展已到"形弊血尽"的地步，也就是到了骨瘦如柴、气血衰竭的地步时，针刺的时候，就会"神不使"。也就是说针刺的时候，身体就会毫无反应，当然也就不会有疗效，病情到此地步，已经很难治愈。

程老根据自己多年的临证经验，认为主要有以下几个方面的影响因素：

（1）针刺方法　针刺，常用的有毫针、三棱针、皮肤针、皮内针、火针、芒针、电针等。而"得气"，主要讲的是毫针刺法。因为毫针针刺一般都深入到穴位以内，并在穴位内部进行手法操作，能够较强的调动人体的经脉之气，从而可以产生"得气"的感觉。而三棱针刺法、皮肤针刺法等其他针刺方法，则因针刺用具不同，治疗目的不同，所造成的刺激也就不一样，所以较少产生得气的感觉。

（2）医生水平　另一个影响得气的因素，和针灸医生针刺时的选穴是否精确，针刺手法是否娴熟、运用是否恰当有关。程老认为要在针刺的时候辨证论治、据证选穴、熟练针刺、行针才能有得气的感觉，也才能有良好的治疗效果。

（3）正气胜邪　得气靠练习，靠临床经验，而程老认为更靠医者自身的正气锻炼。以程老为代表，程氏家传习研书法，其实是重在锻炼调息和守神之道，以使临证时医者正气充备，以正气愈病气，驱邪气。这不是一天两天的工夫，也无法用言语详细表达，所以程老保留师带徒的传承方式，并通过言传身教，传承着只可意会的针灸之道。

综上所述，程老认为，得气是毫针刺法取效的关键。而能否快速得气的窍门，一方面要熟练的掌握针灸知识，另一方面医生本人要有浩然正气，有一腔誓愿普救含灵之苦的善心，如此，施针之时才能够快速地得气，而惟有如此，毫针针刺才能取效于顷刻。

验案撷英

第一节 中 风

中风是以卒然昏仆，不省人事，伴口眼歪斜，半身不遂，语言不利，或不经昏仆仅以歪僻不遂为主症的一种疾病，且是临床常见病、多发病。因其起病急，变化多端，与风性善行而数变的特征相似，故类比称为“中风”。

中风多发生在老年，多因阳气上升太过，动而成风，挟瘀血痰浊，横窜经隧，蒙闭清窍而发为本病。其由于发病浅深和病情程度不同而有轻重之分，重的出现脏腑并经络症状，轻的出现经络症状，故又可分在脏腑与在经络两类。在脏腑又有闭症和脱证两种不同症候；闭证属实证，由于心肝火盛、痰热闭于清窍所致；脱症属虚证，多由真元虚弱、元阳暴脱所致。如闭证失治或治疗不当，也可转为脱症，多预后不良。

一、毫针疗法

（一）中脏腑

1. 闭证

【症状】突然昏仆，不省人事，两手握固，牙关紧闭，面赤气粗，喉中痰鸣，二便闭塞，舌红苔黄厚或灰黑，脉弦滑有力。

【理】肝阳暴张，阳亢风动，气血上逆，痰火壅盛，清窍闭塞，故突然昏仆，不省人事，牙关紧闭，两手握固，面赤气粗，二便闭塞；风痰壅盛，故喉间痰鸣；舌红苔黄厚或灰黑，脉弦滑有力，为风挟痰火之征。

此证为肝阳上亢，风痰阻窍。

随着我国人民饮食结构的改变，肥甘厚味摄入明显增多，过食肥甘，酿生痰湿，加之生活、工作紧张，起居无常，情绪波动剧烈，致使肝风挟痰上扰，所以临床上风痰阻窍所致的中风患者日渐增多。

【法】开窍息风，清火豁痰。取督脉、足厥阴肝经及十二井穴为主，毫针泻法，或点刺出血。

【方】百会、水沟、太冲、涌泉、丰隆、手十二井穴。

随证配穴：①牙关紧闭、下关、颊车、合谷。②舌强不语、哑门、廉泉、通里。

本证为肝阳暴张，气血上逆，挟痰火蒙闭清窍所致，故取水沟、百会通调督脉经气、开窍醒脑，使阳热得泻，亢阳得制，气之出入恢复正常，神志得苏；涌泉导热下行，太冲降肝经逆气以平息肝阳，十二井穴通三阴三阳经气，点刺出血可泄热开窍，脾胃为生痰之源，故取胃经络穴丰隆以宣通脾胃气机，蠲化痰浊。手足阳明经循于面颊，故牙关紧闭，取下关、颊车、合谷，以疏通气血；舌强不语，取局部和邻近的哑门、廉泉和心经络穴通里，以利舌窍。

【穴】(1) 百会配水沟

①百会：为足厥阴肝经、手足三阳经和督脉的交会穴。《针灸甲乙经·卷三》云："百会，一名三阳五会，在前顶后一寸五分，顶中央旋毛中，陷可容指，督脉、足太阳之会，刺入三分，灸三壮。"

百会所在的督脉，不仅为"阳脉之海"，总督人体一身之阳，且内络脑窍，而百会位于头顶，是人体当中最高的位置，可通天气。天属阳，所以通天气的百会，不仅是人体百脉聚集的地方，同时还是人体的阳气汇聚的地方，是人体阳气最充盛的部位。所以又称为天满穴、天蒲穴。闭证时，针刺百会，意在开窍，可以调动人体百脉，四两拔千斤，一穴通全身，一窍通而百窍通。

②水沟：即人中穴。因穴位在上唇形如水沟之处而得名。

水沟亦是督脉之要穴，为督脉与手足阳明经经气相交汇之处。如督脉经络之气受阻，则清阳之气不升，使脑窍闭阻，即为本证中的昏迷、口噤、牙关不开。取水沟行针刺泻法，可使督脉之气扬清降浊，通窍络而神志清。

(2) 太冲配涌泉　取"滋水涵木"、"滋阴潜阳"之意。太冲侧重潜阳，涌泉突出滋阴。二穴伍用，一泻一补，相互制约，相互为用。滋水涵木，滋阴潜阳，清上安下。能够起到滋养肝肾，平肝清热的作用，上逆的肝阳能够得到制约。

①太冲：为足厥阴肝经原穴，可滋肝木，养肝血，泻肝阳。原穴之原，通"源"，指的是经气的源泉、源头。同时，这个原，还和原气相通，指的是通过刺激原穴，可以达到调节脏腑原气的目的。所以中风闭证之时，通过针刺太冲穴，能够起到滋养肝阴、平抑肝阳，使过亢而化风的肝阳得到制约而使人的气机上升太过的势头得到抑制。

②涌泉：涌泉，为足少阴肾经的井穴，为肾水所出之处，能够滋养肾阴，引

热下行。

（3）丰隆　为足阳明胃经的络穴，沟通足阳明胃经与足太阴脾经，有调理脾胃气机、加强水液运化、健脾和胃、化痰祛饮的作用，是治疗痰饮病证的要穴。由丰隆穴所发出的胃经络穴，“循胫骨外廉，上络头项，合诸经之气，下络喉嗌。其病气逆则喉痹瘁瘖。”本证中，使用此穴，亦可收开窍化痰、消除口噤、喑哑之症的作用。

（4）手十二井穴　《灵枢·九针十二原》云：“经脉十二，络脉十五，凡二十七气以上下。所出为井，所溜为荥，所注为输，所行为经，所入为合。”手三阳经井穴，具有清热解郁、消肿、醒脑开窍，回阳救逆功效。手三阴经井穴具有清热息风、清心宁神镇痛的功效。手十二井穴联合应用可治疗上焦热证、实证，是泻热的要穴。

【术】百会：逆经平刺（0.3～0.5寸）。

水沟：逆经斜刺（0.3～0.5寸），强刺激。

太冲：程氏三才法直刺人才（0.3～0.5寸），飞旋泻法。

涌泉：程氏三才法直刺人才（0.3～0.5寸），飞旋补法。

丰隆：程氏三才法直刺人才（0.8～1.2寸），振颤催气，飞旋泻法。

手十二井穴：以三棱针浅刺出血，每穴放血约3滴左右即可。

2. **脱证**

【症状】突然昏仆，不省人事，目合口开，鼻鼾息微，手撒遗尿，舌痿，脉细弱；甚则四肢厥冷，或面赤如妆，脉微欲绝或浮大无根。

【理】由于元气衰微，阴阳离绝，脏气欲绝，故见目合口开，鼻鼾息微，手撒遗尿等危证，舌痿，脉细弱，为阴血亏损，元阳欲脱之象。如兼见四肢厥冷，面赤如妆，脉微欲绝或浮大无根，为阴竭于下，孤阳上越，有暴脱之危。

此证为元气暴脱。

中风脱证，不能够自我逆转，必须大补元气，急救脱失，使脱失之元阴元阳能够快速得到补给，才能够挽逆舟于急流，止阴阳之离绝。

【法】回阳固脱。取任脉经穴为主，重用灸法。

【方】神阙、气海、关元。

神阙、气海、关元均位于下腹部，属任脉经穴，是治疗虚脱的主要腧穴，其中关元又为任脉与足三阴经之会穴，重灸之，能补益元气、回阳固脱。

【穴】（1）神阙　神，尊也、上也、长也，指父母或先天。阙，牌坊也。神阙之名的意思就是指先天留下的标记。脐带是胎儿与母体的系带，胎儿靠脐带获得营养并排出代谢产物。胎儿出生离开母体后，脐带即被切断，与先天的联系也被切断，所以位于脐窝处的神阙也就成为了我们曾经与先天沟通的标记，是先天与后天的关键联系点，是先天经络系统的核心。围绕神阙在腹部进行治疗，就具有特别的临床意义。

《图翼》："凡卒中风者，神阙最佳"。罗天益曰："中风服药，只可扶持，要收全功，灸火为良。盖不惟逐散风邪，宣通血脉，其于回阳益气之功，真有莫能尽述者。"

（2）关元、气海　在此二穴施以重灸，可达到峻补元气、回阳固脱之效。

关元，又称玄关，意指闭藏元气的地方，是任脉与足三阴经交会之穴。《图翼》："此穴当人身上下四旁之中，故又名大中极，乃男子藏精，女子畜血之处。"

气海，为人体之气汇聚之处，《铜人》："针入八分，得气即泻，后宜补之，可灸百壮。今附气海者，是男子生气之海也，又治脏气虚惫，真气不足，一切气疾，久不差，悉皆灸之。"

【术】（1）隔盐灸神阙　洗净肚脐，搽拭干净，以细盐粒填满推平，将蚕豆大小的艾炷置于其上，点燃，待燃烧完毕，另换一炷，继续施灸，直至患者苏醒，脉搏恢复为止。因盐味咸入肾经，引灸火温补肾阳，而起回阳固脱之效。

（2）重灸气海、关元　将红枣大小的艾炷置于穴位之上，点燃，待燃烧至1/5左右时，将艾炷移走，另换一炷施灸，这样连续施灸，至穴位局部充血红润，但不起泡为止。重灸所用艾炷量大，燃烧时间较长，对穴位的刺激较强，使回阳救逆之功较为显著。

（二）中经络

【症状】半身不遂，肌肤不仁，手足麻木，口角歪斜，语言不利；或兼见头痛眩晕，筋脉瞤动，目赤面红，口渴咽干，烦躁等，脉多弦滑。

【理】阴阳失调，风痰入于经络；或中风在脏腑经治疗后，脏腑功能渐趋恢复，但风痰仍壅阻经络，致经络气血流行不畅，故见半身不遂，肌肤不仁，手足麻木，口角歪斜，语言不利。如兼有肝阳上亢，风阳上扰，故见头痛眩晕，筋肉瞤动；若心肝火盛，则见目赤面红，口渴咽干，烦躁等症。风痰阻滞，故脉多弦滑。

此证为风痰阻络。

【法】调理气血，息风通络。取督脉和患侧阳经腧穴为主，针刺用平补平泻法。也可左右交叉刺，先刺健侧，后刺患侧。

【方】百会、风府、通天。上肢：肩髃、曲池、外关、合谷。下肢：环跳、阳陵泉、足三里、解溪。

随证配穴：①风阳上扰：泻风池、太冲，补太溪、三阴交。②心肝火盛：泻大陵、行间，补太溪。③口角歪斜：地仓、颊车。

督脉为阳脉之海，百会、风府配通天以息风通络。阳经主外、主气，故取穴以阳经为主，用以调和全身气血，疏通上下经络。风阳上扰者取风池、太冲以平肝息风，补太溪益肾阴以涵木，补三阴交育阴以潜阳。心肝火盛者，泻大陵、太冲以清泄气火，补太溪以益阴降火；口角歪斜者，取地仓、颊车以疏通面部经气。

【穴】(1) 百会、风府、通天　百会，见“闭证”。

风府为督脉之穴，督脉至此入络脑；通天为足太阳膀胱经之穴，位于巅顶，膀胱经“从巅入络脑”，二穴配合使用，可以达到驱风通络、醒脑开窍的作用。此外，风府配合通天，具有利语言之功，对于语言不利，有缓解作用。

(2) 上下肢阳经腧穴　在肩、肘、腕、髋、膝、踝关节局部的阳经穴位，可以起到疏通经脉，通畅血行，改善局部关节筋脉气血荣养的功效，从而恢复肢体的活动功能。

环跳穴可用秩边穴替代。

【术】(1) 百会　直刺（0.1~0.2 寸）。

(2) 风府　俯案正坐，使头微前倾，项肌放松，向下颌方向缓慢直刺（0.5~0.8 寸），不可深刺，不可针尖向上，以免刺入枕骨大孔，误伤延髓。

(3) 通天　逆经平刺（0.3~0.5 寸）。

(4) 上下肢阳经腧穴　程氏三才法分别直刺各穴至人才，振颤催气，平补平泻。其中环跳（或秩边）针刺至地才（2~3 寸），飞旋泻法，使沿下肢背外侧出现麻电感，放射至足。

(5) 随证配穴　风阳上扰、心肝火盛、口角歪斜各证配穴均以程氏三才法分别直刺各穴至人才，振颤催气，飞旋补泻。其中，地仓朝向颊车方向透刺。

二、验案分析

马某某，男，72 岁。

主诉：右侧半身不遂 9 个月。

现病史：病初曾于北京某医院经 CT 检查诊断为“脑血栓”，虽多方医治无效。现患肢屈伸不利，指趾麻木，手握力差，步履艰难，沉重如坠，面赤眩晕，两目昏花，少寐，恶心纳减，舌质红少苔中有裂纹，脉象沉细弦尺弱。

辨证：肝肾阴虚，风阳上扰。

立法：滋补肝肾，平肝息风。

处方：百会、风池、太阳、四白、肩髃、曲池、外关、合谷、内关、环跳、足三里、阳陵泉、三阴交、悬钟、太溪、太冲。

刺法：补法。

治疗6次（一个疗程），右侧肢体沉重感大减，活动较前灵活，眩晕恶心亦见好转，效不易方，随症连续治疗共4个疗程，患侧肢体已活动自如，诸症尽消而病痊愈。

【理】此医案中，患者已经过了急性期，就诊时处在中风后遗症的恢复期，属于中风病的中经络类型。患者肢体屈伸不利、指趾麻木，是为肝阴亏虚，气血不足。因为肝主藏血，阴血能够濡润人体的筋目。

筋，指的是包裹在人体的各个关节处的筋膜，包括肌腱和韧带。筋，依附于骨骼，而汇聚于关节。是将骨骼、肌肉、关节等连系为一个整体，从而保持人体正常的运动功能的重要组织部分。所以可以说筋主司人体关节的运动。《素问·五脏生成》说："诸筋者，皆属于节。"

正是由于筋的收缩、弛张，关节才能运动自如。但是，筋的功能运转正常，是要有一个前提条件的，那就是它能够接受到肝所藏的阴血的正常的润养、滋润。肝精肝血充足，筋能够得到充分的营养，才能运动灵活而有力，《素问·阴阳应象大论》称为"肝生筋"。正常情况下，肝精肝血充足，那么筋的韧性、弹性正常，强健有力，才能运动灵活，能耐受疲劳，并能较快地解除疲劳，所以又称肝为"罢极之本"。

如果肝精肝血亏虚，不能够很好的使筋脉得到很好的濡养，那么筋的运动能力就会减退。在此案中，患者肢体屈曲不利，手的握力减弱、步履艰难都是肝的阴血不足、不能养筋的表现。而头晕、目花、少寐、舌质红少苔、脉沉细弦尺弱，都是肝肾阴虚的表现。而面赤，则是肝肾阴虚，不能涵木，导致肝阳上亢的表现。

【法】既然患者的种种病症表现，是属于肝肾亏虚，导致筋膜失养、肝阳上亢，那么，相应的治疗方法就是滋补肝肾、平肝潜阳，并且配合疏通经络、促进肢体经脉的畅通。

【方】本医案中，程老选择了以下几组穴位组方：

百会、风池、足三里、三阴交、悬钟、太溪、太冲、肩髃、曲池、外关、合谷、环跳、阳陵泉、太阳、四白、内关。

【穴】(1) 百会配风池　百会为足厥阴肝经、手足三阳经和督脉的交会穴，有通调阳气、升阳举陷、醒脑开窍的作用。风池为足少阳胆经和阳维脉的交会穴，阳维维系诸阳经，胆经又循行在人体外侧面，经过肩、髋、膝、踝等重要关节的外侧。风池配合百会，既可以息风通络，调节上亢的肝阳，缓解头晕眼花、少寐的症状，又可以通经活络，通利诸关节，改善运动功能。

此外，百会在此方中还与肾经原穴太溪、肝经原穴太冲相配合，起到沟通天地、调补肝肾的作用，以阳中求阴。并且还有醒目开窍的功能，可以缓解头晕目眩的症状。

（2）足三里、三阴交、悬钟、太溪、太冲　足三里为足阳明胃经的合穴、胃的下合穴，通过配合脾经的三阴交，可以达到健胃补脾的功效，增强人体的消化能力，从而解决纳差、恶心的问题，并且通过增强脾胃的水谷运化能力，增加气血化生的来源，从而使得肝肾阴血补充来源充分。而三阴交为足三阴经交会穴，肾藏精，精化血，肝藏血，脾统血，故三阴交可治一切血证，滋肝肾之阴，养一身之血，当选三阴交。

太溪、太冲分别为足少阴肾经和足厥阴肝经的原穴、五输穴之输穴。《内经》云："所出为井……所注为输"、"十二原者，五脏之所以禀三百六十五节气味也"，《难经·六十八难》则说"井主心下满……俞主体重节痛……"，也就是说，原穴是五脏之精气和人体的全身关节发生联络的联系点，输穴则能滑利关节，所以通过补太溪、太冲，就可以补充肝肾之经气，使肝肾之精能够顺利的濡养关节筋膜，从而缓解患者肢体关节运动不灵活、指趾发麻、步履艰难等症状。

悬钟为八会穴之髓会，髓，是充养大脑"髓海"、维持骨骼功能的重要物质，通过在悬钟行补法，可以达到填精益髓的功效，使头晕、眼花、指趾发麻的症状缓解。

（3）肩髃、曲池、外关、合谷、环跳、阳陵泉　以上各穴分别是调理上下肢关节运动能力、疏通上下肢经脉气血流通的关键穴位点，通过针刺这些穴位，可以达到调理上下肢气血流通、加强肢体关节运动能力恢复的目的。

（4）太阳、四白、内关　肝开窍于目，肝血不足则不仅筋失其养，目亦失养。太阳和四白，能够近距离的调整眼部经络的气血供应，引肝血上荣，使眼目能够得到足够的精血的濡养供应，而眼清目明。太阳穴还能够配合百会以醒脑开窍，改善患者头晕、眼花的症状。

内关，为手厥阴心包经的穴位，可以治疗情志异常的病证，如《甲乙经》："实则心暴痛，虚则心烦，心惕惕不能动，失智，内关主之"。内关，亦为手厥阴心包经的络穴，沟通相表里的手少阳三焦经，透刺外关或与外关相配，擅治上肢关节运动不灵活的病证。故在此病证中，内关、外关配用，不仅可以疏通上肢经脉，改善上肢指端发麻、手指握物无力的症状，还可以治疗患者神志不清、头晕不清。

综观整个处方，既有补益肝肾精血的穴位，又有疏通肢体经脉气血运行的穴位，还有醒脑开窍、清神祛风通络的穴位，可以说是一个标本兼治的针灸组方。

【术】本病病人表现为一派肝肾精血亏虚的症候，而气血瘀阻的情况并不严重，所以这个病案程老在程氏三才针法的基础上行飞旋补法，再加上选穴精良，能够填精益髓、补益肝肾，使患者本身的真元能够得到培补，正气充足，从而使患者发生中风病证的内因“肝肾亏虚”症状得到根本性的解决，在连续治疗4个疗程，共24次后，即能够经脉畅通、肝肾充实，诸症得愈。

第二节 昏 厥

昏厥是以突然昏倒，面色苍白、四肢厥冷，神识不清为主症。常因情绪激动、惊恐，或体弱疲劳，站立过久而发病。一般病情轻者，昏厥时间较短，苏醒后无后遗症；病情严重者，昏厥时间较长，甚至一蹶不振而死亡。本证可包括单纯性晕厥、体位性低血压、低血糖病和癔病发作等。

一、毫针疗法

（一）虚证

【症状】气息微弱，张口自汗，面色苍白，四肢厥冷，脉沉细。

【理】元气根于肾，并经三焦而敷布周身，激发和推动人体各个脏腑组织的功能活动。机体先天禀赋不足，元气素虚，因情绪激动、惊恐，或体弱疲劳，一时气机逆乱，中气下陷，清阳不升，或因失血过多，气随血脱，元气内衰，正气不固，气血双亏，不能上承于脑，髓海不宁，眩晕昏仆，面色苍白，气息微弱；阳气不能通行于四肢，故四肢厥冷；元气内衰，正气不固，因而汗出口张；脉沉细为正气虚衰之征。此证为虚厥。

【法】醒脑苏厥，益气升阳。取督脉、心包经穴为主，针刺用补法，并可加灸。

督脉为诸阳之会，统帅诸阳经，督领全身阳气，升阳举陷，有回阳救逆之功，可治疗一切虚证。心包经出属心包，历络三焦，沟通心脑，调畅气机血运。

【方】水沟、百会、内关、气海、足三里。

【穴】（1）水沟、百会、内关　百会与水沟配合使用，可清泻督脉阳气、开窍醒神，使阳热得泻，亢阳得制，气之出入恢复正常，神志得苏。内关为心包经的络穴，别走三焦经，能沟通表里二经，又为八脉交会穴，由阴维脉所发，通于任脉，是内脏与血脉的连接处，有清心除烦、宁心安神、疏风通络、宽胸理气作用，故《四总穴歌》有：心胸内关应，主治心悸、失眠、癫狂痫证、郁证、眩晕、产后血晕等。三穴合用沟通心脑，畅通气血的运行，醒脑苏厥。

（2）气海、足三里　气海，归任脉，气海为肓之原穴，人体元气汇聚之穴，升化元阳，分消水谷。在此穴施以重灸，可达到峻补元气，回阳固脱之效。

足三里为足阳明胃经合穴及胃之下合穴。《灵枢·邪气脏府病形》载："合治内府"，所以足三里有很好的调理胃肠腑病的作用。《内经》中足阳明经穴里足三里使用最多，在二十一处用经穴治病的条文中，用到"足三里"的就有十一条。它在《内经》中提到的作用主要有四点：①调理脾胃，以助运化。②调畅气机，消胀除满。③补益气血，防病传变。④调畅三焦，以利小便。取此穴，可健脾胃益气血，使气血顺畅，恢复神知。

【术】水沟：顺经斜刺（0.3～0.5寸）。

百会：平刺（0.3～0.5寸），可针上加灸，或单独用灸。

足三里：程氏三才法直刺人才（1～1.2寸），振颤催气，飞旋补法。可针上加灸。

内关：程氏三才法直刺地才（0.5～0.8寸），飞旋补法。

气海：取清艾条一根，点燃后悬于气海穴位之上，艾火距皮肤2～3cm，灸10～20分钟，灸至皮肤温热红晕，而又不致烧伤皮肤为度。亦可用程氏三才法直刺人才（0.8～1.2寸），飞旋补法，后针上加灸10～15分钟。气海为任脉要穴，重用灸法，还可用隔姜灸或着隔盐灸。

（二）实证

【症状】气壅息粗，四肢僵直，牙关紧闭，脉多沉实。

【理】由于暴怒气逆，气机逆乱，血随气升，蒙蔽神识，清窍闭塞，因而突然昏厥，不省人事，牙关紧闭，四肢僵直；或由气机闭塞，肺气不宣，故气壅息粗，本证属实厥，故脉多沉实。

【法】醒脑开窍，调气苏厥。取督脉、心包经穴为主，辅以阳明经和足厥阴、足少阴经穴，针刺用泻法。

本证为气逆、气闭带动痰浊瘀血阻塞人体的清窍，使人体的气机运动上升、外出不能进行，而气闭阻于内，蒙蔽清窍，故取督脉、心包经穴。督脉为阳脉之海，督领全身阳气；转化阳气，平衡阴阳，醒神苏厥。心包经循胸络三焦，促进周身气血循环。阳明胃经、大肠经为多气多血之脉，运化水谷，化瘀泻实。五脏中肝属木，起生发作用，肾为先天之本，故厥阴肝经和少阴肾经为人体气血生化之源，补虚泻实。

【方】水沟、中冲、合谷、太冲、劳宫、涌泉。

水沟、中冲用以醒脑开窍；合谷、太冲通调气血；劳宫、涌泉清心降逆。

【穴】（1）水沟、中冲　水沟归督脉，为十三鬼穴之一，是任督相交、阴阳相通之处；通调督脉经气，督脉循行入脑，故水沟可开窍醒脑。中冲归心包经，为井穴，是经脉的始发处，“井主心下满”，心包又代心受邪、替心行令，故中冲多用于急救。此两穴联通心脑，用以醒脑开窍。

（2）合谷、太冲　两穴分别为手阳明大肠经原穴和足厥阴肝经原穴，两穴并用，一手一足、一阴一阳、一脏一腑、一气一血，阳明经多气多血，厥阴经藏血主疏泄，共收活血理气之功，称为开四关。

太冲，详见中风的“闭证”。

（3）劳宫、涌泉　劳宫归心包经，荥穴，“荥主身热”，心包内通于心，故劳宫可泻热醒神。涌泉穴为足少阴肾经起始第一穴，为肾水所出之处，井穴亦有泻热之功，所以涌泉能够滋养肾阴，引热下行。

劳宫、涌泉，一在掌心，一在足心，一降心火，一滋肾水，两穴共用，收交通心肾之效。

另外，太冲、涌泉搭配使用，使上逆的肝阳能够得到制约而恢复正常。详见中风的“闭证”。

【术】水沟：逆经斜刺（0.3~0.5寸），强刺激。

中冲：浅刺（0.1寸），或三棱针点刺出血。

合谷：程氏三才法直刺人才（0.3~0.5寸），振颤催气，飞旋泻法。

太冲：程氏三才法直刺地才（0.5~1寸），强刺激，飞旋泻法。

劳宫：程氏三才法直刺地才（0.5~0.8寸），强刺激，飞旋泻法。

涌泉：程氏三才法直刺人才（0.3~0.5寸），飞旋补法。

二、推拿手法治疗

昏厥是以突然神识不清为表现的临床急症，可发生在任何时间和地点，常因救治不及时而留下各种后遗症。推拿手法用于昏厥急救具有简便速效的特点，而且容易掌握。具体操作方法有很多。

（1）方法一　患者仰卧，术者一手拇指甲掐压患者水沟，另一手提拿患者鼻尖向上，直至患者苏醒为止。

（2）方法二　使患者仰靠在椅背上，术者一手拇指甲掐压患者合谷，另一手拇指甲掐压患者水沟，直至患者苏醒时为止。

施用手法使患者苏醒后，再根据具体情况虚者补之，实者泻之，进行相应的治疗。

三、其他疗法

（1）三棱针　昏厥实证取大椎、太阳、委中、百会、十宣。点刺放血。

（2）耳针　取心、脑、神门、下屏尖、下脚端。每次选2~3穴，实证用强刺激，虚证用弱刺激。留针30分钟，每5分钟行针一次。

(3) 电针　实证可在针刺得气后加用电针，连续波刺激直至病人苏醒。

四、验案分析

李某，女，20岁，学生。因晕厥求治。据其随行同学讲，患者平时常有气短乏力症状，饭量不大，在劳累之后，常常自言头晕。自18岁时，即常发生晕厥，常在饥饿、劳累后发作。今天上体育课时，进行500m短跑测试。在刚跑200余米时，即说自己感觉头晕眼花，随即不省人事。其同学急忙将其抬来救治。现见患者昏睡、神志不清，气息微弱，湿冷汗出，四肢瘫软，口唇、面色苍白，四肢厥冷，脉沉细。

辨证：晕厥气虚证。

立法：回阳醒厥。

处方：百会、水沟、气海、神阙、足三里。

治法：水沟、气海针刺补法，百会悬灸、神阙附子饼灸，足三里艾炷直接非瘢痕灸。

经针刺、艾灸5分钟后，患者醒转，但仍感觉四肢瘫软无力，令服热糖水。继续施灸10分钟后，患者感觉气力回转。嘱其注意休息，不要剧烈运动，自己平时可自灸足三里、气海、关元穴，并将方法详细告知，由其同学搀扶而去。

【理】本案患者平素即有气短乏力、食欲不振，常言头晕，是为脾胃虚弱，气血化源不足，而导致气血亏虚。脾胃气血亏虚，导致四肢脏腑失于所养，故常有气短乏力之症。在参加短跑测试时，因四肢剧烈运动，消耗脾胃气血，导致气血不相续接，而发为厥逆。因气虚致气之固摄、推动作用失灵，而出现湿冷汗出、四肢瘫软。因气血虚弱，阴阳不相顺接，故出现四肢厥冷、脉沉细。气血虚弱，不能上荣头面，故口唇、面色苍白。

【法】回阳醒厥。因患者为气血虚弱，阴阳不相续接而导致晕厥，故取任督二脉和多气多血之阳明经穴位，以大补元气。

【方】百会、水沟、气海、神阙、足三里。

【穴】百会升提阳气，开窍醒神，水沟通经活络，交通任督，交会阴阳气血，使之相顺接而昏厥得醒。

气海、神阙、足三里，可补气回阳，灸针结合，具大补元气、回阳固脱之效。

【术】百会：以艾条施以雀啄灸法，持续至患者苏醒。

水沟，以毫针刺法，针尖向下斜刺0.3~0.5寸。

气海以毫针补法。

神阙施以隔附子饼灸法。

足三里施以直接非瘢痕灸法。

第三节 中 暑

中暑是发生于夏季的一种急性疾病，是夏季在烈日或高温环境下劳动、生活或活动，因暑热侵袭致邪热内郁，体温调节功能失常，而发生以壮热、烦闷恶心，甚则卒然昏倒、不省人事为主症的急性病变。古称“中陨”，俗称“发痧”。但见头晕、头痛、懊侬、呕恶者称“伤暑”，根据不同临床表现又可分为“阴暑”和“阳暑”。猝然昏倒者称“暑庶”，兼见抽搐者称“暑风”。

《素问·生气通天论》：“因于暑，汗，烦则喘喝，静则多言，体若燔炭。”为暑邪致病的最早记载。《金匮要略》则有“太阳中暍”、“太阳中热”之称。《针灸大成·卷九》：“中暑不省人事：人中、合谷、内庭、百会、中极、气海。……复刺后穴：中冲、行间、曲池、少泽。”

暑热之邪，易伤元气，尤多耗伤津液，常致气阴两伤，暑邪还可逆传心包蒙蔽清窍，因而出现神昏卒倒等症。暑为阳邪，伤人最速，故发病急，传变快。中暑发病骤急，必须及时抢救。将患者移到通风阴凉的地方。危重病例，应严密观察病情变化，采取综合治疗措施。本病相当于西医学的中暑，针灸治疗临床效果较好，通常分为轻证和重证两类。

一、毫针疗法

（一）轻证

【症状】头痛且晕，汗多，皮肤灼热，气粗，舌燥，口干，烦渴，脉浮大而数。

【理】本证多发于夏季，暑邪郁于肌表属卫分所致。暑邪为火热所化，“火曰炎上”，暑热伤人，上蒸于头，则头痛且晕；郁于肌表，故皮肤灼热，暑热内蒸，迫津外泄，则汗多，气粗，舌燥口干，烦渴等，脉浮大而数为暑热之征。

【法】泄热祛暑。

取督脉、手厥阴、阳明经穴为主。督脉为阳脉之海，诸阳之会，统帅诸阳经，督领全身阳气，清泻机体内亢盛之阳邪。阳明大肠经是主津所生病，将水谷精微转化，通过传导作用濡养周身。心包经循胸络三焦，促进周身气血循环，且防热邪入里。故治疗时取督脉、手厥阴、阳明经穴为主。针刺用泻法。

【方】大椎、曲池、委中、内关。

大椎为督脉与诸阳之会穴，委中又名血郄，曲池为清热要穴，三穴合用，可清泄暑热。内关为手厥阴络穴，取之以清火护心。

【穴】（1）大椎、曲池、委中　大椎出自《黄帝内经素问·骨空论》："灸寒热之法，先灸项大椎，以年为壮数。"本穴位于背部极上，背为阳，本穴为阳中之阳，为督脉诸穴之在横膈以上者，调益阳气之总纲；又为督脉与手足三阳经之会，故凡阴阳交争一方偏胜不得其平者，多取本穴以制之，疏风散寒、解表通阳、理气降逆、泄热镇静安神。

暑热之邪伤及气分，多侵犯手足阳明经。曲池为大肠经合穴，养阴生津，又是清热要穴；委中为足太阳膀胱经的"合穴"。《脉经》："心病者，胸内痛，胁支满，两胁下痛，膺背肩胛间痛，两臂内痛。虚则胸腹大，胁下与腰背相引而痛。取其经手少阴、太阳、舌下血者，其泻病，刺郄中血者。"《针灸甲乙经》："热病，挟脊痛，委中主之。"又名血郄，可清泻营血之热、和胃止吐，配伍应用，以清泄暑热。曲池、委中分别是调理上下肢关节运动能力、疏通上下肢经脉气血流通的关键穴位点，通过针刺这些穴位，可以达到调理上下肢气血流通、加强肢体关节运动能力恢复的目的。

（2）内关　《黄帝内经太素》中说："手心主至太阴少阴之内，起于别络，内通心包入于少阳，故曰内关也。"又说："本穴为治胸胁郁闷之主穴，以治胸腹胁肋诸般胀痛，如痰火积块，面热目昏诸证，均可取之。"针之可宣上导下、和内调外，取之以清火护心。

【术】　大椎：程氏三才法向上斜刺天才（0.2～0.3 寸），飞旋泻法。

曲池：程氏三才法直刺人才（0.3～0.5 寸），振颤催气，飞旋泻法，可点刺出血。

委中：程氏三才法直刺人才（0.3～0.5 寸），飞旋泻法，振颤催气，可点刺出血。

内关：程氏三才法直刺人才（0.3～0.5 寸），飞旋泻法，振颤催气。

（二）重证

【症状】先见头痛，烦渴，呼吸喘急，继而突然昏倒，不省人事，汗出，脉沉而无力。

【理】本证多发于暑热亢盛之令，烈日之下劳作及旅行之人极易发生。由于疲劳过度，复受暑邪，正虚邪盛，气津耗伤，故初起即见头痛、烦渴，呼吸喘急；暑热之邪传变最速，可由表及里，犯及心包闭塞清窍，故继见突然昏倒，不省人事，汗出，脉沉而无力，为气津耗伤之象。热邪伤阴耗气，可致气阴两竭之重证。

夏至以后，湿邪较甚，因此有“暑多挟湿”之说，在治疗中要时刻注意湿邪的变化。

【法】开窍，泄热，祛暑。

治疗时取督脉经穴为主，以清泻机体内亢盛之阳邪，亦可开窍醒神。

【方】水沟、百会、十宣、曲泽、委中。

暑为阳邪，易犯心包，致令清窍闭塞，神志昏迷，取水沟、百会，以开窍醒神；曲泽为手厥阴之合穴，委中为足太阳之合穴，取浮络刺血，以清血分之热；十宣放血，用以泄热、开窍苏厥。

【穴】(1) 水沟、百会　见中脏腑——闭证。

(2) 十宣　十宣放血，远端取穴，用以泄热，开窍苏厥，常用于治疗热证，实证方面的疾患，应用较为广泛，是泻热的要穴。

(3) 曲泽、委中　曲泽为手厥阴心包经之合穴，委中为足太阳膀胱经之合穴，取合穴刺血，来清血分之热以祛暑醒神。

曲泽最早见于《灵枢经·本输》，为手厥阴心包经之合穴。凡治急证，多取刺血。《针灸穴名解》：“观本经数穴，由天池而天泉，天泉而曲泽，以有形之水，喻无形之氧。譬水得流通而解瘀热也。”

委中，详见中暑的“轻证”。

【术】水沟：逆经斜刺（0.3~0.5 寸），强刺激。

委中：程氏三才法直刺地才（0.5~0.8 寸），振颤催气，飞旋泻法，。

百会、十宣、曲泽：点刺放血。

二、其他疗法

(1) 刮痧疗法　适用于中暑轻症。用光滑平整的汤匙蘸食油或清水，刮背脊两侧、颈部、胸胁间隙、肩臂、肘窝及腘窝等处，刮至皮肤出现紫红色为度。

(2) 耳针　取耳尖、神门、肾上腺、皮质下、心、枕。毫针浅刺，强刺激，留针 20~30 分钟；耳尖点刺出血。

三、验案分析

程某，男，26 岁。

主诉：身热多汗，头痛且晕想吐。

现病史：烈日下高空作业 4 小时，肌肤灼热，面红耳赤，口唇干燥，呼吸喘急，口渴咽痛，呕逆欲吐，心烦不安，头痛且晕，全身疲软，汗多身热，小便黄，舌红苔黄，浮数。检查：体温 39℃，扁桃体红肿。

辨证：中暑轻证。

立法：急以治标，缓以治本，突然起病以养阴生津，泄热祛暑。

处方：大椎、内关、曲池、委中。

刺法：泻法。曲池、委中点刺放血。

治疗1次后，所有症状均缓解。

【理】此医案中，由于患者在烈日之下劳作，火热之邪，郁于肌表，故皮肤灼热；火性上炎，故面红耳赤；暑热最易伤津，致阴液亏损，故口唇干燥、口渴咽痛。暑热伤及胃肠，浊气上逆，则恶心、呕吐；若素体阳虚，感受暑邪之后，热从寒化所致，心神受暑热侵扰，轻则心烦不安；暑热伤人，上蒸于头，则头痛且晕，全身疲软；暑热内蒸，迫津外泄，则汗多，小便黄，舌红苔黄，脉浮大而数。

【法】既然患者表现为身热多汗、头痛且晕想吐等症，治疗时取督脉、手厥阴经穴为主，配以足太阳、手阳明经穴。督脉为阳脉之海，诸阳之会，统帅诸阳经，督领全身阳气，清泻机体内亢盛之阳邪。心包经循胸络三焦，促进周身气血循环。大肠和膀胱是人体的排泄器官，属六腑，“腑以通为用”。阳明大肠经是主津所生病，将水谷精微转化，通过传导作用濡养周身。膀胱经导热下行。养阴生津，泄热祛暑。

【方】在本案中程老选择了如下处方：

大椎、内关、曲池、委中。

【穴】大椎归督脉，疏风散寒、解表通阳、理气降逆、泄热镇静安神作用；内关为手厥阴络穴，八脉交会穴，沟通三焦，针之可宣上导下、和内调外，其通于阴维脉，取之以清火护心；温热之邪伤及气分，多侵犯手足阳明经，曲池为大肠经合穴，又是清热要穴；委中归膀胱，又名血郄，可清泻营血之热，配伍应用，以养阴生津，清泄暑热。

【术】针刺用泻法，并可在曲池、委中穴处点刺出血。

第四节　感　冒

感冒是以头痛、鼻塞、恶风、发热为主症的一种外感疾病。由于四季气候的变化、病邪的不同或由于体质的差异，内外因的相互影响，因而受邪后的证候也有所不同。本病的发生，主要由气候剧烈变化，寒温失常，人体卫外功能不能适应时，于是风邪由皮毛、口鼻而入，引起一系列肺卫证候。风邪又常常挟时邪而侵袭人体。风与寒合，则为风寒，与热合，则为风热。感受风寒，则寒邪束表，肺气不宣，毛窍闭塞，感受风热，则邪热上蒸，肺失清肃，皮毛疏泄失常。素体阳虚者，多见风寒；阴虚者，多见风热。西医学认为，受凉、淋雨、过度疲劳等诱发因素，使全身或呼吸道局部防御功能降低时，则原已存在于呼吸道的或从外界侵入的病毒、细菌可迅速繁殖，引起本病，以鼻咽部炎症为主要表现。

本病包括由病毒或细菌感染引起的上呼吸道炎症、流行性感冒等。此外，本病与某些传染病早期症状相似，应加以鉴别。

一、毫针疗法

（一）风寒证

【症状】恶寒发热，无汗，头痛，四肢酸痛，鼻塞，清涕，喉痒，咳嗽，声重，痰多清稀，舌苔薄白，脉浮紧。

【理】风寒之邪，束于肌表，肺气不宣，上窍不利，故见鼻塞，流清涕；风寒客于皮毛，寒为阴邪，最易伤阳，卫阳被郁，故见恶寒、发热、无汗、头痛，甚则四肢酸痛等表证；舌苔薄白，脉浮紧，为风寒侵袭肺卫之征。

【法】疏风解表，宣散风寒。取督脉、太阳、少阳、太阴经穴为主，针刺用泻法，体虚者用平补平泻法，并可加灸。

本证为外感风寒之邪侵犯肺卫所致。督脉为阳脉之海，诸阳之会，统帅诸阳经，督领全身阳气。足太阳膀胱经主要循行部位在头项背部，而背部为阳，主一身之表，感冒时，膀胱经循行部位经常会出现颈项强直、腰背酸痛等症。而足少阳善解半表半里之邪。肺合皮毛，寒邪束表，取肺经以宣肺气。

【方】风府、风门、风池、列缺、合谷、大椎。

风府为督脉经穴，用之以疏风解表而止头痛；太阳主一身之表，取风门以疏调太阳经气，散风寒解表以治恶寒发热，肺合皮毛，寒邪束表，取肺经络穴列缺，以宣肺气而止咳嗽，阳维主阳主表，故取足少阳、阳维会穴风池以疏解表邪；太阴阳明为表里，故取阳明原穴合谷以祛邪解表。

【穴】（1）风府、风门、风池　此三穴均位于项背处，穴处易受风邪之所，其性又擅长驱散风邪，故均以“风”字命名。

风府穴出自《黄帝内经素问·风论》“风气循风府而上，则为脑风”。《灵枢经》：“风府无常，卫气之所应必开其腠理，气之所舍节则其府也。”风府为督脉经穴，用之以疏风解表而止头痛。

风池，为足少阳胆经穴，足少阳和阳维脉的交会穴。因穴位似池，《针灸穴名解》云“风邪易于流连和为治风之所当取处”。无论外风和内风，本穴都是祛风要穴。阳维主阳主表，故取足少阳与阳维交会穴风池，以疏风祛邪解表。

风门穴出自《针灸甲乙经》，“风门，热府，在第二椎下两傍”。《古法新解会元针灸学》说：“风门者，风所出入之门也。此穴在肺之上部，肺属金而振肝，肝阳鼓荡肺，肺不受邪，上衡于背，遁开风门则外邪乘虚来攻，经络，大血管则闭，即发中风半身不遂之类，故名风门。又名热府者，诸热生风行于背，肺之上空常积瘀热，故又名热府。"《经穴命名浅解》云："出入之处为门。穴属膀胱，膀胱主一身之表。该穴为风邪入侵的门户，主治伤风感冒，发热恶寒，咳嗽头痛，鼻流清涕，因名风门。"太阳经主一身之表，取其上风门穴以疏调太阳经气，散风寒以解表，治恶寒发热。

（2）列缺、合谷　手太阴肺经与手阳明大肠经相表里，取列缺、合谷穴，为原络相配，沟通表里，以祛风解表。

列缺，出自《灵枢经·经脉》"手太阴之别，名曰列缺，起于腕上分间，并太阴之经，直入掌中，散于鱼际。"列缺，在古代指的是天上的闪电。因手太阴肺经在列缺穴处分出支脉，其经脉图之形象，像极了天空出现的闪电的样子，所以称之为"列缺"。列，指分解、别行；缺，指器破缺口的意思。《经穴命名浅解》称："古称雷电之神为列缺。雷电在大气中有通上澈下之能。人或巅顶有险沉镇痛之疾，则头重目眩。刺本穴可使清爽，犹如霹雳行空阴霾消散。而天朗气清矣。故喻本穴为雷电之神，而名以'列缺'。"寒邪外束，致毛窍闭塞，肺气失宣，故取手太阴络穴列缺宣肺气止咳嗽、利鼻窍。

合谷穴为手阳明经原穴，为阳明经气发出的地方，针刺合谷穴，可以助阳散寒，以解肺表之邪。

（3）大椎　见中暑的"轻证"。在本病中可灸，因督脉主一身之阳气，温灸大椎可通阳散寒。

【术】风府：俯案正坐，使头微前倾，项肌放松，向下颌方向缓慢直刺（0.5～0.8寸），不可深刺，不可针尖向上，以免刺入枕骨大孔，误伤延髓。

风门：斜刺（0.5～0.7寸），飞旋泻法。

风池：向鼻尖方向针（0.5～0.8寸），飞旋泻法。

列缺：向上斜刺（0.3～0.5寸），平补平泻。

合谷：程氏三才法直刺人才（0.5～0.8寸），振颤催气，飞旋泻法。

大椎：程氏三才法向上斜刺人才（0.5～0.8寸），平补平泻，可针上加灸。

（二）风热证

【症状】发热汗出，微恶风，头痛且胀，咳嗽咯痰黄稠，咽部发红或痛，渴欲饮水，苔薄白或微黄，脉浮数。

【理】风热之邪，多从口鼻而入，首先犯肺。风为阳邪，其性疏泄，风热相搏，故见发热，微恶风，汗出，风热上于头部，故头痛且胀；肺失清肃，故咳嗽咯痰稠黄；风热熏蒸于清道，故咽红或痛，渴欲饮水。苔薄白微黄，脉浮数，为风热侵袭肺卫之征。

【法】疏风解热。

风热之邪相和为病，侵犯肌表，致风热感冒，故治疗时取督脉、手少阳、阳明经穴为主。针刺用泻法。

【方】大椎、曲池、外关、合谷、鱼际、少商。

督脉为阳脉之海，大椎为督脉经穴，又属诸阳之会，取之以表散阳邪而解热；合谷、曲池为手阳明原穴、合穴，手阳明与手太阴相表里，泻之能清肺气而退热；鱼际为肺经荥穴，配少商以清肺泄热、利咽止痛；外关为手少阳之络，通于阳维，可疏散在表阳邪而解热。

【穴】(1) 大椎、曲池　温热之邪伤及气分，多侵犯手足阳明经，曲池为大肠经合穴，可疏散风热，清热解毒，既散表热，又散里热，为清热要穴，主治热病；督脉为阳脉之海，大椎为督脉经穴，又属诸阳之会，取之以散阳邪而解热。大椎配曲池泻之能清肺气而退热。

(2) 外关、合谷　外关为三焦经络穴，合谷是大肠经原穴，二者相配属针灸治疗中的“原络配穴”法，虽然不是经典的表里两经配穴，但是异经原络相配也能起到显著疗效。不仅可以调理经脉病证，还可以通过对全身气血流注的干预，调整全身阴阳的偏盛偏衰，具有行气活血、调整脏腑、平衡阴阳等作用。

①外关：手少阳三焦经穴，络穴，八脉交会穴，通阳维脉。《灵枢·经脉》“手少阳之别，名曰外关”，在《循经考穴编》中“一名阳维”，盖因其通于阳维脉而名。外关又为八脉交会穴，通阳维脉，阳维主要维系、联络阳经，主一身之表，故外关有清热解表的作用，

②合谷：手阳明大肠经穴，特定穴中的原穴。《灵枢·本输》云：“大肠上合手阳明……过于合谷……为原。”从穴位形状而言，该处为两骨之间，状如山谷，故《经穴命名浅解》曰：“考肉之大会为谷，二处相连为合。穴当大指、次指相合处……该处形似深谷，因名合谷”。合谷穴为大肠经原穴，是手阳明经气留止的部位，风邪经肺系客于大肠经，上扰耳目，临床治疗时配合谷有清热解表之功。

(3) 鱼际、少商　鱼际为肺经荥穴，“荥主身满”。少商为井穴，“井主心下满”，是经脉的始发处，故取肺经源头上的鱼际、少商相配，以清肺泄热、利咽止痛。

【术】大椎：程氏三才法向上斜刺天才（0.3～5寸），振颤催气，飞旋泻法。

曲池：程氏三才法直刺天才（0.5～0.8寸），振颤催气，飞旋泻法。

外关、合谷：程氏三才法直刺天才（0.3～0.5寸），振颤催气，飞旋泻法。

鱼际：程氏三才法直刺天才（0.3～0.5寸），飞旋泻法。

少商：浅刺（0.1 寸），或点刺出血。

附 预防感冒：在本病流行的季节，可每日灸风门或足三里，有一定的预防作用。

二、验案分析

贾某，男，45 岁。

主诉：感冒初起。

现病史：患者陪同夫人就诊，当日受风寒而突发感冒，头痛，无汗，微恶寒，轻发热，身背四肢酸痛为甚，尤其颈项明显，鼻流清涕，舌苔薄白，脉浮紧。

辨证：风寒感冒。

治则：解表祛风散寒。

取穴：列缺、合谷、风门、大椎。

治法：列缺、合谷见本病刺法，风门、大椎用灸。

风门、大椎用灸 10 分钟后，患者颈背轻微出汗，酸痛感立消，后配合针刺列缺、合谷，一次立减。

【理法方穴术】本患者初感风寒，一派风寒束表之候。外邪虽郁在表，但未入里，抓住时机，及时用灸，温阳散寒，祛风解表，使卫阳通达肌表，微汗而出，表邪得解。

第五节 咳 嗽

咳嗽是肺系疾病的主要证候，病名见于《素问·五脏生成》：“咳嗽上气，厥在胸中，过在手阳明太阴。”咳与嗽本是两个证候，“咳谓无痰而有声，肺气伤而不清也。嗽是无声而有痰，脾湿动而为痰也。咳嗽谓有痰而有声，盖因伤于肺气。动于脾湿，咳而为嗽也（《素问·病机气宜保命集》）。”日本名医丹波元坚也说：“咳嗽之说，古书咳而无嗽，后人则兼言之。大抵皆从肺出。其声响亮，不因痰涎而发者，谓之咳，言其声音闻于人也。痰涎上下，随声而发者，谓之嗽，如水之嗽荡，谓能嗽其气往来也（《杂病广要》）。”后因临床多为痰声并见，难以截然分开，故统以咳嗽称之。

咳嗽发病，总因外感和内伤两类，外感咳嗽以清肺解表、宣肺止咳为主，内伤咳嗽或滋阴润肺、或化痰止咳。

一、毫针疗法

（一）外感咳嗽

【症状】风寒咳嗽：咳嗽喉痒，痰液稀薄色白，恶寒发热，无汗，头痛，鼻塞流涕，舌苔薄白，脉浮。

风热咳嗽：咳痰黄稠，咳而不爽，口渴咽痛，身热，或见头疼，恶风，有汗等表证；舌苔薄黄，脉浮数。

【理】六淫伤人，首先犯肺，而肺叶娇嫩，其体清虚，不耐寒热，伤之则生咳喘寒痰，故清·程国彭说："肺为娇脏，攻击之剂，即不任受，而外主皮毛，最易受邪（《医学心悟·咳嗽》）。"而"肺气一伤，百病蜂起，风则喘，寒则嗽，湿则痰，火则咳，以清虚之府，纤芥不容，难护易伤故也（《理虚元鉴》）。"

风寒咳嗽：咳嗽喉痒，痰液稀薄色白，鼻塞流涕，为风寒犯肺，郁于气道，肺气不能宣畅所致，头痛，寒热无汗，为风寒兼伤皮毛，外束肌腠，寒主闭塞之故；舌苔薄白，脉浮，主邪在肺在表。

风热咳嗽：风热犯肺，肺失清肃，热熬津液为痰，故咳痰黄稠，咳而不爽；肺热伤津，故口渴咽痛，邪客皮毛，正邪相争，故兼有头痛、恶风、有汗、身热等表症；舌苔薄黄，脉浮数，为风热在肺在表之象。

【法】宣肺解表。取手太阴、阳明经穴为主，风寒证针灸并用，风热证只针不灸。

手太阴肺经绕肺循行，归属肺脏，对于肺系疾病之咳嗽，取手太阴经有局部治疗作用；而且十二经脉气血流注始自肺经，外邪入侵首先犯肺，故手太阴经能行气血，开肺气而止咳。

手阳明大肠经上接肺经，大肠与肺互为表里，经气互通，刺激本经穴位可间接调节肺经气血，从而发挥宣肺解表、降逆止咳之功。

【方】列缺、合谷、肺俞。

随证配穴：咽喉肿痛：少商。

发热恶寒：大椎、外关。

【穴】（1）列缺、合谷、肺俞　手太阴与手阳明相为表里，肺经络穴列缺配大肠经原穴合谷，为原络配穴法。加上肺之背俞穴肺俞，三穴合用，可加强宣肺解表的作用，使外邪得解，肺气通调，清肃有权，肺之功能得到恢复。

①列缺：手太阴肺经络穴，八脉交会穴通任脉。列缺是手太阴肺经"脉气所发"和"神气之所游行出入"的通道，可加强肺的布散传注，对治疗本经证候有重要作用，《玉龙歌》云："寒痰咳嗽更兼风，列缺二穴最可攻。"《医学纲目》

也说："咳嗽寒痰取列缺。"列缺又是络穴，手太阴肺经气血在此处别走阳明，手阳明大肠经上行至头面，故《四总穴歌》有"头项寻列缺"之说，咳嗽见头项强痛者，用本穴能宣肺止咳、通络止痛。

②合谷：手阳明大肠经的原穴。大肠经与肺经相表里，肺主皮毛，故本穴有疏散风寒、解表散邪作用，是治疗表证的要穴，主治发热恶寒、头痛、咳嗽、无汗、多汗等。

③肺俞：足太阳膀胱经穴，肺之背俞穴。肺俞出自《灵枢·背腧》，和其他背俞穴一样，因本穴接近肺部，是肺脏经气转输后背之处，主治邪气犯肺之证，故名肺俞。《外台秘要·孔穴主对法》中言肺俞穴"主肺寒热，呼吸不得卧，咳上气，呕沫喘，气相追逐，胸满背膺急，息难……"故无论寒热咳嗽，皆可用肺俞穴来治疗。

（2）咽喉肿痛配少商　手太阴肺经经穴。少商出自《灵枢·本输》，《备急千金要方》中又称"鬼信"，为孙真人十三鬼穴之一。商为五音之一，五行属金，五脏应肺；而少为阴中生阳，本穴为"肺经之根，故名少商（《古法新解会元针灸学》）。"一说"少有幼小、微小之意；商，古代五音之一，属金，属肺。少商是商的高音。言为金气所止或为金气初生之处也（《针灸穴名释义》）。"咽喉乃肺之门户，少商为肺经终止穴，井穴，点刺放血可通过穴位的远道作用，清泄肺热，消除咽喉肿痛。

（3）发热恶寒配大椎、外关

①大椎：又称为"百劳"，督脉穴，为手三阳经和督脉交会穴。本穴在第七颈椎棘突下，"因是处脊椎较其他脊骨稍大高起，因名大椎（《经穴命名浅解》）。"《针灸甲乙经》和《备急千金要方》皆言其主"伤寒热盛"，而"灸寒热之法，先取项大椎（《黄帝内经太素》）"。

大椎，穴居颈部居上属阳，有向上向外之性，能散寒解表、疏风散热，主治外邪侵袭肌表所致表证。

②外关：详见感冒的"风热证"。

【术】列缺：向上斜刺（0.3～0.5寸），平补平泻。

合谷、外关：程氏三才法直刺天才（0.3～0.5寸），振颤催气，平补平泻。

肺俞：斜刺（0.5～0.7寸），平补平泻。风寒咳嗽可针上加灸。

少商：三棱针点刺出血2～3滴。

大椎：程氏三才法向上斜刺（0.3～5寸），平补平泻。风寒咳嗽可针上加灸。

（二）内伤咳嗽

1. 痰浊阻肺证

【症状】咳嗽多痰，痰白而黏，胸脘痞闷，胃纳减少，舌苔白腻，脉滑。

【理】“脾为生痰之源，肺为贮痰之器”，脾失健运，水湿不化，聚湿为痰，故李中梓说：“脾土虚弱，清者难升，浊者难降，留中滞膈，病而成痰。”肺为水之上源，主通调水道，外邪袭肺或肺脏受伤，宣肃失职，上不能宣布精微，下不能通降水液，津液聚而成痰；又或者脾虚所生痰浊上渍于肺，阻碍肺气，导致肺失肃降，故咳嗽多痰，咯痰白黏；水湿不化，内停中焦，气机不畅，故胸脘痞闷，胃纳减少，痰湿内阻，故舌苔白腻，脉滑。

【法】健脾化痰。取背俞和足阳明经穴为主。针刺补泻兼施，并可加灸。

【方】肺俞、中脘、足三里、尺泽、丰隆。

俞穴和募穴是脏腑之气转输汇聚之处，取肺俞和胃募中脘，配以足阳明经合穴足三里，以健脾和胃，行湿化痰；尺泽为肺经合穴，有泻肺止咳的作用；丰隆为足阳明经的络穴，取之以运中焦脾胃之气，使气行津布，痰湿得化，是祛痰除湿之要穴。

【穴】(1) 肺俞　见“外感证”。

(2) 中脘、足三里　中脘配足三里，是调理脾胃功能的经典处方。中脘为任脉穴，胃之募穴，八会穴中的腑会，也是任脉和手太阳、少阳及足阳明的交会穴。足三里为足阳明胃经穴，属于五输穴中的合穴，也是胃的下合穴，两穴共用，收健运脾胃之功，脾运则痰化，实为治本之法。

(3) 尺泽、丰隆　一为肺经合穴，一为胃经络穴，合络相配，开泄肺气，健运脾胃，共奏补脾益肺、止咳化痰之效，痰消则脾健，与中脘、足三里相伍，亦为治标之方。

①尺泽：《黄帝明堂经》云：“尺，从此向寸口有尺也。一尺之中，脉注此处，留动而下，与水义同，故名尺泽。”按照骨度分寸法，“有从腕至肘定为一尺者……穴当肘窝处，为肺经合穴，因肺经合穴属水，水当润泽，故名尺泽（《经穴命名浅解》）。”

尺泽是肺经合穴，《难经》言“合主逆气而泄”，肺气上逆发为咳嗽，用尺泽有降逆止咳之效；另本穴五行属水，肺为金脏，金水相生，母子相依，故在此穴行泻法可直接清泻肺热，取“实则泻其子”之意。

②丰隆：丰有大的意思，隆是盛的意思，“考足阳明是多气多血之经，为谷气隆盛之脉。是穴属足阳明络穴，从此别走太阴，加之该穴处肌肉丰满隆盛，于条口不同，因名丰隆（《经穴命名浅解》）。”《古法新解会元针灸学》也说：“丰

隆者，阳血聚之而隆起，化阴络，交太阴，有丰满之象，故名丰隆。”

丰隆是胃经络穴，气通脾经，自古就是化痰要穴，有健脾和胃之功，主治“一切风痰壅盛（《循经考穴编》）”之疾，《玉龙歌》也载：“痰多宜向丰隆寻。”因此，痰浊阻肺导致的咳嗽痰多，泻丰隆有健运脾胃、化痰止咳之功。

【法】肺俞：斜刺（0.5～0.7 寸），飞旋补法，可针上加灸。

中脘：程氏三才法直刺人才（1～1.2 寸），振颤催气，飞旋补法，可针上加灸。

足三里：程氏三才法直刺人才（1～1.5 寸），振颤催气，飞旋补法，可针上加灸。

尺泽：程氏三才法直刺地才（0.8～1.2 寸），振颤催气，飞旋泻法。或找穴旁静脉，点刺出血。

丰隆：程氏三才法直刺人才（1～1.5 寸），振颤催气，飞旋泻法。

2. 肺燥阴虚证

【症状】干咳无痰或痰少，不易咯出，鼻燥咽干或咽疼，或痰中带有血丝甚至咯血，潮热，颧红，舌红苔薄，脉细数。

【理】五行中肺属金，因其主宣肃，四季中秋季亦主肃杀，故肺气旺于秋季。而秋季燥气当令，燥气过亢则为邪，或从皮毛侵袭，或从口鼻而入，肺脏首当其冲而受邪，或咳或喘，故《素问·气交变大论》曰：“岁金太过，燥气流行……甚则喘咳逆气。燥胜则干，易伤津液，故燥邪伤肺，肺失清肃，可见干咳，无痰或痰少，不易咯出，鼻燥咽干而痛等症；燥伤肺络，故痰中带有血丝或咯血；《四诊抉微》中引《脉鉴》云：“两颧时赤，虚火上炎。”若发生在秋季，则多数为燥伤肺阴，阴虚内热之象，故见潮热、颧红。舌红苔薄，脉细数，为肺燥阴虚之象。

【法】益阴润燥，清肃肺气。取肺经俞、募穴为主。

【方】肺俞、中府、列缺、照海。

咳血加孔最、膈俞。

肺俞、中府是俞募配穴，前者为肺在后背膀胱经脏气转输之处，后者为肺在胸前气血汇聚之所，且位置接近肺脏，二者配伍用以宣调肺道，清肃肺气。列缺是手太阴肺经络穴，通于任脉，照海是足少阴肾经经穴，通阴跷脉，两穴合用，一上一下，为八脉交会配穴法，以益阴润燥，并能清利咽喉，肃降肺气。孔最为肺之郄穴，主治肺之急症，膈俞为八会穴中的血会，两穴配伍，有止血的作用。

【穴】（1）肺俞、中府

①肺俞：详见本病的“外感咳嗽”。

②中府：手太阴肺经穴，肺之募穴，手、足太阴交会穴。“手太阴脉自中焦生，故曰中府”（《医经理解》）。《黄帝内经明堂类成》则认为名曰中府是因为“脾肺合气于此穴。”府在古代为聚集之意，本穴“属肺募，为手太阴脉气所会，是中气府聚之所，因名中府（《经穴命名浅解》）。”“肺手太阴之脉，起于中焦，下络大肠，上膈属肺，从肺系，横出腋下……（《灵枢·经脉》）”中府即是肺经起始之穴，又是肺之募穴，乃肺经由内出外之处，故可治一切肺系疾病。

（2）列缺、照海

①列缺：详见本病之“外感咳嗽”。

②照海：照海穴出自《针灸甲乙经》，谓其为“阴跷脉所生。”照者，明照也，光明所及；海者，为百川水之所归也。《医经理解》言名曰照海是因为“其地如海之大，穴如火之焰于海也。”而《古法新解会元针灸学》则认为和本经上下两穴有关：“因水泉为肾阴，然谷为肾阳，水火相照而明，化跷脉与肾共命门。水火通照于血海、气海等，故名照海。”照海穴通阴跷脉，阴跷从足跟发出后，向上循行“至咽喉”，刺激照海穴可使上浮虚火下行，起到滋阴降火、清咽利喉的作用。

（3）咳血加孔最、膈俞

①孔最：孔最出自《针灸甲乙经》，孔者，空隙、空穴的意思，“手太阴诸脉中胜，此之空穴居此脉之郄，故曰孔最之也”（《黄帝内经明堂类成》）。又因“其地最广，故谓其孔最大”（《医经理解》）。

孔最是肺经郄穴，是气血深聚的部位，最能治疗本经循行部位及其所属脏腑的急性病痛，阴经郄穴善治血证，而阳经郄穴主治痛证。所以当咳嗽剧烈出现咳血、咯血时，孔最有清热止血、润肺理气的作用。

②膈俞：足太阳膀胱经背俞穴，八会穴中的血会。膈俞出自《灵枢·背腧》，古人认为膈有横膈和立膈之分，“横膈中如罗底，四围之输如罗梆之象，血藏其中。……膈俞即横膈之所系于背；俞者，遇也，足太阳之所过，故名膈俞”（《古法新解会元针灸学》）。《经穴命名浅解》则说“穴近膈膜，主治呕逆，打呃，因名膈俞。”本穴又为血之大会，“因动脉血管贯膈下行，静脉血管贯膈上行。全部膈肌与血液循环大有关系，故本穴治吐衄、血晕诸病”（《针灸穴名解》）。从位置来看，膈俞处在心、肝二俞之间，心主血而肝藏血，故为血会，《医学入门》谓其“主……一切血疾。”

【术】肺俞、膈俞：斜刺（0.5～0.7寸），平补平泻。

中府：向外斜刺（0.5～0.8寸），平补平泻。注意不可向内侧深刺，防止伤及肺脏。

列缺：向上斜刺（0.3～0.5寸），平补平泻。

照海：程氏三才法直刺人才（0.3～0.5寸），振颤得气，平补平泻。

孔最：程氏三才法直刺地才（0.8～1.2寸），振颤得气，平补平泻。

二、其他疗法

（1）拔罐疗法　可在背部膀胱经第一侧线（胸1～胸7节段两侧）走罐，并留罐在风门、肺俞。

（2）梅花针疗法　叩刺督脉、膀胱经的上背部循行线，以皮肤潮红或微微出血为度。

三、验案分析

王某某，男，35岁，教师。

主诉：久咳不愈1年余。

现病史：患者于1年前因多次外感致咳嗽频发，后因职业原因，过度用声，耗伤津液，出现咽干、咽痒，久咳不愈的症状，曾服中西药物治疗，效不显。就诊时症状咳声频作，干咳少痰，晨起可咳少量痰块，色暗质稠，鼻干咽干而痒，皮肤自述长期干燥，久咳剧烈时常伴胸痛。舌红苔薄，舌中前部细小裂纹，脉细。经络诊查发现左侧前臂孔最穴附近有明显压痛点。

辨证：内伤咳嗽（肺燥阴虚型）。

治则：滋阴润燥，清肃肺气。

取穴：列缺、照海、孔最。

治法：列缺、照海毫针平补平泻法，其中列缺针刺后，埋针，即用胶布固定针尾于手腕前的桡骨侧面，2小时后取下。孔最平补平泻。

针灸一次后，咳嗽即刻缓解，次日复诊，自诉针后6～8小时没有明显咳嗽，后依法调治，隔日一次，1疗程10次后，咳消。

【理】本患者的咳嗽因伤津耗气引起，久咳不愈，就诊时可诊断为慢性咽炎的急性发作。其临床表现为干咳久咳，咽干痰少，鼻干皮肤干燥，均为津液受损之象。

清而稀薄者称为“津”，浊而稠厚的叫做“液”，津主要分布于肌表，有温养肌肉、润泽皮肤的作用；液多藏于关节、孔窍，有润滑关节、补益脑髓、濡养孔窍的作用。津与液同为水谷之气所化生，都是体内的正常水液，两者之间可以互相转化，故一般多津液并称。

本病中，患者舌中前部细小裂纹，如大地干涸之象，舌之前属肺，这正是肺中津液亏虚的表现。患者孔最穴出现明显反应点，正是久咳者常有的体表反应。

此为肺燥阴亏。

【法】滋阴润肺止咳。

【方】在本案中程老选择了如下处方：列缺、照海、孔最。

列缺、照海滋阴润肺，孔最善止久咳。

【穴】列缺、照海详见前文。孔最，为肺经郄穴，“郄有孔隙义、气血深藏聚”，郄穴是各经脉在四肢部经气深聚的部位，也就是说，孔最是肺经经气深聚之所，久病此处邪气深积，故深刺可治久咳。

【术】列缺埋针2小时，以加强其止咳功效。孔最深刺，以除久咳。

第六节 哮喘

哮喘是肺系疾病的一种，但在《黄帝内经》中只有“喘鸣”、“喘咳”、“喘呼”的记载；东汉仲景《伤寒杂病论》中有“喘”和“上气”等称谓；唐代《诸病源候论》中亦称“上气”；宋·王执中在《针灸资生经》中曾提出“哮喘”之名，但未作详细论述；直到金元时期，朱丹溪才将“哮喘”作为独立的病名加以详述。

明医虞抟著《医学正传》，在论述哮喘病时首次将“哮”和“喘”区分开来：“大抵哮以声响名，喘以气息言。夫喘促喉中如水鸡声者，谓之哮；气促而连属不能以息者，谓之喘。”可见，哮以呼吸急促，喉间有哮鸣音为主症；喘则以呼吸急促，甚至张口抬肩为特征。从临床表现看，哮必兼喘，但喘未必兼哮，哮病日久可发展成痰喘，两者在病因病机上多有相似之处，在临床上每同时俱发，往往难以严格划分，故现代多哮喘并称，作为一种疾病论述。

本病涉及的范围比较广泛，概括说来，皆为气机升降出入失其常度所致。西医学中支气管哮喘、喘息性慢性支气管炎、阻塞性肺气肿以及其他疾病所见的呼吸困难皆可参考本病论治。

一、毫针疗法

导致哮喘的病因甚多，可由外感内伤等各种疾病所引起，但总不外邪实、正虚两途，有邪者为实，无邪者为虚。明代医家张景岳认为：“实喘者有邪，邪气实也；虚喘者无邪，元气虚也。”以虚实两类概括外感和内伤。

（一）实证

1. 风寒证

【症状】喘咳痰稀，气急，初起多兼恶寒发热，头痛，无汗等症，口不渴，舌苔白，脉浮而紧。

【理】肺主呼吸，外合皮毛，清医赵彦辉曾说："人知息道从口鼻出入，不知遍身毛窍，俱暗随呼吸之气以为鼓伏"，且皮毛处于肌表，是机体抗邪的第一道屏障，因而风寒之邪先犯皮毛，内合于肺，邪实气壅，肺气不宣，故喘咳痰稀、气急；邪气外束，毛窍闭塞，故恶寒发热、头痛、无汗；风寒尚未化热，故口不渴。舌苔白，脉浮而紧，为邪在肺卫，风寒外束之征。

【法】疏风散寒平喘。取手太阴、阳明经穴为主，毫针用泻法，并可酌用灸法。

肺主一身之表，风从外来，首先犯肺，故凡风寒证皆以肺经为首选经脉；手阳明大肠经和肺相表里，气血通于肺经，两经合用共奏疏风解表、散寒平喘之功。

【方】肺俞、风门、大椎、列缺、合谷。

肺俞、风门为足太阳经穴而位近肺脏，有宣肺祛风之效，大椎、列缺、合谷可疏风散寒，宣肺平喘。

【穴】(1) 肺俞、风门

①肺俞：咳嗽与哮喘病位皆在肺，因此治疗上均可用肺之背俞穴肺俞，热证用针，寒证可灸，以达到宣肺平喘、解表之目的。

②风门——详见感冒之"风寒证"。

(2) 大椎、列缺、合谷

①大椎：督脉穴，为手三阳经和督脉交会穴。督脉乃阳脉之海，穴居颈部居上属阳，有向上向外之性，能散寒解表、疏风散热，用于哮喘之风寒哮证，能够疏风散寒、解表平喘。

②列缺：手太阴肺经络穴，八脉交会穴通任脉。列缺是手太阴肺经"脉气所发"和"神气之所游行出入"的通道，《四总穴歌》有"头项寻列缺"之说，风寒哮者，为风寒夹痰，闭阻肺窍，故列缺可疏风散寒、宣肺止咳平喘。

③合谷：手阳明大肠经的原穴，大肠经与肺经相表里，肺主皮毛，故本穴有疏散风寒、解表散邪作用，是治疗表证的要穴，可散风寒哮之表证。

【术】肺俞、风门：斜刺（0.5～0.7 寸），平补平泻，可针上加灸。

大椎：向上斜刺（0.5～1 寸），平补平泻，可针上加灸。

列缺：向上斜刺（0.3～0.5 寸），飞旋泻法。

合谷：程氏三才法直刺天才（0.3～0.5 寸），振颤催气，飞旋泻法。

2. **痰热证**

【症状】呼吸急促，声高气粗，咳痰黄稠，胸闷，烦热口干，舌苔黄厚或腻，脉滑数。

【理】《丹溪心法·哮喘》中说："哮喘必用薄滋味，专主于痰，宜大吐。"可见"痰"是引起哮喘的主要病理，它的形成主要责之于肺、脾、肾三脏。湿痰化热，或痰火素盛，内壅于肺，阻塞气道，肺气升降不利，故呼吸急促，声重气粗，咳痰黄稠；痰气交阻于肺，胸为肺府，故胸闷；火热熏蒸，故烦热口干。舌苔黄厚腻，脉滑数，皆为痰热之征。

【法】化痰降逆，清肺平喘。取手太阴、足阳明经穴为主。毫针泻法。

【方】肺俞、天突、尺泽、丰隆、定喘（奇）。

尺泽为手太阴合（水）穴，能清痰热以定喘，丰隆为足阳明经穴，能健脾化痰；肺俞肃肺理气，天突降气化痰；奇穴定喘，为平喘效穴。

【穴】(1) 肺俞、天突　肺俞、天突二穴都位于肺脏附近，一前一后，共同发挥降气化痰、宣肺平喘的作用。

①肺俞：肺俞为肺之背俞穴，泻肺俞可以达到泻热平喘的作用。

②天突：任脉穴，与阴维脉相交会。《医经理解》谓此处"言气之突起于天才也。"《古法新解会元针灸学》则说："天突者，人之呼吸通乎天，从上而降下，则突然而动，故名天突。"也有说："天指上，突指结喉突起，穴当结喉下……因名天突（《经穴命名浅解》）。"从位置上看，本穴接近咽喉气管，有降气化痰之功，故《备急千金要方》言天突"主咳逆上气，喘暴。"《玉龙歌》中也提到："哮喘之证最难当……天突妙穴宜寻得……"

(2) 尺泽、丰隆　如果说哮喘之风寒证的病机核心在"寒"，治以宣肺、散寒，则哮喘之痰热证的病机关键在"痰"，而非"热"，治以化痰、清肺，故选丰隆以化痰，尺泽以清肺。

(3) 定喘　经外奇穴。位置在背部，当第7颈椎棘突下，旁开0.5寸。

定喘出自《经外穴名简释》："定，平定；喘，哮喘。本穴有平定哮喘发作的作用，故名。"奇穴有奇效，而且穴位接近肺部，故降逆平喘的作用强于其他穴位。

【术】肺俞：斜刺（0.5～0.7寸），飞旋泻法。

天突：先直刺（0.2寸），然后将针尖转向下方，紧靠胸骨后面刺入（0.5～1.0寸）。

尺泽：程氏三才法直刺地才（0.8～1.2寸），振颤催气，飞旋泻法。或找穴旁静脉，点刺出血。

丰隆：程氏三才法直刺地才（1.5～2寸），振颤催气，飞旋泻法。

定喘：程氏三才法直刺人才（0.5～0.8寸），飞旋泻法。

（二）虚证

1. 肺虚证

【症状】喘促短气，语言无力，咳声低弱，动则汗出，舌质淡，脉虚弱。

【理】肺主气，肺虚则气无所主，故短气而喘，语言无力，咳声低弱；肺气虚弱，外卫不固，故动则汗出。舌质淡，脉虚弱，为肺气虚弱之征。

【法】补益肺气。取手太阴、足阳明经穴为主，毫针补法，酌用灸法。

脾为后天之本，“脾气散精，上归于肺”，脾所运化的水谷精微，首先上输于肺，濡养肺和维持肺的功能；脾为湿土，肺属燥金，土能生金，故脾为肺之母，脾气健则肺气旺，水谷津液代谢才能正常。因此，肺气根于脾气，所以此时宜通过补脾气来补肺气，脾气盛则肺气盛，水湿得化，气喘自消。

【方】肺俞、太渊、足三里、太白。

肺经原穴太渊，能补肺气；肺俞用灸，可培益肺气；足三里为足阳明胃经合（土）穴，太白为脾经原穴，肺属金，脾胃属土，土能生金，“虚则补其母”，故取足三里、太白以培土生金。

【穴】(1) 肺俞、太渊　脏腑之气输注的背俞穴配以脏腑原气经过和流止的原穴，共收补益肺气之功。

①肺俞：灸肺俞，可温肺散寒、补肺平喘。

②太渊：手太阴肺经输穴、原穴，八会穴之脉会。太渊出自《灵枢·九针十二原》，渊，深也；太，大之极也，因本穴为“脉气所大会，博大而深，故名太渊。”（《经穴释义汇解》）

太渊是肺经原穴，最能反映肺经气血盛衰和肺本脏原气的变化，肺主气，故气虚而喘，刺激太渊有大补肺气的作用。太渊亦肺经五输穴之输穴，五行属土，肺金虚损，需补其母，土为金母，故宜补土穴太渊，这是补母泻子法中取本经母穴的补虚之法。

(2) 足三里、太白　肺属金，脾胃属土，土能生金，肺虚而喘，“虚则补其母”，故取脾胃二经五行属土的原穴太白和合穴足三里，以培土生金。这是补母泻子法中取母经母穴的补虚之法。

①足三里：为足阳明胃经穴，属于五输穴中的合穴，也是胃的下合穴，是足阳明脉气所入之处，五行属土。

②太白：足太阴脾经输穴、原穴。太白出自《灵枢·九针十二原》，《医经理解》云：“太白为土，为金所始，在大指后内侧核骨下陷中。”《古法新解会元针灸学》则认为：“太白者，脾之和也。阴土遇阳而相合，以化金质，属肺，应象天之太白星。此穴有全土生金之功，故名太白。”本穴为脾经输穴和原穴，穴

性属土。

【术】肺俞：中艾炷灸法，3～5壮。

太渊：避开桡动脉，直刺（0.2～0.3寸）。

足三里：程氏三才法直刺人才（1～1.2寸），振颤催气，飞旋补法。

太白：程氏三才法直刺人才（0.3～0.5寸），振颤催气，飞旋补法。

2. **肾虚证**

【症状】喘促日久，动则即喘，张口抬肩，气短不续，形疲神惫，汗出，形寒肢冷，舌质淡，脉沉细。

【理】《素问·六节脏象论》曰："肾者，主蛰，封藏之本"，宋·杨士瀛在《仁斋直指方》中解释说："肺出气也，肾纳气也，肺为气之主，肾为气之藏。"人之呼吸虽然为肺所司，但吸入之气须下归于肾，由肾为之摄纳，正如《医碥》所说："气根于肾，亦归于肾，故曰肾纳气，其息深深。"而清·林佩琴亦说："肺为气之主，肾为气之根，肺主出气，肾主纳气，阴阳相交，呼吸乃和。"肾气的充盛与否，决定了呼吸的深度，只有肺肾相互协调，才能使气道通畅、呼吸均匀。喘促日久，累及肾脏，下元不固，不能纳气，故动则即喘，张口抬肩，气不得续；肾虚根本不固，病延日久，则形疲神惫；肾阳既衰，卫阳不固，故汗出；阳气不能温养于外，故形寒肢冷。舌质淡，脉沉细，均为阳气衰弱之征。

【法】补肾纳气。取足少阴、任脉经穴为主。毫针补法，酌用灸法。

《素问·骨空论》记载："任脉者，起自中极之下，以上毛际……"，而脐下关元、中极等穴，是人身元气之发源地，如《难经·六十六难》所说："脐下肾间动气者，人之生命也，十二经之根本也。"气会膻中穴也位于任脉上，可以说任脉是"生气之源"、"聚气之会"。

任脉统诸阴经，为阴经之海，总司全身精、血、津液等属阴物质。肾为藏精之所，在肾气主导下，任脉将肾藏的阴精向五脏六腑输注，以濡养脏腑。任脉和肾气息息相关，肾虚致病，除了直接调节肾经气血，还能通过补任脉来间接补肾。

【方】太溪、肾俞、膻中、肺俞、气海。

久喘加身柱、膏肓。脾虚加中脘、脾俞。

太溪为肾经原穴，配肾俞可补肾中真元之气，膻中为八会穴中的气会穴，肺俞为肺的背俞穴，用之可以益气定喘，气海为补气之要穴，能调补下焦气机，补肾虚，益元气，振阳固精。诸穴合用，具补肾纳气，理气定喘的作用。身柱、膏肓用灸，是治疗久喘的效穴；灸中脘、脾俞，能健脾益气，以资生化之源。

【穴】（1）太溪、肾俞

①肾俞：足太阳膀胱经穴，属脏腑背俞穴，为肾之脏腑之气输注的特定穴位。《经穴命名浅解》谓“穴近肾脏，为肾脏经气转输之处，主治肾脏疾患”。《针灸穴名解》云：“凡病之涉及于肾者……均可取此”。《仁斋直指》说：“肺为气之主，肾为气之本”，意思是说呼吸虽是肺所主，但肾气为之摄纳，对人体的呼吸有重要意义。只有肾气充沛，摄纳正常，才能使肺的气道通畅，呼吸均匀。

②太溪：太溪，足少阴肾经穴，原穴、五输穴中输穴。“五脏有疾，当取十二原穴”，故本穴行补法有补肾气、益肾阴、健脑髓、强腰膝之能，肾气充足，则肺气摄纳正常，气道通畅。

（2）膻中、肺俞、气海

①膻中：膻中穴居胸部，八会之气会，宗气之所聚，是理气要穴，具有宽胸理气、通阳化浊、宣肺化痰、止咳平喘、开郁散结作用，主治胸痹心痛、咳嗽、气喘、噎膈等。《甲乙经》：“咳逆上气，唾喘短气，不得息，口不能言，膻中主之”。《行针指要歌》：“或针气，膻中一穴分明记”。

②肺俞：补养肺气，助肺行呼吸。

③气海：穴居脐下，该处为先天元气之海，故名。为人体强壮要穴，具有大补元气，补血填精，益气固脱作用，《铜人》：“针入八分，得气即泻，后宜补之，可灸百壮。今附气海者，是男子生气之海也，又治脏气虚惫，真气不足，一切气疾，久不差，悉皆灸之。”《图翼》：“昔柳公度曰：吾养生无他术，但不使元气佐喜怒，使气海常湿尔。今人既不能不以元气佐喜怒，若能时灸气海使温，亦其次也。”

（3）久喘加身柱、膏肓

①身柱：督脉穴。身柱出自《素问·刺热论》，取名身柱，“言骨柱于上，横接两膊，为一身之柱干也。”（《医经理解》）《经穴命名浅解》则说：“支持为柱，穴在肺俞正中，适当两肩胛的中央，为肩胛荷重的撑柱，因名身柱。”《针灸穴名解》云：“本穴承神道之气，循督脉上升，正而且直，故名‘身柱’。观本穴所治……因中气不足而喘息……均属正气先虚，则督经之气升举无力。”

②膏肓：足太阳膀胱经穴。膏肓出自《备急千金要方》，也称膏肓俞，《医经理解》谓其“在四椎下五椎上，是膏脂肓膜之气所输也。”《经穴命名浅解》则说“考膏生于脾，肓生于肾，二者皆发于四椎之旁，穴当其处，因名膏肓。”膏肓最能扶助正气，《千金要方》、《外台秘要》等书皆言本穴“无所不治，主羸瘦虚损，梦中失精，上气咳逆，狂惑忘误……”，对于五劳七伤、诸虚百损，膏肓穴“灸之无疾不愈。”

（4）脾虚加中脘、脾俞

①中脘：为任脉穴，胃之募穴，八会穴中的腑会。穴居胃体中部，功善调理

中焦脾胃，又为六腑精气会聚之所，《素问·五脏别论》言：“胃者水谷之海，六腑之大源也”，故补之有健脾益气养血的作用。

②脾俞：脾俞，足太阳膀胱经穴，脾之背俞穴。本穴为脾气输注的地方，有益气养血、健脾和胃、祛湿利水的功能，是治疗脾胃虚弱、气血不足的要穴，可达到培土制水、补土生金之效。

【术】太溪：程氏三才法直刺人才（0.5~0.8寸），振颤催气，飞旋补法。

肾俞：程氏三才法直刺人才（0.8~1.2寸），振颤催气，飞旋补法。

膻中：平刺（0.3~0.5寸）。

肺俞：斜刺（0.5~0.7寸），飞旋补法。

气海：程氏三才法直刺人才（1~1.2寸），振颤催气，飞旋补法。

身柱、膏肓、中脘、脾俞：中艾炷灸法，各3~5壮。

附：三伏灸

三伏灸是中医天灸疗法中的一种，在三伏天进行施治，通过药物或者穴位的刺激，调理脏腑阴阳气血，达到治疗疾病目的的一种外治法，因其有时可引起皮肤局部起泡，故也称发泡灸。中国最早的医书《五十二病方》就有被毒蛇咬伤后，用生白芥子捣成泥外敷百会的记载；《黄帝内经》的十三首方剂中就有用桂心渍酒来温熨寒痹的记载；之后各代医家，特别是唐宋时期，很多医书中都记载了大量的穴位贴敷方法，宋医王执中《针灸资生经》首次将这种方法命门为“天灸”；清·张璐撰《张氏医通》，其中治疗冷哮的穴位贴敷法至今还在临床广为应用。

三伏灸，源于中医理论中的“冬病夏治”。顾名思义，就是冬天好发的疾病在夏天进行治疗的方法。人与自然是个整体，三伏天是一年中阳气最盛之时，人体阳气得天阳相助，寒性疾病大多处于缓解期；另外，三伏天气温最高，人体腠理疏泄，辛温助阳药物易于渗透，正如清·吴师机在《理瀹骈文》中所说：“皮肤隔而毛窍通，不见脏腑恰直达脏腑也。”因此，三伏天正是补阳的最佳时节，通过经络腧穴的内连外达、自然界阳气的辅助以及助阳药物的作用，从而起到扶正祛邪、清除寒邪的目的。

三伏天是指从夏至过后第三、四个庚日及立秋后第一个庚日，初伏和末伏均为十天，中伏则是十天或二十天，所以每年的这三十到四十天是进行三伏灸的最佳时机。三伏灸可以治疗很多寒性疾病，但目前临床应用最广的还是呼吸系统疾病，如咳嗽、哮喘等，其他如冬季好发的感冒、冻疮、痹证属于寒性者，都可以采用三伏灸的办法来温阳驱寒。

穴位参考哮喘之虚证。

二、验案分析

李某某，男，79 岁，退休。

主诉：哮喘 30 余年，加重 1 月。

现病史：患者于 30 年前因外感风寒患“支气管哮喘”，近年发作频繁，每逢冬春季必发作一次，发作时胸闷气促，呼吸困难，张口抬肩，不能平卧，冬天寒冷时病情加重，本次发作后采用西医静滴消炎平喘解痉药物治疗，症状有所缓解，但仍动则即喘，张口抬肩，气短不足以吸，有痰难以咯出，动则汗出，形寒肢冷，懒言乏力，面色㿠白，舌淡红苔白，脉沉细。

辨证：肺肾两虚。

治则：补肺益肾，培土生金，纳气平喘。

取穴：肺俞、脾俞、肾俞、太渊、太溪、太白、定喘、天突。

治法：背俞穴与原穴均补法，背俞穴针上加灸，定喘与天突用平补平泻法。

针灸 3 次后，症状即缓，两疗程共 1 个月后，虽天气日冷，但诸症未犯。

【理】临床中很多哮喘病人多反复发作，发作期内不论病程长短，均以邪实辨证，治以疏风散寒平喘或清肺化痰平喘，缓解期内多辨为虚证，但病程长者一般很少单脏虚损，常见为多脏同病，本患者就是一个典型的例子，既有动则汗出、喘促短气的肺气不足之症，又有形寒肢冷、懒言乏力、面色㿠白、肾不纳气的肾气虚损之症，故辨证为肺肾两虚。

【法】既为肺肾两虚之证，治则当以补肺益肾、纳气平喘为法，但考虑肺为贮痰之器，脾为生痰之源，若患者脾虚湿痰素盛，恐痰火内壅于肺而致哮喘复发，所以取脾经原穴和脾之背俞穴以健脾化痰，防病由正虚转为邪实而加重，同时取“培土生金”之义。

【方】在本案中程老制定如下处方：肺俞、脾俞、肾俞、太渊、太溪、太白、定喘、天突。

【穴、术】肺俞、脾俞、肾俞，为三脏的背俞穴，用灸以补益脏腑之气。

太渊、太溪、太白，为三经之原穴，针用补法可培补原气。

定喘、天突，为平喘效穴，针用平补平泻。

以上各穴共用，实为虚喘之经典处方。

第七节 胃 痛

胃痛也称胃脘痛，是以胃脘部近心窝处经常发生疼痛为主症的病证。胃居膈下，又称胃脘，胃的上部近心窝处为上脘，下部近脐处为下脘，上下脘之间为中脘。

胃脘痛的病因病机虽有内伤、外感之不同，但其发病有一共同途径，即“不通则痛”，无论饮食阻滞、肝气所犯还是胃虚寒痛，总因胃失通降，或阻于中焦，或反上逆，或中虚失养所致，因此胃脘痛的治疗关键在一个“通”字，或消食通胃，或理气通降，或温中通阳，使气机畅通，郁结得舒，食积得消，以顺胃降之特性。

一、毫针疗法

（一）饮食积滞证

【症状】胃脘胀痛，拒按，嗳气有腐臭味，不思饮食，食则痛甚，舌苔厚腻，脉沉实或滑。

【理】《素问·五脏别论》说：“水谷入口，则胃实而肠虚。食下，则肠实而胃虚。”胃气通降功能正常才能保持消化功能的正常。食积不化，停于胃脘，则胃气不降，故胃脘胀痛，嗳气有腐臭味，食积属实，故疼痛拒按，胃为饮食所伤，故食则痛甚，不思饮食。舌苔厚腻，脉沉实或滑均为食积之象。

【法】取胃之募穴、足阳明经穴为主。针刺用泻法，以消食化滞、和胃止痛。

（1）募穴　募穴首见于《素问·奇病论》：“有病口苦……治之以胆募俞”。募穴为脏腑之气输注于胸腹的腧穴，因都位于胸腹部，也称腹募穴。

从位置来看，募穴的位置和脏腑的位置高低基本一致，名称也因接近相应的脏腑而得名。所以我们说募穴是脏腑精气汇聚之所，同时也是脏腑和体表之间病气出入的场所，既反应了脏腑气血的盛衰，也担负着调节相应脏腑功能的责任。如《甲乙经》云：“腹胀肠鸣……腹中痛濯濯，冬日重感于寒则泄，当脐而痛……天枢主之。”

募穴虽然能调脏腑气血，但相对五脏来说，募穴在治疗六腑疾病上的疗效较高。人体中腹为阴，背为阳；五脏六腑中，脏为阴，腑为阳，《难经·六十七难》中有“阴病行阳，阳病行阴”之说，即在针刺治疗疾病时，对属阴的五脏疾病，要选取位于背后属阳的背俞穴治疗；而属阳的六腑发生病变时，则需要用到腹部属阴的腹募穴，这就是《素问·阴阳应象大论》中所说“从阳引阴、从阴引阳”的治疗法则。

（2）足阳明胃经　足阳明胃经除了本经主脉和两条支脉行经胃脘部，其经别和经筋也都循行至腹部。所谓“经脉所过，主治所及”，故取本经穴对于胃脘疾病有着直接的治疗作用。

《灵枢·五邪》曰“邪在脾胃，则病肌肉痛。阳气有余，阴气不足，则热中善饥；阳气不足，阴气有余，则寒中肠鸣腹痛。阴阳俱有余，若俱不足，则有寒有热。皆调于三里。”认为足阳明经可以治疗脾胃阴阳诸疾。文中“三里”是足阳明经的合穴，通过刺激该穴激发阳明经气，循经络传导直达脾胃，从而调整失去平衡的脏腑功能。而且这种调整作用能够防止体内外致病因素对正常运化的脾胃的不良影响，以保护脾胃。《灵枢·五邪》载：“邪在肝，则两胁中痛……补三里以温胃中”，就含有防止肝病及脾的治未病意义。此外《灵枢·本输》中载：“大小肠皆属于胃。”胃与大小肠共同完成对饮食物的消化和吸收，三者在生理功能上相互协调，在病理上相互影响，调理脾胃的同时也包含了调理大小肠的功能。所以通过调整足阳明经也同样能治疗大小肠的疾病。《灵枢·四时气》曰：“腹中常鸣，气上冲胸，喘不能久立，邪在大肠，刺肓之原，巨虚上廉、三里。”《灵枢·邪气脏腑病形》中载：“小肠病者，小腹痛，腰脊控睾而痛……取之巨虚下廉”。

足阳明胃经属胃络脾，脾胃为后天之本，受纳水谷而化生气血，故足阳明经多气多血，所以足阳明经反应了脾胃气血的盛衰，而刺激其经穴也能有效调节脾胃功能，从而缓解胃脘疼痛。

【方】中脘、内关、足三里、里内庭。

中脘为胃之募穴，足三里为胃之下合穴，内关为八脉交会穴，主治胃、心、胸疾病，三穴合用可和胃止痛，里内庭为治疗食积的经验穴。

【穴】(1) 中脘、内关、足三里　历代医家治疗胃病，足三里、中脘、内关三穴联合应用的频率都相当高。三穴联用，远近配穴，共奏消食和胃止痛之功，可以说是治疗胃病之“基本方”。

①中脘：为任脉穴，胃之募穴，八会穴中的腑会，也是任脉和手太阳、少阳及足阳明的交会穴。善治一切腑病。

中脘既在胃体中部，邻近病痛部位，“经穴所在，主治所在”，古今医家对其调理中焦脾胃的作用均有公认：如《甲乙经》谓中脘主“胃胀者，腹满胃脘痛……心痛有塞，难以俯仰，心疝冲胃，死不知人……腹胀不通，寒中伤饱，食欲不化”等中焦疾病；《针灸大成·卷七·治病要穴·腹部》则言本穴“主伤暑及内伤脾胃，心脾痛，疟疾，痰晕，痞满，翻胃，能引胃中生气上行”。

人体中脏、腑、气、血、筋、脉、骨、髓的精气分别在某些穴位有所会聚，称为八会穴。《素问·五脏别论》言：“胃者水谷之海，六腑之大源也”，故胃募中脘亦是腑会，《难经》曰：“腑会中脘，疏曰：腑病治此。”小肠、三焦和胃皆为六腑，凡六腑之疾病，皆可取之。中脘能疗六腑之疾，更善治胃脘之痛。

②内关：内关穴属手厥阴心包经，络穴通于三焦少阳经，对于三焦的气血有直接的疏通作用，中焦脾胃气机壅滞，内关有通络止痛之功，故《琼瑶神书》

说本穴能“治心腹胀满，食物不化等证。”该穴同时又是八脉交会穴，通阴维脉，可谓一穴通三经气血，《针方六集》说其“主心腹一切痛苦”。

③足三里：为足阳明胃经穴，属于五输穴中的合穴，也是胃的下合穴。足三里是足阳明脉气所入之处，五行属土。《灵枢·九针十二原》说：“所入为合”，即阳明经气血在此处最为盛大，犹如水流入海，百川汇聚，《难经·六十八难》中说：“合主逆气而泄。”合穴的气血较其他经穴都为旺盛，因此，有益经气、调脏腑的功能，善治气逆、胀满、泄泻等疾病。

《灵枢·邪气脏腑病形》曰：“荥输治外经，合治内腑”，意思是荥穴和输穴在肢体远端，经气表浅，宜治脏腑之外经脉及所属器官的病证；而合穴所在部位较荥输为近，经气已盛，深入脏腑，宜治脏腑病证。

由上可见，足三里在治疗胃腑疾病上有着其他经穴难以企及的疗效。《灵枢·邪气脏腑病形》云：“胃病者，腹胀，胃脘当心而痛，上支两胁，膈咽不通，食饮不下，取之三里也。”因此《四总穴歌》中言道：“肚腹三里留”。

（2）里内庭　经外奇穴。位置在足底部，当足掌面第2与第3趾的夹缝之中，与足背阳明胃经内庭穴相对之处。里内庭穴出自《中国针灸学》，对于饮食积滞导致的疾病，奇穴有奇效，能强健脾胃，调理气机，消食导滞，迅速恢复胃肠功能。

本穴与内庭穴异位功同，然针里内庭治疗胃肠病较内庭反应更加敏捷而效高。

【术】中脘：程氏三才法直刺天才（0.5～0.8寸），振颤催气，飞旋泻法。

内关：程氏三才法直刺天才（0.3～0.5寸），振颤催气，飞旋泻法。

足三里：程氏三才法直刺人才（1～1.5寸），振颤催气，飞旋泻法。

里内庭：斜刺（0.3～0.5寸）。

（二）肝气犯胃证

【症状】胃脘阵痛，攻痛两胁，嗳气频繁，或兼有恶心，呕吐酸水，腹胀，食少，苔薄白，脉沉弦。

【理】足厥阴肝经“挟胃，属肝络胆”《灵枢·经脉》，所以肝经气血的盛衰，直接影响着胃气的通降。肝的疏泄功能是促进胃纳腐、降浊的前提条件。肝气郁结，不得疏泄，横逆犯胃，则胃脘疼痛，肝经布两胁，气病多游走，故胃脘痛，时攻两胁，气机阻滞则嗳气，甚则呕恶，泛吐酸水，腹胀，食少。苔薄白，脉沉弦，为肝气犯胃之象。

本病特点是疼痛常发于情志失调之后，呈现胀痛或阵痛。

【法】疏肝理气，和胃止痛。取足厥阴、足阳明经穴为主，针刺用泻法。

肝气犯胃之胃痛，首要一点是疏肝理气，因此足厥阴肝经为必选之经；而且肝经从足循行到头，从下到上贯穿整个机体，因此肝经气血的变化，影响着全身各个脏腑器官的生理和病理；前面亦提到，足厥阴肝经“挟胃”而过，故对于肝气犯胃之胃痛，可通过调节经络气血而治疗疼痛。

【方】期门、太冲、中脘、足三里、内关。

期门为肝募，太冲为肝经原穴，皆能直接调节肝经气血，二穴配伍可加强疏肝理气之功，化解过盛的肝木对胃土的克制，让脾胃恢复健运之职，以消胀定痛；足三里、中脘、内关和胃止痛，降气止呕。

【穴】(1) 期门配太冲

①期门：肝之募穴，是肝气汇聚之处，故可疏肝理气；又此穴为足太阴、足厥阴和阴维相交会之处，太阴脾经和胃相表里，三条经脉均从胃腑经过，所以用期门治疗木旺乘土之疾病，既有局部近治作用，又是循经取穴之理。

②太冲：足厥阴肝经穴，五输穴中输穴，属土，肝经原穴。《难经六十八难》有云：“输主体重节痛”，太冲几乎可以治疗全身各处的疼痛，从在上的巅顶痛、头痛，到中部的心痛、胃痛、腹痛、腰痛，以及在下的腿痛、脚踝痛等，太冲都是临床常用穴，盖因肝经善调气血之故。故中焦肝胃失调，脾胃运化失常，脘腹胀满，食欲不振，呕吐恶心等，可以用太冲健脾和胃、通络止痛。

原穴是脏腑原气经过和留止的部位，《灵枢·九针十二原》说：“五脏有疾，当取之十二原……五脏有疾也，应出十二原。十二原各有所出。明知其原，睹其应，而知五脏之害矣。”可见，原穴和相应脏腑的联系之密切，生理上脏腑气血充盛与原穴，病理上脏腑有疾会在原穴反应出来，而原穴也能治疗相应脏腑之疾。因此，对于胃痛肝气过盛者，太冲穴能通过原穴的作用加以抑制，气逆者降逆，气郁者解郁，从而缓解其对胃腑的过度制约，升降有度则疼痛自消。

(2) 中脘、足三里、内关　同“饮食积滞证”。

【术】期门：斜刺（0.3～0.5 寸）。

太冲：程氏三才法直刺人才（0.3～0.5 寸），振颤催气，飞旋泻法。

中脘：程氏三才法直刺人才（0.8～1.2 寸），振颤催气，飞旋泻法。

内关：程氏三才法直刺人才（0.5～0.8 寸），振颤催气，飞旋泻法。

足三里：程氏三才法直刺人才（1～1.5 寸），振颤催气，飞旋泻法。

（三）胃虚受寒证

【症状】胃脘隐痛，四肢倦怠，泛吐清水，喜按，喜暖，得热痛减，舌苔薄白，脉沉迟。

【理】胃为阳土，喜润恶燥，喜温恶寒。胃虽居中焦，但胃脘上部通过食道和口与外界相通，若气候寒冷，寒邪经口而入，或是脘腹受凉，内客于胃，又或者嗜食生冷寒凉之品，寒积胃中，凝滞气血，不通则痛。正如《素问·举痛论》中所说："寒气客于肠胃之间，膜原之下，血不得散，小络急引故痛。"朱丹溪也认为"偶值时令暴寒，心下闷痛……此寒邪入胃，凝结痰饮食积，卒然暴痛之证也。"即胃脘疼痛多发于气候寒冷之时，外寒引动内虚而致，正如叶天士在《临证指南医案·卷八·胃脘痛》中所言："阳微不司外卫，脉络牵掣不和，胃痛。夏秋不发，阴内阳外也，当冬寒骤加，宜急护其阳……"。脾主四肢，脾阳不振则四肢倦怠，泛吐清水，虚则喜按，寒则喜暖，得热痛减。苔薄白，脉沉迟，均为脾胃虚寒之象。

【法】温中散寒，行气止痛。取背俞、任脉经穴为主，针灸并用。

（1）背俞穴　俞穴，是脏腑经气输注于背腰部的腧穴，也称背俞穴。背俞穴源自《黄帝内经》，但仅记载五脏之俞："东风生于春，病在肝俞……南风生于夏，病在心俞……西风生于秋，病在肺俞……北风生于冬，病在肾俞……中央为土，病在脾俞"（《素问·金匮真言论》）。

古人把五脏六腑之背俞穴定在背部膀胱经内侧线上，其理论基础若何？值得探讨。

中医学把背部看作人体的重要部分，在背部的经脉主要有督脉和足太阳膀胱经。足太阳膀胱经在背部有四条经线，以督脉为界，每侧各两条，五脏六腑之背俞就分布在膀胱经内侧线上。背俞的分布从上至下分别是：肺俞、心俞、肝俞、胆俞、脾俞、胃俞、三焦俞、肾俞、大肠俞、小肠俞、膀胱俞。从五脏六腑背俞穴的排列次序来看，可知古人是基本运用了当时的人体解剖知识的。《灵枢·经水》云："若夫八尺之士，皮肉在此，外可度量切循而得之，其死可解剖而视之。"

其次，背俞之所以定在膀胱经内侧线上，这是古代医家在长期医疗实践中的经验总结。背俞穴基本按脏腑上下的位置排列，脏腑功能一旦出现异常，在背俞上很快就会出现反应。《素问·举痛论》曰："寒气客于背俞之脉则脉泣，脉泣则血虚，血虚则痛，其前注于心，故相引而痛"，《灵枢·五邪》曰："邪在肺，则……咳痛肩背，取……背三节五脏之旁，以手疾按之，快然，乃刺之。"《灵枢·癫狂》曰："厥逆腹胀满……咳而动手者，与背俞，以手按之，立快者是也。"《甲乙经》曰："凡五脏之俞，出于背者，按其处，应在中而痛解，乃其腧也。"

背俞穴的分布和膀胱经的循行有密切关系。足太阳膀胱经的循行路线"起于目内眦，上额交巅，其支者，从巅至耳上角，其直者，从巅入络脑，还出别下项，循肩膊内，挟脊抵腰中，入循膂，络肾属膀胱，其支者，从腰中下挟脊贯臀，入腘中，其支者，从髆内左右，别下贯胛，挟脊内，过髀枢，循髀外从后廉下合腘中，以下贯踹内，出外踝之后，循京骨，至小指（趾）外侧。”为何背俞穴定在膀胱经之内侧线上而不定在其他经线上，程老认为，古人不仅初步掌握了人体脏腑的解剖位置，而且还认识到膀胱内经侧线与督脉之间的密切关系。古人把督脉称为“阳脉之海”，王冰更认为督脉是“督领经脉之海”，而足太阳膀胱经“为六经之长，统摄阳分，故诸阳皆其所属。太阳经脉，复于巅背之表，故主诸阳之气分。”同时，脏腑之气不仅通于督脉，而且通于足太阳膀胱经。所以，背俞穴作为脏腑之气输通出入之处，不仅能反映脏腑功能的变化，而且，在临床上可用于诊断和治疗各类脏腑疾患。

从背俞穴的位置来看，十二俞穴均位于相应脏腑的体表投影附近，符合“穴位所在，主治所在”的原则，发挥经穴的近治作用。

（2）任脉 《素问·骨空论》中记载：“任脉者，起于中极之下，以上毛际，循腹里，上关元，至咽喉，上颐循面入目”；“任脉之别，名曰尾翳，下鸠尾，散于腹”（《灵枢·经脉》）。可见，任脉循行人体前面正中，贯穿上中下三焦，联系胸腹腔内各个脏腑。任脉受损，则上焦不宣，中焦不振，下焦不调也。

就中焦而言，任脉在此有下脘、建里、中脘、上脘等穴。“脘”即指胃腑，三脘正好和胃的上、中、下三部对应，脉气直通胃中，又中脘交于足阳明经，且为腑会，故在治疗胃脘疾病上，任脉穴中上述穴位最为常用。

【方】中脘、足三里、内关、公孙、脾俞、气海（隔姜灸）。

针灸中脘、足三里，可温中散寒，行气止痛；内关、公孙为八脉交会穴，以治胃部病证，灸脾俞以健脾和胃，祛寒止痛；隔姜灸气海，是根据生姜有温中散寒的作用，加之艾的通经止痛作用，最适于虚寒久病患者。

【穴】胃痛之胃虚受寒者，中药治疗经典方剂是大建中汤。大建中汤出自张仲景之《金匮要略·腹满寒疝宿食病脉证治》：“心胸中大寒，痛呕，不能饮食，腹中寒，上冲皮起，出见有头足，上下痛不可触近，大建中汤主之。”其方剂组成为蜀椒、干姜、人参。

蜀椒味辛性温，入脾、胃、肾经，故能温脾胃，助命火而为君药，《神农本草经》谓其“主邪气咳逆，温中，逐骨节，皮肤死肌，寒湿，痹痛，下气，久服之，头不白，轻身增年。”针灸组方中足三里为足阳明合穴和下合穴，四总穴歌中“肚腹三里留”，补之可健脾和胃；中脘位于任脉上，为胃之募穴、腑会，灸之能强健脾胃、温中散寒，二者远近配穴与大建中汤中蜀椒有雷同功效，散中焦寒气、行中焦气血，共为君穴。

干姜也是味辛性温，归脾、胃、心、肺经，有温中散寒、回阳通脉之功，能助蜀椒建中阳、散逆气、止痛平呕而为臣药；内关、公孙是临床常用对穴，“心胸内关谋”，可交通心包和三焦两经气血，其气又通于阴维脉，行补法有和胃降逆、理气止痛之效；公孙为脾络，别走阳明，通冲脉，补公孙可健脾益胃、消痞散结，两特定穴相合，功效类似干姜，都是加强主穴温通作用，缓解胃腑经脉拘急之苦，同属臣穴。

人参味甘、微苦，性微温，入脾、肺经，《神农本草经》言其“主补五脏，安精神，定魂魄，止惊悸，除邪气，明目，开心益智。久服，轻身延年。”用于大建中汤，除了温补脾胃，还能大补元气，以为使药；脾俞、气海皆位于脾胃附近，两穴可直接健脾益胃，同时脾主统血，气海主一身之气，艾灸两穴能大补一身气血，功效类似人参，其目的都是使体内正气充足，更加有力鼓邪外出；同时艾草温，灸火热，寒凝得热则散，疼痛得温则缓。

综上，用穴如用药，要求君臣分明，佐使得当，大建中汤为治疗中焦虚衰、寒凝腹痛之方，中脘、足三里为主穴，加内关、公孙之臣，再合脾俞、气海艾灸，犹如蜀椒、干姜和人参之配，共奏温中散寒、通络止痛之功，药、穴配伍有异曲同工之妙。

（1）中脘、足三里　同饮食积滞证。

（2）内关配公孙　针灸治疗中，内关和公孙为常用对穴，内关为手厥阴心包经络穴，沟通心包、三焦两经气血，又通于阴维之脉，最善宽胸理气止痛，时上逆气血下行；二者配伍，对于心、胸、胃、腹等疾病常有特效。

①内关：同饮食积滞证。

②公孙：足太阴脾经穴，络穴，沟通脾、胃二经，其气通于足阳明胃经，且脾胃同属中焦，胃失和降必然影响脾的功能，用公孙一穴便能调理两经气血，达到健脾和胃、宽中消积的目的。

公孙亦属八脉交会穴之一，通于冲脉，《素问·骨空论》记载：“冲脉者，起于气街，并少阴之经，侠脐上行，至胸中而散。”冲脉贯穿一身上下，为总领诸经气血之要冲，善调十二经气血。公孙穴为脾经穴，其气血和冲脉在足内侧、关元、胸中三处交通，它融汇了脾土中州之仪与冲脉贯通之性，补能助脾胃以分清泄浊，调节升降；泻能降逆气和胃畅中，宁心除烦。亦补亦泻，能走能守。

（3）脾俞　足太阳膀胱经穴，脾之背俞穴，其气血通于五脏之脾。胃虚受寒，脾胃互为表里，且同居中焦，共同参与水谷精微的运化，寒凝伤胃，必然影响脾气升散，艾灸脾俞可借艾草的辛温和灸火的热效应，来祛除胃中寒邪，达到健脾和胃、温经散寒、通络止痛的目的。

（4）气海　气海，任脉穴位。隔姜灸气海，取气海温阳散寒以振奋腹中阳气；生姜温中解表，能除脾胃寒气而止痛止呕；艾草亦可辛温散寒，通经活血。三者配合使用，能共奏温中散寒、暖胃止痛之功，对虚寒胃痛尤为适用。

【术】中脘：程氏三才法直刺地才（1.2~1.5寸），振颤催气，飞旋补法。

足三里：程氏三才法直刺地才（1.5~2 寸），振颤催气，飞旋补法。

内关：程氏三才法直刺人才（0.5~1 寸），振颤催气，平补平泻。

公孙：程氏三才法直刺人才（0.5~0.8 寸），振颤催气，平补平泻。

脾俞：取清艾条一根，点燃后悬于脾俞穴位之上，艾火距皮肤 2~3cm，灸 5~10 分钟，灸至皮肤温热红晕，而又不致烧伤皮肤为度。亦可用程氏三才法直刺人才（0.8~1.2 寸），振颤催气，飞旋补法，后将艾绒捻裹于针柄上燃烧，使针刺局部略感温灸，即温针灸 5~10 分钟。

气海：用半分厚的生姜片，以针刺成许多孔，平放在气海穴上，再加上大的艾炷燃烧，等烧到灼痛时即另换艾炷再灸，共灸 5~10 分钟。

二、其他疗法

拔罐疗法：拔罐部位以上腹部及背部腧穴为主，可用大号或中号火罐，时间约 10~15 分钟左右。

三、验案分析

阎某某，男，29 岁，工人。

主诉：胃脘部疼痛 7 年余。

现病史：患者于 7 年前即感胃脘部疼痛，在医院诊断为“十二指肠球部溃疡”，曾服药物治疗，好转，就诊时症见胃脘部疼痛阵作，多在饭后 1~2 小时后发作，疼痛隐隐，痛处固定，喜按，喜热饮，面色萎黄，纳食可，无恶心呕吐，二便调，舌尖红，中有微黄苔，脉来虚弦。

辨证：胃脘痛（胃虚受寒型）。

治则：温中散寒，行气止痛。

取穴：中脘、气海双侧；内关、足三里、三阴交、公孙。

治法：补法与平补平泻法，中脘加灸。

针灸一次后，次日复诊，自诉胃脘疼痛缓解。故依法调治，日 1 次，一疗程 10 天后，痛解。

【理】本患者表现为疼痛隐隐，疼处固定，喜按、喜热饮，并有面色微黄。疼痛隐隐，是为虚证，喜热、喜按，是为虚寒。面色萎黄乃是长期胃部疼痛，消化功能低下，脾胃腐熟、吸收水谷精微的能力下降，导致气血化源不足，血虚而致面部无华，面色萎黄。

此为胃虚受寒。

【法】温中行气，行气止痛。取任脉、脾经、胃经腧穴，达到驱阴寒、扶阳气、止胃痛的作用。

【方】本案中程老选择如下处方：内关、公孙、足三里、中脘、三阴交、气海。

内关公孙相配，以行气和胃止痛，足三里、中脘、三阴交相配，以温胃散寒、扶阳健脾、温中止痛。

【穴】相关穴位分析见上文。

【术】中脘、气海、三阴交、足三里毫针补法，内关、公孙平补平泻，中脘穴加灸。

第八节 呕 吐

呕吐是临床常见的证候，由胃失和降、气逆于上所致。古人称有声无物谓之“呕”，有物无声谓之“吐”。因临床呕与吐并见，故统称为呕吐。

呕吐见于西医学的多种疾病，其中以胃肠道疾患最为常见，如急性胃肠炎、贲门痉挛、幽门痉挛或梗阻、慢性胃炎、胃黏膜脱垂、食管癌、十二指肠壅滞证等。

一、毫针疗法

（一）饮食停积证

【症状】呕吐腐酸，脘腹胀满，嗳气厌食，大便或溏或结，舌苔腐厚，脉多滑实。

【理】正常情况下，“腑以通为用”，胃气以通降为顺，若食滞停积，脾胃运化失常，中焦气机受阻，致使脘腹胀满，嗳气厌食，食滞于内，浊气上逆，故呕吐腐酸，大便或溏或结。舌苔腐厚，脉滑实，属食滞内停之候。

【法】消食导滞，降逆和胃。

呕吐多由食滞停积，脾胃运化失常，气机受阻，胃气上逆导致。故治疗时取与脾胃联系密切的足阳明、太阴经穴以消食导滞、降逆和胃。针刺用泻法。

【方】中脘、足三里、内关、公孙、下脘。

本证属胃经病证，病位在胃，是由胃气上逆所致。取脾经来健脾、理脾、消食导滞，任脉按经脉走行，局部治疗，心包经调畅气机。足三里是胃经合穴，中脘是胃的募穴，两穴配伍，有和胃降逆的作用；内关、公孙是八脉交会穴配穴法，能起宽胸和胃的作用；下脘位于胃脘部，泻之能通调胃气，行气化滞。

【穴】(1) 中脘、足三里

①中脘是胃的募穴，是胃气输布、汇聚于胸腹部的腧穴，手太阳、少阳、足

阳明、任脉之会。《四十五难》："府食太仓者，胃也。其穴者，中脘是也。……足阳明胃脉、手太阴、少阳脉、手少阳三焦脉、任脉之会，本名中脘，此云太仓也，即胃之募也，胃化气养大府，故云仓。"《古法新解含元针灸学》"中脘者，禀人之中气。营气之所出。在时而论，春为阳中，寓物以生；秋为阴中，万物以成；长夏居四季之中，当脾胃之令。脾胃居肺肝心肾之中，与上中下胃脘之中，故名中脘。又名太仓者，胃为仓禀之官，五谷之府。脾为建议之官，知周分配各部，故又名太仓。"

②足三里为足阳明合穴及下合穴。《灵枢·邪气脏府病形》载："合治内府。"足三里有很好的疏通经络、调和气血、强健脾胃作用。

（2）内关、公孙　内关为手厥阴络穴，公孙为脾经络穴，治疗表里两经和络脉分布部位的病证；都是八脉交会穴，内关通阴维脉，公孙通冲脉，可治疗有关奇经八脉的多种病证；两穴相配内连脏腑、外络肢节，健脾行气，温中和胃，降逆止吐。

（3）下脘　下脘位于胃脘部，泻之能通调胃气，行气化滞。主治：胃脘痛，腹痛，肠鸣，饮食不化，呕吐，泄泻。

【术】中脘、下脘：程氏三才法直刺天才（0.5～0.8寸），振颤催气，飞旋泻法。

足三里：程氏三才法直刺人才（0.8～1.2寸），振颤催气，飞旋泻法。

内关、公孙：程氏三才法直刺天才（0.3～0.5寸），振颤催气，飞旋泻法。

（二）肝气犯胃证

【症状】呕吐吞酸，嗳气频繁，胸胁胀痛，烦闷不舒，舌苔薄腻或微黄，脉弦。

【理】肝主疏泄，脾主运化。肝的疏泄功能正常，则脾胃升降协调，以保持对饮食的消化、吸收和转输；同时，脾气健运，化生的水谷精微才能充足。肝气不舒，横逆犯胃，气机失于通降，因而呕吐吞酸，嗳气频繁，胸胁胀痛；肝气郁滞，故烦闷不舒；苔薄腻，脉弦，为气滞肝旺之征。

【法】疏肝理气，降逆和胃。

本证病因在肝，病变在胃，脾胃是全身气机升降的枢纽，肝气犯胃，导致气机不畅。如《灵枢·四时气》中载："善呕，呕有苦，长太息，心中憺憺，恐人将捕之，邪在胆，逆在胃…"故治疗时依然以疏通厥阴肝气为主，故取肝经、胃经经穴，疏肝理气，降逆和胃。针用平补平泻法。

【方】中脘、足三里、内关、公孙、太冲。

取足阳明、太阴经穴为主，辅以足厥经肝经穴，针刺用平补平泻法，以疏肝理气。

【穴】(1) 中脘、足三里、内关、公孙　同“饮食停积证”。

(2) 太冲　通过针刺太冲穴，能够起到滋养肝阴、平抑肝阳，使过亢之气能够得到制约，所谓“五脏有疾，当取十二原穴”，而使人的气机上升太过的势头得到抑制，可疏肝理气，降逆和胃。

【术】中脘、足三里：程氏三才法直刺人才（0.8～1.2寸），振颤催气，平补平泻。

内关、公孙：程氏三才法直刺人才（0.5～0.8寸），振颤催气，平补平泻。

太冲：程氏三才法直刺人才（0.3～0.5寸），振颤催气，平补平泻。

（三）脾胃虚弱证

【症状】面色萎黄，饮食稍多即吐，食不甘味，倦怠乏力，大便微溏，舌质淡，苔薄白，脉细弱。

【理】饮食物的受纳与腐熟主要是胃的功能，而营养物质的吸收和输布则靠脾的作用，胃为脾的运化作准备，脾为胃行津液而输布精微。脾主升，能将水谷精微上输到心肺；胃主降，将腐熟过的水谷下移。脾胃虚弱，中阳不振，不能承受水谷，故饮食稍多即吐，时作时止，脾失健运，不能化水谷精微以充养全身，因而倦怠乏力；脾虚运化失常，是以食不甘味，大便微溏，舌质淡，苔薄白，脉细弱，乃脾胃虚弱之候。

【法】健脾温中，和胃降逆止吐。

脾胃虚弱，中阳不振，脾失健运，气机逆乱，导致胃气上逆而呕。宜取足阳明、太阴经穴为主，针刺用补法及灸法。

【方】中脘、足三里/内关、公孙/脾俞。

《灵枢·五邪》曰“邪在脾胃，……阳气不足，阴气有余，则寒中肠鸣腹痛，……皆调于三里。”认为足阳明经可以治疗脾胃阴阳诸疾。文中“三里”是足阳明经的合穴，通过刺激该穴激发阳明经气，循经络传导直达脾胃，从而调整失去平衡的脏腑功能。而且这种调整作用能够防止体内外致病因素对正常运化的脾胃的不良影响，以保护脾胃。《灵枢·五邪》载：“邪在肝，则两胁中痛，…，补三里以温胃中”，就含有防止肝病及脾的治未病意义。

脾俞为脾之背俞穴，善健脾补胃，使后天之本充足而能化源气血。中脘是胃的募穴，是胃气输布、汇聚于胸腹部的腧穴。内关为手厥阴络穴，公孙为脾经络穴，两穴相配内连脏腑外络肢节，健脾行气，温中和胃，降逆止吐。

【穴】(1) 中脘、足三里、内关、公孙　同“饮食停积证”。

(2) 脾俞　脾虚，导致脾失健运，脾胃不能承受水谷，气机升降失常，治疗时需配脾俞来健脾益气。

脾俞是足太阳膀胱经穴，脾之背俞穴，善健脾补胃，使后天之本充足而能化源气血。脾俞是脾气汇聚之处，配足三里、公孙，用以调补脾气，使中气得振，运化有权，水谷得以消磨，升降恢复常度。

【术】中脘：程氏三才法直刺地才（1.2～1.5 寸），振颤催气，飞旋补法，可针上加灸。

足三里：程氏三才法直刺人才（1.5～2 寸），振颤催气，飞旋补法，可针上加灸。

内关：程氏三才法直刺人才（0.5～1 寸），振颤催气，飞旋补法。

公孙：程氏三才法直刺人才（0.5～0.8 寸），振颤催气，飞旋补法。

脾俞：取清艾条一根，点燃后悬于脾俞穴位之上，艾火距皮肤 2～3cm，灸 10～15 分钟，灸至皮肤温热红晕，而又不致烧伤皮肤为度。亦可用程氏三才法直刺人才（0.8～1.2 寸），飞旋补法，针上加灸。

二、其他疗法

1. 耳针疗法

取胃、贲门、食道、交感、神门、脾、肝。每次以 3～4 穴，毫针刺，中等刺激，亦可用揿针埋藏或王不留行籽贴压。

2. 穴位注射法

取内关、足三里、中脘。用维生素 B_1 或维生素 B_{12} 注射液，每穴注射 0.5～1.0ml，每日或隔日 1 次。

三、验案分析

唐某某，女，22 岁，学生。

主诉：呕吐半年余。

现病史：患者于半年前胃脘胀满不适，不欲饮食，食入则呕，经常发作，伴体瘦面黄，神疲乏力。其自幼与父不和，性格内向，易怒抑郁，呕吐往往在生气之后发作或加重。就诊时嗳气频作，胸胁胀痛，烦闷不舒，舌体偏瘦，边暗红，苔薄黄，脉弦细偏数。

辨证：呕吐（肝气犯胃证）。

治则：疏肝理气，健脾和胃止呕。

取穴：太冲、合谷、期门、中脘、足三里、内关、公孙。

治法：平补平泻法。中脘、足三里用灸。

5次治疗后，诸证缓解。嘱患者注意情绪调节。

【理】本患者表现为肝郁之象，起病在幼年之时，长期肝气郁结不舒，肝木乘脾土，致脾胃虚弱，运化失常，从而出现体瘦面黄、神疲乏力等脾胃虚弱、气血化生不足的症状。成年之后，遇事易怒，肝气横逆犯胃，致肝胃不和，气机不降，因而呕吐吞酸、嗳气频作。肝气郁结为标，脾胃虚弱为本，故见脉弦细而数。

此证为肝气犯胃、脾胃虚弱。

【法】疏肝理气以治标，健脾和胃以治本。取足阳明、足太阴经穴为主，补泻结合，调和肝胃。

【方】本案中程老选择如下处方：太冲、合谷、期门、中脘、足三里、内关、公孙。

【穴】中脘、足三里、内关、公孙的穴性分析见本节前文。

太冲、合谷为开四关，调畅气机之法，配以肝之募穴期门，其穴在胁间，胸之侧面，功擅理气疏肝，专治胁肋胀满。

【术】中脘、足三里用灸，补益脾胃，配内关、公孙，使气血化生有源。强脾的同时，以四关平补平泻来调理气机，辅以期门疏肝理气。

第九节　呃　逆

呃逆是以气逆上冲，喉间呃声连连，声短而频，连续或间断发作，令人不能自止为主症。本证古称“哕”，又称“哕逆”。呃逆可偶然单独发生，亦可为其他疾病的兼有症状。如偶然发作者，大都轻微而自愈，如持续不断，则须通过治疗始能渐平。若在急食饱餐，风冷之气入口之后，而出现一时性呃逆，症状轻微，且不治自愈者，一般不视为病态。若在一些急、慢性疾病中或大病后期突然出现呃逆，多为病趋危重的预兆。

呃逆可见于《金匮要略·呕吐哕下利病脉证治》：“干呕、哕，若手足厥者，……”“哕逆者，……”“哕而腹满，视其前后，知何部不利，利之则愈。”

本病多因饮食不节，暴饮暴食，导致中焦阻滞不通，胃气不得下降；或情志不畅，肝气郁滞，肝气犯胃；胃中受寒，或过食生冷及寒凉药物，寒气留于中焦，胃阳被遏，气不顺行，胃气上逆而致呃逆。西医学的胃肠神经官能症、胃炎、胃扩张、肝硬化晚期、脑血管疾病、尿毒症及其他胃、肠、腹膜、纵隔、食管的疾病，引起膈肌痉挛发生呃逆者，均可参照本节辨证治疗。针灸临床治疗较好的有食积、气滞、胃寒所致的呃逆。

一、辨证论治

（一）食积证

【症状】呃声洪亮，脘腹胀满，厌食，舌苔厚腻，脉滑实。

【理】《素问·五脏别论》云：“六腑者，传化物而不藏，故实而不能满也。所以然者，水谷入口则胃实而肠虚，食下则肠实而胃虚。”若食积中脘，脾胃运化失常，中焦气机受阻，“胃宜降为和”，胃气不降，则上逆而呃声频频，声音洪亮，并见脘腹胀满、厌食等症，苔厚腻，脉滑实，为食积之象。

【法】和胃、降气、平呃。

本证多由食滞停积，脾胃运化失常，气机受阻，胃气上逆导致。故治疗时取与脾胃联系密切的足阳明、太阴经穴。针刺用泻法，留针。

【方】膈俞、中脘、内关、足三里。

随证配穴：巨阙、里内庭。

本病病因在胃，病位在膈，食积于胃，导致气机升降失常。取阳明胃经、太阳膀胱经消食导滞、和胃平呃。

【穴】(1) 膈俞　位于第七胸椎棘突下，《经穴命名浅解》：“穴近膈膜，主治呃逆、打呃，因名膈俞”。《针灸穴名解》：“本穴内应横膈膜，而为之腧，故名‘膈俞’。凡膈肌有病，如格忒、心跳之类均可取此。”

(2) 中脘、内关、足三里　中脘见于《难经·四十五难》：“府食太仓者，胃也。其穴者，中脘是也。……足阳明胃脉、手太阴、少阳脉、手少阳三焦脉、任脉之会，本名中脘，此云太仓也，即胃之募也，胃化气养大府，故云仓。”《古法新解含元针灸学》：“中脘者，禀人之中气。营气之所出。在时而论，春为阳中，寓物以生；秋为阴中，万物以成；长夏居四季之中，当脾胃之令。脾胃居肺肝心肾之中，与上中下胃脘之中，故名中脘。又名太仓者，胃为仓禀之官，五谷之府。脾为建议之官，知周分配各部，故又名太仓。”

内关为心包经络穴，畅通三焦气机，为降逆要穴。

足三里是胃经合穴、四总穴之一，可疏通经络、调和气血、强健脾胃，治疗胃部病变的一切病证。

足三里、中脘、内关相配，有和胃降逆的作用。可参考胃痛的“饮食积滞证”。

(3) 巨阙、里内庭　巨阙出自《脉经》：“寸口脉滑，阳实，胸中壅满，吐逆。宜服前胡汤，针太阳、巨阙泻之。”位置在腹正中线上，脐上六寸。《中国针灸穴位通鉴》："主治心胸痛，翻胃，噎膈，泛酸，呕吐……"。在任脉上近膈，为心之募穴，可宽胸利膈。

里内庭为经外奇穴，为经验效穴。巨阙、里内庭相配，可降气平呃。

【术】膈俞：斜刺（0.5~0.7寸），飞旋泻法。

中脘：程氏三才法直刺天才（0.5~0.8寸），振颤催气，飞旋泻法。

足三里：程氏三才法直刺人才（0.8~1.2寸），振颤催气，飞旋泻法。

内关：程氏三才法直刺天才（0.3~0.5寸），振颤催气，飞旋泻法。

巨阙：直刺（0.3~0.5寸）。

里内庭：直刺（0.3~0.5寸），飞旋泻法。

（二）气滞证

【症状】呃呃连声，胸胁胀痛，烦闷不舒，苔薄，脉弦有力。

【理】肝气不舒，横逆犯胃，气机失于通降，因而上逆而呃，胸胁胀痛，烦闷不舒，脉弦有力为肝郁气滞之征。

【法】和胃、降气、平呃。本证病因在肝，病变在胃，故治疗时依然以疏通厥阴肝气为主，故取肝经、胃经经穴。针刺用泻法。

【方】膈俞、中脘、内关、足三里。

随证配穴：膻中、太冲。

取胃经调胃降逆，肝经疏肝理气，心包经通调上、中、下三焦之气，疏理气机，膀胱经和胃平逆。

【穴】(1) 主穴　同食积证。

(2) 太冲、膻中　肝气不疏引起气滞，犯胃，导致胃气失降，治疗时需配合太冲、膻中，以疏理气机。

膻中归任脉，《医经理解》云"膻中：两乳之中，气所回旋处也，故又名上气海。本经有二气海：下气海，生气之海；上气海，宗气之海也。"《古法新解会元针灸学》："膻中者，为心主臣使之官，属心包也。心内系上通于肺，故脉搏出于心，心跳则膻中颤动，故名膻中。又名元见者，卫气出于下焦，会与膻中，其用在于肺。营气出与中焦，其用却在肝。元阴元阳相交于关元，其会在心包络，掌阴权而为心阳之使。三焦掌阳权而为肾阴之使。交关元，会膻中，故又名元见。"取此穴可舒胸理气，宽膈降逆以制呃。

太冲为足厥阴肝经原穴，可滋肝木，养肝血，泻肝阳。

【术】膈俞：斜刺（0.5~0.7寸），飞旋泻法。

中脘、足三里：程氏三才法直刺人才（0.8~1.2寸），振颤催气，飞旋泻法。

内关：程氏三才法直刺人才（0.5～0.8寸），振颤催气，飞旋泻法。

膻中：平刺（0.3～0.5寸）。

太冲：程氏三才法直刺人才（0.3～0.5寸），振颤催气，飞旋泻法。

（三）胃寒证

【症状】呃声沉缓有力，得热则减，得寒愈甚，胃脘不舒，口中和，舌苔白润，脉迟缓。

【理】由于寒邪阻遏，胃失通降，故气上逆而呃声沉缓有力；胃气不和，升降失调，则脘闷不舒；以寒气得热则易于流通，如两寒相并，则益增其势，故得热则减，遇寒更甚者，口中和，苔白润，脉迟缓，均属胃中有寒之候。

【法】和胃、降气、平呃。

本证主要病因为寒，寒凝气滞，胃气失调，故病位在胃，取多气多血的胃经腧穴可温阳散寒。针刺用补法并可加灸。

【方】膈俞、中脘、内关、足三里。

随证配穴：上脘。

【穴】（1）主穴：同“饮食停积证”。但操作手法须行补法。

（2）胃寒引起脾胃不能承受水谷，气机升降失常，治疗时需配上脘来温阳益气。

上脘在腹正中线上，脐上五寸。《针灸甲乙经》云“寒中伤饱，食欲不化，五脏䐜满饱，心腹胸胁榰满胀，则生百病，上脘主之。”灸上脘，可温中散寒，通阳制逆。

【术】膈俞：斜刺（0.5～0.7寸），飞旋补法。膈俞穴不可深刺，以免伤及内脏。

中脘：程氏三才法直刺地才（1.2～1.5寸），振颤催气，飞旋补法。

足三里：程氏三才法直刺地才（1.5～2寸），振颤催气，飞旋补法。亦可艾灸。

内关：程氏三才法直刺地才（0.5～1寸），振颤催气，飞旋补法。

上脘：取清艾条一根，点燃后悬于上脘穴位之上，艾火距皮肤2～3cm，灸10～20分钟，灸至皮肤温热红晕，而又不致烧伤皮肤为度。亦可用程氏三才法直刺地部（1.2～1.5寸），飞旋补法，后将艾绒捻裹于针柄上燃烧，使针刺局部略感温灸，即温针灸10～15分钟。

二、验案分析

刘某某，女性，40岁。

主诉：呃逆1周。

现病史：患者因1周前与丈夫生气而发生呃逆。就诊时患者呃逆频繁，每分钟20余次，呃声低沉，坐立不安，表情痛苦，胸胁胀痛不舒，烦躁易怒。舌质淡红，苔薄，脉弦有力。

辨证：气滞呃逆。

立法：疏肝解郁，和胃降逆。

处方：膈俞、中脘、内关、足三里、膻中、太冲。

刺法：膈俞、中脘、膻中以指压法，其余穴位毫针泻法。

治疗1次后当时呃逆次数明显减少，嘱其连针3天；第二天仅中午发作几次，针后即止；第三天未发作，针刺巩固；随访2月未见复发。

【理】肝在志为怒，恼怒最易伤肝，致肝气郁结，气机不利即横克胃土，胃以通降为顺，胃气不降反升故见呃逆频频。

【法】肝气喜条达而恶抑郁，胃以通降为顺，故以疏肝解郁，和胃降逆为主。

【方】本案中程老选择如下处方：膈俞、中脘、内关、足三里/膻中、太冲。

【穴】（1）膈俞、中脘、内关、足三里　膈俞降逆止呃要穴；中脘、内关、足三里可宽胸理气、和胃降逆。

（2）膻中为气会，又处胸中，特定穴兼局部取穴，可降气止呃。

（3）太冲为肝经腧穴、原穴，可平肝气之横逆。

【术】因就诊时患者呃逆频作，胸腹穴位针刺受限，故选指压法刺激；气滞者属实证，其余穴位行针刺泻法。

第十节　腹　痛

腹痛是指胃脘以下，耻骨毛际以上部位发生疼痛为主要表现的一种脾胃肠病证。其在古代文献中被不同医家称之为“脐腹痛”、“小腹痛”、“少腹痛”、“环脐而痛”、“绕脐痛”等。腹痛是临床极为常见的一个证候，可见于内科、妇科、外科等多种疾病中。内科腹痛可见于西医学的许多疾病当中，如胃肠痉挛、不完全性肠梗阻、结核性腹膜炎、腹型过敏性紫癜、肠易激综合征、消化不良性腹痛等，当这些疾病以腹痛为主要表现，并能排除外科、妇科疾病时，均可参考本节辨证论治。

因腹内有肝、胆、脾、肾、大肠、小肠、膀胱等诸多脏腑，并是足三阴、足少阳、手阳明、足阳明、冲、任、带等诸多经脉循行之处，所以凡是能够导致脏腑气机不利、经脉气血阻滞、脏腑经络失养的因素，诸如外邪侵袭、饮食所伤、情志失调、跌仆损伤以及气血不足、阳气虚弱等均可引起腹痛。腹痛的病因虽可归结为寒、热、虚、实、气滞、血瘀等六个方面，但各个病因并不完全是单独为患，其之间常常相互联系，相互影响，相因为病，或相兼为病，病变复杂。如寒邪客久，郁而化热，可致热邪内结腹痛；气滞日久，可成血瘀腹痛等。腹痛的部位在腹部，脏腑病位或在脾，或在肠，或在气在血，或在经脉，需视具体病情而定，所在不一。

一、辨证论治

（一）寒邪内积证

【症状】痛势暴急，腹部喜温怕冷，大便溏薄，口不渴，小便清利，四肢不温，舌苔薄白，脉象沉紧或沉迟。

【理】《素问·举痛论》曰："寒气客于肠胃，厥逆上出，故痛而呕也。寒气客于小肠，小肠不得成聚，故后泄腹痛矣。"寒邪内积寒邪侵入腹中，或过食生冷，寒伤中阳，运化失调，寒为阴邪，其性收引，故腹痛暴急，四肢不温；里有寒，故口不渴；小便清利，大便溏薄是中阳虚弱，运化失职所致；遇冷则阳气闭，得温则阳气通，故遇冷痛甚，得温则舒。脉沉紧或沉迟，苔薄白，是里寒征象。

【法】温中散寒。

腹痛的基本病机为脏腑气机不利，经脉气血阻滞，脏腑经络失养，不通则痛或不荣则痛，因而针灸治疗该病的基本原则是以"通"为主。金·李杲于《医学发明·本草十剂》云："通则不痛，痛则不通。痛随利减，当通其经络，则疼痛去矣……行其气血，气血通利则愈矣。"不仅提出了"痛则不通"，而且痛证治疗运用通经活血止痛之法，对后世影响很大。明·汪机于《医学原理·肚腹门》云："凡腹痛之症，多是气血涩泣不通而作"，运用理气活血之法来治疗腹痛。明·张介宾进一步明确指出，后世已将"痛则不通，通则不痛"作为治疗痛证的不易之法，其在《类经·诸卒痛》云："后世治痛之法，有曰痛无补法者，有曰通则不痛，痛则不通者，有曰痛随利减者，人相传诵，皆以此为不易之法，凡是痛证无不执而用之。"

腹部在前属阴，脾胃位居其中，故取任脉和足太阴、阳明经穴为主。毫针泻法，并用灸法。

【方】中脘、足三里、公孙、神阙。

取中脘、足三里、公孙以健运脾胃，温通胃肠之腑气；隔盐灸神阙以温中散寒。

【穴】(1) 中脘、足三里、公孙　详见胃痛之"饮食积滞证"。此处中脘可温中散寒止痛。

(2) 神阙　任脉穴，位居肚脐中央。

脐为任脉要穴，居大腹中央，名曰“神阙”，神者，神气也，阙为宫殿之寓，神阙即言脐为神气出入之通道，如《厘正按摩要术》云：“脐通五脏，真神往来之门户也，故曰神阙”。盐味咸，入肾，超过之后具有温通之效，故神阙用隔盐灸可振奋阳气以祛寒。

【术】中脘：程氏三才法直刺地才（1.2～1.5 寸），振颤催气，飞旋补法。

足三里：程氏三才法直刺地才（1.5～2 寸），振颤催气，飞旋补法。

公孙：程氏三才法直刺地才（0.8～1.2 寸），振颤行气，飞旋补法。

神阙：食盐填平脐窝，上置大艾炷施灸，一般 3～9 壮，至腹中温热为止。

（二）脾阳不振证

【症状】腹痛绵绵，时作时止，喜热恶冷，病时喜按，饥饿疲劳时更甚，神疲肢倦，畏寒，舌苔薄白，脉沉细。

【理】脾阳不振或素体阳气不足，以至运化失司，寒湿停滞而导致腹痛。腹痛绵绵，时作时止，喜热恶寒，痛时喜按，均属虚寒之象；脾阳不振，故大便溏，畏寒；中气不足，故见神疲肢倦。舌苔白，脉沉细，亦属虚寒之象。

【法】温补中阳。

中阳虚寒，脾胃居中焦，故取脾胃背俞、任脉经穴为主。毫针补法，并用灸法。

【方】脾俞、章门、中脘、胃俞、气海、足三里。

脾俞配章门振奋脾胃之阳，中脘配胃俞为俞募配穴法，针灸并用，以振奋脾胃阳气；气海、足三里以补中益气，健运脾胃。

【穴】(1) 脾俞、章门　脾俞，足太阳膀胱经穴，脾之背俞穴。章门，足厥阴肝经穴，脾之募穴，八会穴中脏会。

脏腑之气血输注于背腰部的腧穴，称为背俞穴；脏腑之气血输注于胸腹部的腧穴，称为募穴。“俞”有传输之意，即脏腑气血由内向外注于此；“募”有汇集之意，即脏腑气血由内向外汇聚集结于此。脾之俞募相配，以共同达到暖脾止痛之效。

(2) 中脘、胃俞　中脘，为任脉穴，又是胃之募穴、八会穴之腑会。大肠、小肠皆属于胃，凡肠腑疾病皆可取之，故本穴为八会穴之腑会。

胃俞，足太阳膀胱经穴，胃之背俞穴。两穴亦属俞、募配穴法，温胃散寒以除腹痛。

(3) 气海、足三里　气海，任脉穴，为一身之气汇聚之处，又正处腹部，有行气通络作用，使腹中气血通则不痛。

足三里，为足阳明经穴，胃的合穴及下合穴，足阳明胃经的循行经过腹部，故本穴长于治疗腹部疾患。

【术】脾俞、胃俞：斜刺（0.5～0.7 寸），飞旋补法。

章门：直刺（0.5～0.8 寸），飞旋补法。

中脘：程氏三才法直刺人才（1.2～1.5 寸），振颤行气，飞旋补法。

气海：取清艾条一根，点燃后悬于穴位之上，艾火距皮肤 2～3cm，灸 10～20 分钟，灸至皮肤温热红晕，而又不致烧伤皮肤为度。

足三里：程氏三才法直刺人才（1.2～1.5 寸），飞旋补法。

（三）饮食停滞证

【症状】脘腹胀满疼痛，拒按，恶食，嗳腐吞酸，或痛而欲泄，泄后痛减，苔腻，脉滑。

【理】饮食停滞，暴饮暴食，或过食厚味辛辣，以致胃肠消化传导功能失常，清浊相干，气机阻滞，不通而痛。宿食停滞肠胃，所以脘腹胀满疼痛，实则拒按，伤食则恶食；宿食不化，故嗳腐吞酸；痛而欲泄，泄后腑气通畅故痛减。苔腻为食滞湿阻，脉滑乃伤食之象。

【法】消食化滞。

任脉通行腹前，胃主纳腐水谷，故取任脉和足阳明经穴为主。针用泻法。

【方】中脘、天枢、气海、足三里、里内庭。

本方取中院、足三里、天枢、气海，以通调胃腑气机；里内庭为治疗伤食的经验效穴，数穴合用以消食化滞、行气止痛。

【穴】(1) 中脘、天枢、气海、足三里　论述略。

(2) 里内庭　见胃痛“饮食积滞证”。

【术】中脘、天枢：程氏三才法直刺天才（0.5～0.8 寸），振颤行气，飞旋泻法。

气海：程氏三才法直刺人才（0.8～1.2 寸），振颤行气，平补平泻。

足三里：程氏三才法直刺人才（0.8～1.2 寸），飞旋补法。

里内庭：直刺（0.3～0.5 寸）。

二、验案分析

沙某，男，55 岁。

主诉：腹痛 7 年。

现病史：患者自诉 7 年前患十二指肠溃疡病史。经过多方治疗，出血症状虽无，但常因饮食失调而致腹痛，缠绵至今，纳呆食减，疲乏无力，尚伴有腹胀、腹泻，自诉每食凉物则痛发或加剧，痛时用热水袋捂之、按之则觉舒服。现见面色苍白，神疲肢倦，畏寒，舌苔薄白，脉沉细。

辨证：脾阳不振证。

立法：温补中阳。

处方：取背俞、任脉经穴。脾俞、胃俞、肾俞、中脘、章门、关元、气海、公孙、足三里。

刺法：神阙用隔盐灸，灸三壮。其余穴用1.5寸毫针，针刺用补法。

【理】十二指肠溃疡若以出血症状为主则归为中医血证而论，但患者经过多方治疗，现主要症状为腹部的隐痛，故参照中医学中的腹痛予以治疗。

肾精决定着机体的生长发育，为人体生长发育之根。患者年已55岁，身体已经处在由中年步入老年，脏腑气血逐渐衰弱，日趋衰老直至死亡。肾中所藏之精气化生的肾气分为肾阴、肾阳。肾阴肾阳为脏腑阴阳之本：肾为五脏六腑之本，为水火之宅，寓真阴而涵真阳，五脏六腑之阴，非肾阴不能滋助；五脏六腑之阳，非肾阳不能温养。故《景岳全书》曰："命门为元气之根，为水火之宅。五脏之阴气，非此不能滋；五脏之阳气，非此不能发"。由于该患者已患病7年之久，中医认为"久病致虚"，故脾阳不足反过来影响到肾阳，因而治疗不仅要补脾阳，而且还应该补诸脏腑之阳——肾阳，以充脾阳。

【法】十二指肠位于腹中部，溃疡发生疼痛属于腹痛范畴，属中阳不足，久病及肾而肾阳亦虚，故以温中补阳、健运脾胃为主，同时温补肾阳，以助脾阳。

【方】本案中程老选择如下处方：

脾俞、胃俞、肾俞、中脘、章门、关元、气海、公孙、足三里。

【穴】(1) 脾俞、胃俞、肾俞为三脏相应之背俞穴，取之可补各脏之元气。

(2) 中脘为腑会，公孙为足太阴脾之络穴及八脉交会穴之一，通于冲脉，且四总穴歌中有"公孙冲脉胃心胸"；足三里为多气多血的阳明胃经之合穴，故三穴相配以健运脾胃、温通胃肠之腑气。

(3) 隔盐灸神阙以温中散寒。

(4) 章门为脏会，脾之募穴，足厥阴、足少阴经之交会穴，与脾俞共同振奋脾胃之阳。

(5) 关元、气海相配以补气充阳。

【术】神阙用隔盐灸，灸三壮。其余穴用针刺补法。

第十一节 泄 泻

泄泻是指排便次数增多，粪便稀薄，甚至泻出如水样的一种疾病。本病的病变主要在脾、胃与大、小肠。临床上根据发病情况及病程长短，有急性泄泻与慢性泄泻之分。急性多因内伤饮食，外受寒湿，以致传导功能失调，或因夏秋季节感受湿热所引起。慢性多因脾肾不足，运化失常引起泄泻的原因比较复杂，但总离不开脾胃功能的障碍。

本病与痢疾的病变部位都在肠间，临床症状亦有相似之处，故应注意作鉴别。痢疾以腹痛、里急后重、下利赤白黏液为主，而泄泻以排便次数增多、粪便稀溏、甚至如水样为主；泄泻也有腹痛，但多与肠鸣、腹胀同时出现，其痛便后即减，而痢疾之腹痛是与里急后重同时出现，便后疼痛不减。

一、辨证论治

（一）急性泄泻

1. 寒湿证

【症状】泄泻清稀，腹痛肠鸣，身寒喜温，口不渴，舌淡苔白，脉多沉迟。

【理】《素问·阴阳应象大论》曰："湿盛则濡泄"，《难经》也有"湿多成五泄"之说。脾为太阴湿土，喜燥而恶湿，凡冒雨涉水、居处潮湿，或过食生冷，使中阳被困，寒湿内生。同类相招，脾为寒湿所阻，运化失司，升降失调，进而影响到小肠分清泌浊和大肠之传导失职，而发生泄泻，故《素问·气交变大论》说："岁木太过，风气流行，脾土受邪。民病飧泄食减，体重烦冤，肠鸣腹支满。"《医门补要》也言："雨泽多淫湿生寒，每伤脾土，则中气不运。"中气不运则脾不升清，胃不降浊，清浊不分而水谷杂下，正如《素问·阳应象大论》所云："清气在下，则生飧泄。"胃肠气机障碍，故腹痛；寒湿为阴邪，易伤阳气，阳气受遏，则身寒喜温，口不渴，舌淡苔白，脉沉迟均为阴寒内盛之象。

【法】温中利湿。取足阳明经有关腧穴为主。毫针泻法及灸法（或隔姜灸）。

【方】天枢、足三里。配穴：中脘、气海。

天枢为大肠募，取之以调整大肠传导功能，足三里为足阳明经合穴，取之可通调胃腑气机；针灸中脘、气海，能温中散寒、调气除湿。

【穴】(1) 天枢配足三里

①天枢：为足阳明胃经穴位，大肠募穴。《针灸穴名解》中说："本穴内应横结肠屈曲回折之端，其功能长于助使膈下脏器运行加速，即辅助肠中水谷气化

吸收水分，排出干矢，增益蠕动之力，故名‘天枢’。……在治疗上，促使胸腹之气上下沟通，以促新陈代谢，即顺应物性之自然也。”募穴是相应脏腑之气汇聚之处，故本穴有调整大肠功能作用，艾灸可温阳止泄，正如《备急千金要方》言：“小便不利，大便注泄，灸天枢百壮。”

②足三里：穴性属土，土能止泄，故《针灸大成》说本穴“能通心腹胀，喜治胃中寒，肠鸣并泄泻……”《备急千金要方》和《外台秘要》也用足三里治疗“久泄利，食不化。”

（2）配穴　中脘、气海。

①中脘：为任脉穴，又是胃之募穴、八会穴中腑会。《循经考穴编》谓此穴“一切脾胃之疾无所不疗。”寒湿伤及脾胃，引起泄下不止，用艾灸之法有温中止泄之效，故《针灸甲乙经》中说：“肠鸣泄痢，灸太仓百壮。”其中“太仓”即是中脘别称。

②气海：亦属任脉穴。《灵枢·九针十二原》中称为“肓之原”，而《脉经》言：“大肠病者，肠中切痛而鸣濯濯。冬日重感于寒，则泄……邪在大肠，刺肓之原……”本穴为生气之海，灸之可补中焦之气，脾气健忘则可升清；况穴位深处对应肠道，艾灸可散腹中寒邪，温中止泄。《备急千金要方》中说：“妇人水泄痢，灸气海百壮三报。”

【术】天枢：程氏三才法直刺地才（1.2～1.5寸），振颤行气，飞旋补法。

足三里：程氏三才法直刺地才（1.5～2寸），振颤行气，飞旋补法。

中脘、气海：取生姜1块，切成厚约0.2～0.5cm厚的姜片，大小可据穴区部位所在和选用的艾炷的大小而定，中间用针穿刺数孔。施灸时，将其放在穴区，置大或中等艾炷放在其上，点燃。待局部有灼痛感时，略提起姜片，或更换艾炷再灸。灸5～10壮，以局部潮红为度。

2. 湿热证

【症状】腹痛即泻，泻下黄糜热臭，肛门灼热，小便短赤，或兼身热，口渴等症，舌苔黄腻，脉象滑数。

【理】夏秋之间，湿热伤及肠胃，致传化失常，发生泄泻；湿热下注，故腹痛即泻；热在肠中，故泻下黄糜热臭，肛门灼热；热邪内盛，湿热蕴蒸，故小便短赤，身热口渴。舌苔黄腻，脉滑数，是湿热内盛之征。

【法】清热利湿，取足阳明经有关腧穴为主，毫针泻法。

【方】天枢、足三里。配穴：内庭、阴陵泉。

天枢为大肠募，取之以调整大肠传导功能，足三里为足阳明经合穴，取之可通调胃腑气机；内庭、阴陵泉，用以清利大肠湿热。

【穴】(1) 天枢、足三里　二穴泻之，可除胃肠湿热。

(2) 配穴　内庭、阴陵泉。

①内庭：足阳明胃经穴，本经荥穴。《灵枢·本输》曰："胃……溜于内庭……为荥。"《难经·六十八难》云："荥主身热"，指出荥穴可治发热之病。虽脾主运化水湿，但脾宜补不宜泻，故取其表里之胃经荥穴，以清利湿热之邪。又本穴为荥水穴，可泻阳明之热而利太阴经气，如《类经图翼》中引"《千金·十一穴》云：三里内庭，治肚腹病。"《杂病穴法歌》中也有"泄泻肚腹诸般疾，三里、内庭功无比。"

②阴陵泉：属足太阴脾经穴，也是本经合穴。本穴出自《灵枢·九针十二原》，称为"阴之陵泉"。《灵枢·九针十二原》中说："疾高而内者，取阴之陵泉。"《针灸穴名解》认为"本穴在膝内侧，胫骨上端，髁突下凹陷中，喻犹阴侧陵下之深泉也……所治为腹坚，喘逆，疝气，遗精，遗尿，暴泄，飧泄，俱阴象证也。"《穴名释义》言本穴"具有健脾利水之功，大凡涉及内脏水湿之疾……取之有清源导流利水之妙，亦似有泉义，故因为为名。"《针灸甲乙经》也说："溏，不化食，寒热不节，阴陵泉主之。"《针灸聚英》和《针灸大成》也用本穴治疗"暴泄，飧泄。"足太阴脾经入于此穴，穴性属水，对于湿热阻滞气机而致腹胀者，本穴有清利湿热、行气除胀之效。

【术】天枢、足三里、阴陵泉：程氏三才法直刺天才（0.5～0.8寸），振颤行气，飞旋泻法。

内庭：直刺（0.3～0.5寸），飞旋泻法。

3. **饮食所伤证**

【症状】腹痛肠鸣，泻下粪便臭如败卵，泻后痛减，脘腹痞满，嗳气不欲食，舌苔垢浊，脉象滑数或见沉弦。

【理】《证因脉治》中记载道："饮食自倍，膏粱纵口，损伤脾胃，不能消化，则成食积泄泻之症。"由于食阻肠胃，胃失和降，传化失常，故脘腹痞满，腹痛肠鸣；食物不化而腐败，故泻下臭如败卵，嗳气不食，泻后浊气得出，故腹痛得减，苔垢浊，脉滑数或沉弦，均为宿食停滞之征。

【法】调中消导。胃主消化水谷饮食，故取足阳明经有关腧穴为主，毫针泻法。

【方】天枢、足三里。配穴：里内庭。

天枢为大肠募，取之以调整大肠传导功能，足三里为足阳明经合穴，取之可通调胃腑气机；用里内庭可调中消食导滞。

【穴】(1) 天枢、足三里　泻二穴，可除胃肠实邪。

（2）配穴　里内庭——见胃痛“饮食积滞证”。

【术】天枢：程氏三才法直刺人才（0.8～1.2寸），振颤行气，飞旋泻法。

足三里：程氏三才法直刺人才（1.2～1.5寸），振颤行气，飞旋泻法。

里内庭：直刺（0.3～0.5寸）。

（二）慢性泄泻

1. 脾虚证

【症状】大便溏薄，甚而完谷不化，不思饮食，食后脘闷不舒，面色萎黄，神疲倦怠，舌淡苔白，脉细无力。

【理】脾胃虚弱，则脾气不能升发，水谷不化，故大便溏泻，甚而完谷不化；脾虚运化无权，故不思饮食，食后脘闷不舒，久泻不已，脾胃愈弱，生化精微受影响，气血来源不足，是以面色萎黄、神疲倦怠、舌淡苔白、脉细无力，均属脾胃虚弱之象。

【法】健脾止泻，取脾经及有关输穴为主。毫针补法及灸法。

【方】脾俞、章门、太白、中脘、足三里。

脾俞是脾的背俞穴，章门是脾的募穴，太白为脾经原穴，合胃的募穴中脘，胃经合穴足三里，针灸并用，具有振奋脾阳、健运止泻的作用。

【穴】（1）脾俞、章门、太白

①脾俞：背俞穴是脏腑经气在背部的转输之处，脾俞与脾相应，“内通脾脏，可以积精禀气，助胃化食也……用于水谷不化，精气失荣，是其本职（《针灸穴名释义》）。”《备急千金要方》认为本穴“主泄痢不食，食不生肌肤。”《医宗金鉴》称：“脾俞主灸伤脾胃，吐泻疟痢疸瘕癥……”

②章门：为足厥阴肝经穴，脾之募穴，八会穴之脏会。本穴出自《脉经》：“关脉缓，其人不欲食，此胃气不调，脾胃不足。宜服平胃圆，补脾汤，针章门补之。”《经穴释义汇解》中说“穴主脏病之门户，故名章门。”可见章门一穴既有大补脾胃之效，孙思邈曾《备急千金要方》中用“肾俞、章门，主寒中洞泄不化。”该穴和脾俞配伍属典型俞募配穴，健脾补虚以止泻。

③太白：为足太阴脾经穴，本经五输穴中输穴、原穴。《针灸聚英》言本穴为“脾脉所注，为俞土。”土能制水止泻，亦能补脾土之气，故《备急千金要方》说“大都、太白主暴泄”，《古法新解会元针灸学》说该穴“主治肺胃气虚，脾虚失运。”

（2）中脘穴、足三里穴　见“寒湿证”。

【术】脾俞、中脘：取清艾条一根，点燃后悬于穴位之上，艾火距皮肤2～3cm，灸10～20分钟，灸至皮肤温热红晕，而又不致烧伤皮肤为度。

章门：直刺（0.5～0.8寸），飞旋补法。

太白：程氏三才法直刺人才（0.3～0.5寸），振颤行气，飞旋补法。

足三里：程氏三才法直刺人才（1.2～1.5寸），振颤行气，飞旋补法。

2. 肾虚证

【症状】每于黎明之前，脐下作痛，肠鸣即泻，泻后则安，腹部畏寒，有时作胀，下肢不温，舌淡苔白，脉沉细无力。

【理】黎明之前，脐下作痛，肠鸣即泻，由于肾阳不振、命门火衰所致。肾为先天之本，而肾阳为诸阳之根本。肾阳虚衰，则脾阳亦虚，火不温土，使脾胃运化失职，水谷不化，升降失调，清浊不分，而成泄泻；且肾为胃之关，主司二便，若肾气不足，关门不利，则可发生大便滑泄、洞泄。如《景岳全书·泄泻》曰："肾为胃关，开窍于二阴，所以二便之开闭，皆肾脏之所主。今肾中阳气不足，则命门火衰，而阴寒独盛……即令人洞泄不止也。"故年老体弱，肾气不足；或久病之后，肾阳受损；或房室无度，命门火衰，致脾失温煦，运化失司而导致泄泻。又因黎明之前、五更之时为阴盛极而阳最虚的时候，此时命门之火最弱，故此类泄泻常发生于五更时分，又名"五更泄"。腹部畏寒，有时作胀，下肢不温，舌淡苔白，脉沉细无力，都是脾肾阳气不足之征。

【法】温补肾阳，取肾经及任、督脉腧穴为主。毫针补法及灸法。

【方】肾俞、命门、关元、太溪、脾俞、足三里。

肾俞是肾的背俞穴，太溪为肾经原穴，补之能温肾阳，益肾气；灸命门、关元，能益命火、壮肾阳，以奏温养脾肾、熟腐水谷之功，属治本之法；脾俞、足三里健运脾气以止泻。

【穴】（1）肾俞、命门、关元、太溪

①肾俞：为足太阳膀胱经穴，肾之背俞穴。《经穴命名浅解》言肾俞"穴近肾脏，为肾脏精气转输之处，主治肾脏疾患，因名肾俞。"《千金翼方》说："肾俞主五脏虚劳……长泄痢……皆灸之。"

②命门：督脉穴位。《医经理解》谓本穴"当两肾中间为静道所出，是生之门，死之门也。"《古法新解会元针灸学》亦说"命门者，生命所系，出生之门也。"《难经·三十六难》中说"肾两者，非皆肾也。其左者为肾，右者为命门。"可见，命门与肾息息相关，故泄泻属肾虚者，本穴可益命火，温肾阳而止泻。如《医学入门》说命门"主老人肾虚腰疼，及诸痔脱肛，肠风下血。"《千金翼方》也说："长泄痢……皆灸之。"

③关元：任脉穴、小肠募穴、足三阴经和任脉的交会穴。《针灸甲乙经》说："腹中窘急欲凑，后泄不止，关元主之。"灸之可温补肾阳，脾土得火则能

腐熟水谷，化湿行水而泄泻自止，故《医学入门》用本穴“主诸虚肾积，及虚老人泄泻……。”

④太溪：为足太阴肾经穴，本经输穴、原穴。长于滋补肾水，《备急千金要方》谓本穴“主泄痢不止”。

(2) 脾俞、足三里见“寒湿证”。

【术】肾俞、命门、关元、脾俞：取清艾条一根，点燃后悬于穴位之上，艾火距皮肤 2 ~ 3cm，灸 10 ~ 20 分钟，灸至皮肤温热红晕，而又不致烧伤皮肤为度。

太溪：程氏三才法直刺人才（0.3 ~ 0.5 寸），振颤催气，飞旋补法。

足三里：程氏三才法直刺人才（1.2 ~ 1.5 寸），振颤行气，飞旋补法。

二、验案分析

张某某，男，22 岁。

主诉：泄泻，一天 10 余次，伴肠鸣、腹痛。

现病史：患者前一日和同学聚餐，饭后回到宿舍即觉腹痛难忍，夜间腹泻四五次，至第二天仍泻不止，至就诊时已泻 10 余次。问泻下粪便臭秽难闻，但泻后腹痛减轻，自昨日聚餐后不思饮食。查舌苔污浊，脉滑数。

辨证：伤食泄泻。

立法：消食和胃导滞。

处方：天枢、足三里、里内庭。

刺法：毫针泻法。

治疗 2 次后，开始进食，当日泄泻次数减少；后又治疗 3 次，泄泻停止，腹痛减轻，饮食恢复正常。嘱其近期注意饮食，随访半月未见复发。

【理】由于暴饮暴食，伤阻肠胃，气机阻滞，传导失常而发生泄泻。

【法】饮食所伤以消导为主，恢复胃肠功能泄泻自止，故取消食和胃之法。

【方】本案中程老选择如下处方：天枢、足三里、里内庭。

【穴】(1) 天枢、足三里　天枢为大肠募，取之以调整大肠传导功能；足三里为足阳明经合穴，取之可通调胃腑气机。

(2) 里内庭　长于消食导滞之经外奇穴。

【术】毫针泻法。

第十二节　腹胀

腹胀一证，在临床上较为常见。病名出自《黄帝内经》。腹胀病因不外乎虚实两端，实证以饮食、湿热等邪气郁滞为多，虚证则多责之脾胃虚弱导致运化失常。”

人之腹部分大腹和小腹，两腹均可能发生胀满。胃居于大腹部，大肠、小肠主要居于小腹部，三者共同完成饮食的储存、消化、吸收和排泄。一旦胃肠功能失调，则易引起腹胀、腹痛、嗳气、呕吐等症状。本篇即叙述由胃肠病变引起的以腹胀为主的病证。

一、辨证论治

（一）实证

【症状】腹胀满不减，腹满拒按，甚至腹痛，嗳气，口臭，小便黄赤，大便秘结，或有发热，呕吐，舌苔黄厚，脉滑数有力。

【理】宿食不化，积滞于胃，腑气不通；或体内热盛，热邪侵入手阳明大肠经和足阳明胃经，导致经气不利，则见脘腹胀满，口臭，嗳气，甚至于呕吐；积滞于肠，则见腹满，腹痛，便秘；宿食为有形之实邪，故满而拒按；发热，小便黄赤，苔黄厚，脉滑数有力，均为阳明实热之象。

【法】通调腑气。

“大小肠皆属于胃。”胃与大小肠共同完成对饮食物的消化和吸收，三者在生理功能上相互协调，在病理上相互影响，调理脾胃的同时也包含了调理大小肠的功能。故取足阳明胃经经穴为主，以通腑行气。毫针泻法。

【方】中脘、足三里、天枢、上巨虚。随证配穴：合谷、气海、阴陵泉。

中脘、足三里，天枢、上巨虚，属胃和大肠的募、合穴相配，同时取胃肠局部和四肢远端，也是远近配穴法，四穴合用，以共奏调理胃肠、行气消滞之功。

足太阴脾与胃相表里，且脾能化湿行气，热入阳明需取阳明经穴位以泻其热。因此，合谷、气海主行腹中之气，合谷还能泻阳明热邪，阴陵泉化中焦湿热，三穴合用，能共同起到行气消胀、化湿除满的作用。

【穴】（1）中脘配足三里　中脘为胃之募穴，足三里为胃经合穴，募穴、合穴配伍，可调节胃肠功能而行气消胀。

①中脘：为任脉穴，又是胃之募穴、八会穴中腑会。本穴在《黄帝内经》中有“大仓”、“上纪”、“胃脘”等之称，后《普济方》始称“中脘”。脘，《说文解字》中释为“胃府也”，中脘即是胃府的中部。从解剖位置来看，本穴深处，腹腔内正对胃脘中部，故善治一切胃腑疾病。《针灸甲乙经》言：“胃胀者，中脘主之。”又说：“腹胀不通，寒中伤饱，食饮不化，中脘主之。”李东垣《脾胃论》也认为“气在于肠胃者，取之足太阴、阳明，不下者，取之三里、章门、

中脘……胃虚而致太阴无所禀者，与足阳明募穴中引导之。”中脘还是腑会，胃肠皆属六腑，所以凡六腑之疾病，皆可取中脘治之。

②足三里：见胃痛“饮食积滞证”。

（2）天枢配上巨虚

①天枢：为足阳明胃经穴位，也是大肠募穴。本穴出自《灵枢·骨度》，上接上腹之气，下通下腹之气，是腹部气机升降的枢纽所在，故以“枢”名之。解剖结构腹腔内对应大网膜和肠道，故有理气通腑的作用，可针可灸。《针灸甲乙经》说：“大肠胀者，天枢主之。”《备急千金要方》也说本穴主“腹胀肠鸣，气上冲胸，不能久立，腹中痛濯濯……”《医宗金鉴》言其“主治内伤脾胃，赤白痢疾，脾泻及脐腹鼓胀癥瘕等证。”因此，天枢也是治疗消化系统的常用穴位之一，有调中和胃、理气健脾之效。

②上巨虚：为足阳明胃经穴，大肠下合穴。本穴出自《千金方》，是足阳明胃和手阳明大肠相合之处。早在《灵枢·四时气》中就有“邪在大肠，刺肓之原、巨虚上廉、三里”之说。后《甲乙经》中也记载：“大肠病者，肠中切痛而鸣濯濯，冬日重感于寒即泄，当脐而痛，不能久立，与胃同侯，取巨虚上廉。”两书中“巨虚上廉”皆为上巨虚的别称，主治肠腑疾病，亦属远端取穴法。

（3）配穴　合谷、气海、阴陵泉

①合谷：是大肠经穴，本经原穴。本穴出自《灵枢·本输》，《灵枢·本输》曰：“大肠上合手阳明过于合谷……”原穴为特定穴之一，用以诊断和治疗本脏疾病。本穴有较强的下气泄热、通经活血的作用，古时常用此穴来下胎。因此对于中焦实热或热入阳明引起的实证腹胀，刺合谷可泻阳明热邪，起到通腑除胀之功。

②气海：为任脉穴，穴位深处对应着小肠袢。本穴出自《脉经》，《黄帝内经》中称为“肓之原”。气海为全身之气会聚之所，行气作用强于他穴，正如《针灸穴名释义》中说：“穴处为人身生气之海，且能主一身之气疾。”《脉经》也说：“大肠病者，肠中切痛而鸣濯濯……邪在大肠，刺肓之源……”文中“肓之源”即是气海穴。实证腹胀多为实热之邪阻滞气机，使气机升降失常而致腹部胀满，针气海可条畅胃肠气机、消胀除满，故《针经摘英集》云：“治腹暴胀，按之不下，刺任脉、中脘、气海二穴，次针足阳明经三里二穴。”

③阴陵泉：属足太阴脾经穴，也是本经合穴。本穴出自《灵枢·九针十二原》，称为“阴之陵泉”。《灵枢·九针十二原》中说：“疾高而内者，取阴之陵泉。”《针灸穴名解》认为“本穴在膝内侧，胫骨上端，髁突下凹陷中，喻犹阴侧陵下之深泉也……所治为腹坚，喘逆，疝气，癥瘕，遗精，遗尿，暴泄，飧泄，俱阴象症也。”足太阴脾经入于此穴，穴性属水，对于湿热阻滞气机而致腹

胀者，本穴有清利湿热、行气除胀之效。

【术】中脘、天枢、上巨虚、气海、阴陵泉：程氏三才法直刺地才（1.2～1.5寸），振颤行气，飞旋泻法。

足三里：程氏三才法直刺地才（1.5～2寸），振颤行气，飞旋泻法。

合谷：程氏三才法直刺地才（0.8～1.2寸），振颤行气，飞旋泻法。

（二）虚证

【症状】腹胀，时轻时重，喜按，肠鸣便溏，食少身倦，精神不振，小便清白，舌质淡，苔白，脉弱无力。

【理】脾胃气虚，则运化无权，气机升降失常，当升不升，当降不降，腹部胃肠功能紊乱，水湿不化，清浊不分，水谷齐下而并走肠中故见食少，肠鸣，便溏，虚则喜按；运化失职则气血无以化生，故神疲无力。舌质淡，苔白，脉弱，均为脾胃气虚之象。

【法】健胃补脾，以助运化。

"大小肠皆属于胃。"胃与大小肠共同完成对饮食物的消化和吸收，三者在生理功能上相互协调，在病理上相互影响，调理脾胃的同时也包含了调理大小肠的功能。故取足阳明胃经经穴为主，以健胃补脾，通腑行气。毫针补法，配合灸法。

【方】中脘、足三里、天枢、上巨虚。随证配穴：关元、太白。

胃与大肠之募、合并用，可调理胃肠功能，行气消胀；关元大补元气，为局部取穴，太白补脾气，二者配伍可健脾补气，恢复运化之职而消胀。

【穴】(1) 中脘、足三里、天枢、上巨虚　见"实证"论述。

(2) 配穴　关元、太白。

①关元：是任脉穴，小肠募穴，又是足三阴经和任脉的交会穴。本穴出自《素问·气穴论》："下纪者，关元也。"《医经理解》说本穴为"男子藏精，女子蓄血之处。人生之关要，真元之所存也。"用灸法，能大补一身元气。元气足则脾胃健旺。《类经图翼》认为关元"主治积冷诸虚百损"，是临床常用保健穴。从解剖结构看，本穴位于下腹中部，穴位深处有小肠和乙状结肠对应，故亦有局部理气消胀作用。

②太白：太白，为足太阴脾经穴，本经五输穴中输穴、原穴。本穴出自《灵枢·九针十二原》，而原穴是相应脏腑经气留止的地方，《灵枢·九针十二原》说："五脏有疾，应出十二原"和"五脏有疾，当取之十二原。"故脾胃疾病，太白穴是诊断和治疗的要穴。该穴为足太阴脾脉所注之处，《古法新解会元针灸学》中也说："太白者，脾之和也。阴土遇阳而相合，以化金质属肺应象天之太

白星。此穴有全土生金之功，故名太白。”《备急千金要方》称太白“主腹胀，食不化，喜呕。”本穴穴性属土，脾胃亦为中土，故对于脾胃虚弱者，太白健脾补胃之效优于他穴。

【术】中脘、天枢、关元：取清艾条一根，点燃后悬于穴位之上，艾火距皮肤2～3cm，灸10～20分钟，灸至皮肤温热红晕，而又不致烧伤皮肤为度。

足三里：程氏三才法直刺天才（0.5～1寸），振颤行气，飞旋补法。

上巨虚：程氏三才法直刺天才（0.5～0.8寸），振颤行气，飞旋补法。

太白：程氏三才法直刺天才（0.2～0.3寸），振颤行气，飞旋补法。

二、验案分析

郭某，男，55岁。

主诉：腹胀满5年，加重1周。

现病史：患者5年前即出现胃痛、腹胀，自服中成药三九胃泰而好转，之后断续出现腹部胀满，但未引起重视。1周前自觉脘腹胀闷不舒，纳食减少，腹内有牵引感，西医诊断为“胃下垂”，医生建议中医调理。就诊时患者身体消瘦，手抚腹部。云平时长嗳气，进食后腹胀明显，偶有呕吐，兼有便秘。查舌苔薄白，脉沉细少力。

辨证：脾胃虚弱，中气下陷而导致腹胀。

立法：健脾补胃。

处方：中脘、足三里、天枢、上巨虚、关元、太白。

刺法：中脘、天枢、关元用灸法，其余穴位毫针补法。

经治疗5次后，患者腹胀明显减轻，又连续治疗5个疗程，消瘦明显改善查体发现胃角较针前上升5cm，腹胀基本消失，饮食正常，但未再坚持治疗。

【理】患者因胃病失治，导致脾胃虚弱，加之年老体虚，中气下陷而致腹部胀满。

【法】脾胃气虚而运化失职，故需健胃补脾，以助运化。因年老故用补法加灸法。

【方】本案中程老选择如下穴位：中脘、足三里、天枢、上巨虚/关元、太白。

【穴】(1) 中脘、足三里、天枢、上巨虚　中脘是胃之募穴、足三里是胃之下合穴，天枢为大肠募穴、上巨虚为大肠下合穴，胃与大肠之募合并用，可调理胃肠功能，行气消胀。

(2) 关元　大补元气，为局部取穴，太白补脾气，二者配伍可健脾补气，恢复运化之职而消胀。

【术】虚者补之，患者病程较长又兼年老，故以针灸并用以补益脾胃。

第十三节 便 秘

便秘是大便秘结不通，排便间隔时间延长，或欲大便而艰涩不畅的一种病证。主要是由于大肠传导功能失常所致，并与脾胃及肾脏有关。便秘在《黄帝内经》中称“大便难”、“后不利”等，如《素问·至真要大论》曰：“太阴司天，湿淫所胜……大便难”；《素问·厥论》说：“太阴之厥，则腹胀后不利。”而《伤寒论》中有“阳结”、“阴结”和“脾约”之称；《医学入门》则云：“一日一便为顺，三四日不便为秘，一日三、四交为利。”清医沈金鳌在《杂病源流犀烛》中首次提出了“便秘”的病名，并一直沿用至今。

在便秘的病因和分类上，《严氏济生方》中有五秘之说，分别为风秘、气秘、湿秘、寒秘、热秘；金元时期，李东垣在《脾胃论》中又提到了热燥、风燥、风结、血秘、阴结等便秘之证；而到了明代，张景岳认为以上分类方法太过繁琐，说：“其立名太烦，又无确据，不得其要而徒滋疑惑，不无谓临证之害也。不知此证之当辨者惟二，则曰阴结、阳结而尽之矣（《景岳全书》）。”为后世医家所认同，直到现在，我们仍根据病因病机，将便秘分为偏虚和偏实两类。

一、辨证论治

（一）偏实证

【症状】便次减少，经常须三五日一次或更长时间，大便坚涩难下。如属热邪壅结，则身热，烦渴，口臭，脉滑实，苔黄燥；气机郁滞者，每见胁腹胀满或疼痛，嗳气频作，纳食减少，苔薄腻，脉弦。

【理】大肠主传导，如肠胃积热，耗伤津液，以及气机郁滞，通降失常，糟粕内停，均可导致便秘；身热烦渴，为邪热内盛；热伏于内，肠胃之热熏蒸于上，故见口臭；苔黄燥为热已伤津；脉滑实为里实之象。情志失和，肝脾之气郁结，气机壅滞，故嗳气频作，胁腹胀满或疼痛；脾气不运，则纳食减少。苔薄腻，脉弦为肝脾不和，内有积滞之征。

【法】清热润肠，顺气引滞。

虽然便秘之因各殊，而大肠传导功能失调则同，故取大肠俞、募穴，以疏通大肠腑气，腑气通则传导自能复常。毫针泻法。

【方】大肠俞、天枢、支沟、照海。

热结：曲池、合谷。气滞：中脘、太冲。

大肠俞和天枢为大肠之俞、募穴配伍，以疏通大肠经气而通便；曲池、合谷泻大肠腑气，以泄其热；取腑会中脘以降腑气，肝郁气滞，泻太冲以疏肝气。

【穴】(1) 大肠俞配天枢

①大肠俞：出自《灵枢·背腧》，是足太阳膀胱经穴位，大肠的背俞穴。背俞穴是脏腑之气输注于背腰部的穴位，《类经》曰："十二俞……皆通于脏气。"《经穴命名浅解》说大肠俞"穴近大肠，为大肠经经气转输之处，主治大肠疾患，因名大肠俞。"《针灸穴名解》也说"本穴与大肠相应，而为之俞。治肠鸣泻痢，绕脐切痛，腰痛，腹胀，食不化，大小便难。诸证之关于大肠者，皆可取此以舒之，故名'大肠俞'。"因此，古今医家皆以此穴为治便秘要穴，如孙思邈在《备急千金要方》中说："大肠俞、八髎主大小便不利。"《针方六集》也认为本穴"主中燥，大小便不通……。"因此，大肠俞通于大肠之气，刺之有条畅气机、通腑导滞的作用。

②天枢：为足阳明胃经穴位，大肠募穴。募穴是脏腑之气输布、汇聚于胸腹部的腧穴，募，有"幕"和"膜"的意思，因其位置多与相应的脏腑相近，故用于疾病的诊察和治疗。本穴是大肠募穴，是大肠之气输布、汇聚之处，故可疏通大肠腑气，使肠道恢复传导之职，则大便自能正常而下。

(2) 支沟配照海　《勉学堂针灸集成》在论述支沟穴时说："兼照海能通大便之秘"，所以在治疗便秘时，支沟合照海常作为一组配穴出现。

①支沟：为手少阳三焦经穴，也是本经五输穴中的经穴。本穴出自《灵枢·本输》："行于支沟，为经"，"支"即肢体，"沟"为沟渠，支沟则是三焦脉气流通的渠道。《医宗金鉴·刺灸心法要诀》上说"支沟中恶卒心痛，大便不通胁肋疼，能清三焦相火盛，兼治血脱晕迷生。"因此，支沟能宣通三焦气机，尤其对下焦腑气不通者，可理气降逆通肠。《勉学堂针灸集成》言本穴治"肚疼秘结"。另外，支沟穴性属火，能清泄三焦火热之邪。对实证便秘属于热结者，支沟有泄热通便之功。

②照海：是足少阴肾经穴，八脉交会穴之一，通阴跷脉。《琼瑶神书》称其"治喉咙痛，大便闭结，热淋等证。"《普济方》总结本穴"主治二十九证"，"大便不通"为其中之一，其中有一半疾病都是关乎胃肠功能的，可见照海也有调理脾胃、通肠行气之效。

(3) 热结　曲池、合谷

①曲池：是手阳明大肠经穴，本经合穴，大肠脉气入于此处。《针灸甲乙经》和《备急千金要方》中说："伤寒余热不尽，曲池主之。"故本穴可清泻大肠之热。又《灵枢·邪气藏府病形》中说"合治内府"，故曲池对大肠腑病"藏而不泻"之便秘有通便下气作用。

②合谷：为手阳明大肠经穴，本经原穴。泻之能通肠道之气，使热邪随气而出。

(4) 气滞　中脘、太冲。

①中脘：为任脉穴，又是胃之募穴、八会穴中腑会。《灵枢·本输》载："大肠、小肠皆属于胃。"故胃募中脘亦可调理大肠气机，泻之能降腑气，行肠气而通便。

②太冲：为足厥阴肝经穴，又是本经的输穴、原穴。本穴出自《灵枢·九针十二原》："阴中之少阳肝也，其原出于太冲。"五脏中肝主疏泄气机，太冲为肝经原穴，刺之可平肝泻热，行气导滞，使气滞便秘者气顺肠自通。《针灸甲乙经》云："暴胀，胸胁支满，足寒，大便难，面唇白，时呕血，太冲主之。"《普济方》也说本穴"主……大便难……"。

两穴一取局部中脘，一取远端太冲，属远近配穴法，共奏通腑行气通便之功。

【术】大肠俞、天枢、中脘：程氏三才法直刺地才（1.2～1.5寸），振颤行气，飞旋泻法。

支沟、合谷：程氏三才法直刺地才（0.8～1.2寸），振颤行气，飞旋泻法。

曲池：程氏三才法直刺地才（1.0～1.5寸），振颤行气，飞旋泻法。

太冲：程氏三才法直刺地才（0.5～0.8寸），振颤行气，飞旋泻法。

照海：程氏三才法直刺人才（0.3～0.5寸），振颤行气，飞旋泻法。

（二）偏虚证

【症状】属气血虚弱者，则见面色唇爪㿠白无华，头眩心悸，神疲气怯，舌淡苔薄、脉象虚细等。如阴寒凝结，可有腹中冷痛，喜热、畏寒，舌淡苔白润，脉沉迟。

【理】气虚大肠传送无力，血虚津少不得濡润肠道，均可致便秘；阴寒内生，留于肠胃，阴气固结，阳气不运，可使肠道传送无力而便艰。气血虚弱，不能上荣，故面唇㿠白无华，神疲气怯；血虚而心失所养则心悸；头目失养则目眩；爪为肝之外候，阴血不足，则指爪无华。阴寒凝结，气机不调，故腹中冷痛；寒为阴邪，得热则舒，故喜热畏寒。舌淡苔薄，脉虚细为气血不足之征；舌淡苔白润，脉沉迟，为阳虚内寒之象。

【法】补益气血，润肠通便。寒秘加灸以温腑通便。

大肠俞、募穴可润肠通便，为主穴；气血虚弱主要责之脾胃，故取其背俞穴补之；寒性便秘用艾灸局部穴位以温散寒邪。

【方】大肠俞、天枢、支沟、照海。

气血虚弱：脾俞、胃俞、足三里。寒结：灸神阙、气海。

大肠俞为大肠背俞穴，是大肠经气在背部的转输之处；天枢穴为大肠募穴，是大肠气血在腹部的聚结之所，两穴配伍能通调大肠气机；支沟宣通三焦气机，三焦气顺则腑气通调，照海为治疗便秘的要穴；补脾俞、胃俞、足三里，扶助中气，脾胃气旺，自能生气化血，为虚秘治本之法；灸神阙、气海，温寒通便。

【穴】（1）大肠俞、天枢、支沟、照海　论述见“偏实证”。

（2）气血虚弱　脾俞、胃俞、足三里。

①脾俞、胃俞：两穴均出自《灵枢·背腧》，二者同属足太阳膀胱经穴，脾和胃的背俞穴。《针灸穴名解》认为脾俞“可以助胃化食，并合精气也。用于水谷不化，精气失荣，是其本职。”而胃俞“穴近胃府，为胃府精气转输之处，主治胃府疾患，因名胃俞（《经穴命名浅解》）。”脾胃共为后天之本，气血生化之源，脾俞、胃俞能补脾益胃而益气血之源，肠腑得血则润，肠中糟粕得气则下。

②足三里：为足阳明经穴，胃的合穴及下合穴。临床治疗脾胃疾病要穴，也是常用强壮穴之一。最能扶助中焦脾胃之气，为虚秘治本之法。

（3）寒结　灸神阙、气海。

①神阙：肚脐中央即是，属任脉穴。本穴出自《外台秘要》：“脐中，神阙穴也，一名气舍。”《素问·气穴论》称其为“脐一穴。”腹内对应着大网膜和小肠袢。《针灸穴名解》认为肚脐“为先天之结蒂，又为后天之气舍，此间元气尚存。”本穴有回阳救逆、散寒消积的作用，能治一切虚寒及危重证候。对于寒性便秘，艾灸神阙可温暖下元，阴寒散尽而肠道通畅，故《针灸穴名解》说：“转运此穴，可以通畅矢气，消化水谷。”

②气海：位置在下腹部，属任脉穴。本穴除了可补一身之气外，其穴位深处对应肠道，灸之可散腹中寒邪，温阳通便。临床腹部虚证、寒证多用艾灸气海，正如《针灸资生经》中所说：“治脏气虚惫，真气不足，一切气疾久不瘥，皆灸之。”《备急千金要方》也说“尺脉迟，下焦有寒……针气海……补之。”

因此，神阙和气海皆有大补元气之功，且二穴深处即为大、小肠所过之处，配上艾之辛温、灸之火热作用，对寒结便秘者可使阴气散、阳气行，肠道恢复正常传导则便秘自通。

【术】大肠俞、天枢：程氏三才法直刺人才（0.8～1.2 寸），振颤行气，飞旋补法。

支沟：程氏三才法直刺人才（0.5～0.8 寸），振颤行气，飞旋补法。

照海：程氏三才法直刺人才（0.3～0.5 寸），振颤行气，飞旋补法。

脾俞、胃俞：斜刺（0.5～0.7 寸），飞旋补法。

足三里：程氏三才法直刺人才（1～1.5 寸），振颤行气，飞旋补法。

神阙、气海：取生姜一块，切成厚约0.2～0.5cm厚的姜片，大小可据穴区部位所在和选用的艾炷的大小而定，中间用针穿刺数孔。施灸时，将其放在穴区，置大或中等艾炷放在其上，点燃。待局部有灼痛感时，略提起姜片，或更换艾炷再灸。灸5～10壮，以局部潮红为度。

二、验案分析

陈某，女，34岁，1996年10月15日初诊。

主诉：便秘1周，伴有腹痛。

现病史：患者1周前去河北出差，饮食不规律，喝水很少，回京后即出现大便异常，五六日未行。就诊时自觉身体发热，烦躁，口渴，口气重，苔黄燥，脉滑实。

辨证：便秘偏实证。

立法：清热润肠通便。

处方：大肠俞、天枢、支沟、照海、曲池、合谷。

刺法：毫针泻法。

治疗1次后，患者第二日即行大便，腹痛有所减轻；后连续治疗5次，每日皆能行大便一次，腹痛消失，口气渐轻。嘱患者多饮水，随访1月未见复发。

【理】时正处初秋干燥季节，燥邪犯肺，引起肺失清肃，肺与大肠相表里，燥热下移大肠，伤津耗液，加之患者饮水少，更加重肠道干燥，津亏液少故大便难下。

【法】初秋燥邪性热，故需清热；肠道水少失润而行润肠通便之法。

【方】本案中程老选择如下处方：大肠俞、天枢/支沟、照海/曲池、合谷。

【穴】(1) 大肠俞、天枢　大肠之俞、募穴配伍，以疏通大肠腑气，腑气通则传导自能恢复。

(2) 支沟、照海　支沟宣通三焦气机，通调腑气；和照海相配为治疗便秘经验穴。

(3) 曲池、合谷　泻大肠腑气，以泄其热。

【术】实者泻之，热者清之，故用毫针泻法，清热导滞。

第十四节　遗　尿

遗尿是指在睡梦中小便不能控制而自行排出的一种病证，尤以夜间为甚。多见于3岁以上的儿童及少数成年人。中医称为“遗溺”。

正常小儿一般1岁半左右可自动控制排尿。儿童遗尿症多因大脑皮质层下中枢神经功能不成熟或精神行为异常，排尿控制功能不成熟或睡眠觉醒困难所致，也可能与婴幼儿时期排尿训练方法不恰当，或与心理情绪异常有关，导致排尿控制功能失调，针灸治疗效果较好。

对器质性病变，如泌尿道畸形、隐性脊柱裂、大脑器质性病变或蛲虫病引起的遗尿，则应治疗其原发病。

一、辨证论治

【症状】夜间在睡梦中不自觉地排尿，或在遗尿后立即惊醒发觉，轻者数日一次，重者一月数次，尿频量少、肢体乏力等全身症状，舌淡苔白，脉细尺弱。

【理】肾气不足，下元不固，膀胱约束无权，故夜梦遗尿；病久不愈，肾气日虚，脾失温煦，健运失常，故食欲不振；脾虚不能运化水谷精微，以充养全身，故面色萎黄，肤体乏力；舌淡苔白，脉细尺弱，都是虚弱之象。

病机一：肾气虚弱，气化无力而膀胱失约。

《素问·灵兰秘典论》曰：“膀胱者，州都之官，津液藏焉，气化则能出矣。”肾司二便，膀胱藏津液的功能是靠肾的气化作用完成的。尿液亦为津液所化，经过肺、脾、三焦等脏腑的协同，在肾的气化作用下生成尿液，下输膀胱，潴留到一定程度即可及时排出体外。所以膀胱的贮尿、排尿离不开肾气的蒸化和调节，正如张景岳在《类经》中所言：“津液之入者为水，水之化者由气，有化而入，是谓气化则能出矣。”

肾气充足，固摄有力，则膀胱开阖有度，而尿液按时排出；肾气不足，固摄无力，则膀胱失其藏津液之能而出现遗尿，故《素问·宣明五气篇》曰：“膀胱不利为癃，不约为遗溺。”《景岳全书》也说：“遗溺一证，有自遗者，以睡中而遗失也。有不禁者，以气门不固而频数不能禁也。又有气脱于上则下焦不约而遗溺不觉者，此虚极之候也。”

因此，若早产、多胎、脏腑及脊骨发育未全等先天不足，都会影响肾气固摄，导致气化不利、膀胱失约而成遗尿，正如《类证治裁》中所说：“大抵遗溺失禁，由肺肾膀胱气虚。”

病机二：肾阳虚衰，下元虚寒，闭藏失职。

肾为先天之本，中寓命门之火（真阳），人身五脏诸阳，皆赖肾中元阳以升发。《诸病源候论》提出：“膀胱为津液之府，既冷气衰弱，不能约水，故遗尿也。”刘完素的《幼科释谜》中也说：“遗尿不禁者，为冷。肾主水，膀胱为津液之府，肾与膀胱俱虚而冷气成之，故不能约制于水。”

因此，若先天禀赋不足、肾阳素虚，久病及肾损伤肾阳，肾气虚迁延日久累及肾阳，或年老、房劳、产育过多等导致命门火衰，下元虚冷，膀胱制约失职而发生遗尿。因夜间是阴寒最盛、阳气最虚之时，故此类遗尿于晚间睡眠多见，正如《诸病源候论》中所说："夫人有于睡眠不觉尿出者，是其禀质阴气偏盛，阳气偏虚也。"

【法】补肾固元。

肾为水脏，膀胱为藏津液之府，小便的排泄依赖于二者功能的正常，故取膀胱与肾经之俞、募穴为主，佐取脾经之穴，以助水液之运化。

【方】肾俞、膀胱俞、中极、三阴交、大敦。

随证配穴：

有梦遗尿：神门。

食欲不振：脾俞、足三里。

肾与膀胱为表里，故取肾与膀胱的背俞穴，中极是膀胱的募穴，三穴合用，可补益肾气，固摄下元。配三阴交以调理三阴经气；大敦是肝经井穴，其经脉环绕于阴部，灸之可以温通经气，加强治疗作用。

【穴】(1) 肾俞、膀胱俞、中极

①肾俞：位置在腰部，第二腰椎棘突下，旁开1.5寸。是足太阳膀胱经穴，肾之背俞穴。《经穴命名浅解》曰："穴近肾脏，为肾脏经气转输之处，主治肾脏疾患，因名肾俞。"该穴为膀胱经穴位，又气通肾脏，而且从解剖结构看，本穴正位于左右两肾脏的体表投影位置，因此可通补肾气和膀胱，灸之又可温补肾阳，恢复肾之气化功能，使膀胱适度开阖而止遗尿。

②膀胱俞：位置在骶部，当骶正中嵴旁1.5寸，平第二骶后孔。是足太阳膀胱经穴，膀胱之背俞穴。《经穴释义汇解》中称本穴"是膀胱气转输、输注之穴，是主膀胱疾之重要腧穴，故名膀胱俞。"有培补下元，约束膀胱气机而通利水道的作用，故《针灸聚英》和《针灸大成》谓此穴"主……遗溺……"，《古今医统大全》也用其"主治小便不利，遗溺……"。

③中极：位于下腹部，前正中线上，当脐中下4寸。为任脉穴，膀胱募穴，又是足三阴经的交会穴。穴位深处对应膀胱，既是特定取穴，又属局部取穴法，可直接调节膀胱气机，《医宗金鉴》说用灸法又"主治下元寒冷，虚损"。

(2) 三阴交、大敦

①三阴交：位置在小腿内侧，当足内踝尖上3寸，胫骨内侧缘后方。为足太阴脾经穴，也是足三阴经交会穴，能通调肝、脾、肾三脏。《灵枢·口问》曰："中气不足，溲之为变。"脾胃为后天之本，其化生营养精微充养先天，久病及肾，脾虚不能散精，土失治水之力而遗溺。故本穴既可健脾以行运化水湿，又通肾脏而补肾气。

②大敦：位置在足趾末节外侧，距趾甲角0.1寸。是足厥阴肝经穴，本经井

穴。“本穴当厥阴之初，承少阳交与之气于足之大指。凡阴气之聚于下者，至博至厚，故名‘大敦’”（《针灸穴名解》）。本穴为治疗遗尿之临床验穴，多用灸法，如《备急千金要方》中有“治小儿遗溺方：遗溺，……又灸大敦三壮。”《千金翼方》载：“失溺不禁法：灸大敦七壮。”

（3）有梦遗尿取神门　位置在腕部，腕掌侧横纹尺侧端，当尺侧腕屈肌腱的桡侧缘凹陷处。为手少阴心经穴，本经输穴、原穴。《经穴命名浅解》中说：“出入之处为门，穴属少阴，心藏神，穴在少府之上，以示心气出入的门户，因名神门。”心经气血在此输注、留止，“从经之神而安心主之神”（《古法新解会元针灸学》），对于遗尿有梦，本穴有宁心安神的作用，《医心方》、《针灸聚英》等书皆谓本穴“主遗溺”。

（4）食欲不振取脾俞、足三里

①脾俞：位置在背部，当第十一胸椎棘突下，旁开1.5寸。背俞穴是脏腑经气在背部的转输之处，脾俞与脾相应。脾主运化水谷饮食，故《针灸甲乙经》说：“不嗜食，脾俞主之。”《备急千金要方》也说“脾俞主不嗜食。”

②足三里：位置在犊鼻下三寸，胫骨前缘旁开一横指（中指）。为足阳明经穴，胃的合穴及下合穴。胃为水谷之海，本穴有调和气血、强健脾胃的作用，故《灵枢邪气脏腑病形》曰：“胃病者……食饮不下，取之三里也。”《针经摘英集》用本穴“治脾胃虚弱……不思饮食。”

【术】肾俞：取清艾条一根，点燃后悬于肾俞穴位之上，艾火距皮肤2～3cm，灸10～20分钟，灸至皮肤温热红晕，而又不致烧伤皮肤为度。

膀胱俞：取清艾条一根，点燃后悬于膀胱俞穴位之上，艾火距皮肤2～3cm，灸10～20分钟，灸至皮肤温热红晕，而又不致烧伤皮肤为度。

中极：取清艾条一根，点燃后悬于中极穴位之上，艾火距皮肤2～3cm，灸10～20分钟，灸至皮肤温热红晕，而又不致烧伤皮肤为度。

三阴交：程氏三才法直刺人才（0.8～1.2寸），飞旋补法。

大敦：直刺（0.1～0.2寸）。

神门：程氏三才法直刺人部（0.3～0.5寸），飞旋补法。

脾俞：取清艾条一根，点燃后悬于脾俞穴位之上，艾火距皮肤2～3cm，灸10～20分钟，灸至皮肤温热红晕，而又不致烧伤皮肤为度。

足三里：程氏三才法直刺人部（1～1.5寸），飞旋补法。

二、其他疗法

（1）耳针取肾、膀胱、尿道、皮质下、交感、肾上腺、神门等穴。

（2）推拿疗法每日下午揉丹田200次，摩腹20分钟，揉龟尾30次；或用小儿捏脊法辅助治疗，效果更佳。

三、验案分析

患者，女，10岁。

主诉：夜间尿床6年，加重3月。

现病史：患儿母亲诉患者6年前无明显诱因出现夜间在睡梦中尿床，白日小便正常，大便调，面色萎黄，纳差，曾断续服用中药效果不显。多发生于紧张或劳累后，睡梦中易惊，呼之不醒，醒后却已遗尿。临床化验、检查未见器质性病变。追问病史3岁时曾受过1次惊吓，之后症状加重。平素未患有其他疾病。查：患儿舌淡边有齿龈，苔白，脉细。

辨证：心肾不交。

立法：清心滋肾，镇惊安神。

处方：心俞、肾俞、膀胱俞、太冲、三阴交、中极、大敦、神门。

刺法：心俞、肾俞、膀胱俞用艾灸，太冲、三阴交、中极、大敦、神门行针刺补法。

嘱咐患儿及家长治疗期间忌冷食，遵守医嘱，密切配合，以保证疗效。经5次治疗后，患儿夜间已能自主觉醒，遗尿次数减少，其他症状不同程度改善。舌淡红，苔白，脉细。经10次治疗后，已无遗尿，周身症状明显减轻，又治疗5次以巩固之。后随访6个月未复发。

【理】本证为心肾不交，肾虚无力蒸化津液，使膀胱开阖失常而发生遗尿；且该患者曾受惊吓，心藏神，肝藏魂，神魂受到惊扰而梦中易惊，故应滋肾水而助膀胱约束之能，清心平肝而安神。

【法】心肾不交则需交通心肾，受惊扰故需镇惊安神。

【方】在本案中程老选择了如下处方：

心俞、肾俞、膀胱俞、太冲、三阴交、中极、大敦、神门。

【穴】肾与膀胱相为表里，故取肾与膀胱的背俞穴，中极是膀胱的募穴，三穴合用，可补益肾气，固摄下元。配心俞以佐之，可清心。配三阴交以调理三阴经气，大敦是肝经井穴，其经脉环绕于阴部，灸之可以温通经气，加强治疗作用。

【术】虚则补之，故诸穴皆行补法。

第十五节 癃 闭

癃闭是以排尿困难，少腹胀痛，甚则小便闭塞不通为主症的一种疾病。癃是指小便不畅，点滴而出，病势较缓者；闭是指小便欲解不能，胀急难通，病势较急者。癃和闭虽有区别，但都是指排尿困难，只是轻重程度上的不同，因此多合称为癃闭。

张景岳将癃闭的病因归纳为四个方面：有因火邪结聚小肠、膀胱者，此以水泉干涸而气门热闭不通；有因热居肝肾者，则或以败精，或以槁血，阻塞水道而不通；有因真阳下竭，元海无根，气虚而闭者；有因肝强气逆，妨碍膀胱，气实而闭者。并详细阐述了气虚而闭的病理机转。

本病的发生，主要是膀胱气化不利所致。《内经》说："膀胱者，州都之官，津液藏焉，气化则能出矣。"本证相当于西医学中各种原因引起的尿潴留和无尿症。其神经性尿闭、膀胱括约肌痉挛、尿路结石、尿路肿瘤、尿路损伤、尿道狭窄、老年人前列腺增生症、脊髓炎等病所出现的尿潴留及肾功能不全引起的少尿、无尿症，皆可参考本节内容辨证论治。

一、辨证论治

（一）热积膀胱

【症状】小便量少，热赤或闭，小腹胀满特甚，口渴不欲饮，或大便不畅，舌质红苔黄，脉数。

【理】积热蕴结于膀胱，故尿少而热，色赤，甚或闭而不通；水热互结，膀胱气化不利，故小腹胀满；津液不布，故但渴而不欲饮；舌质红苔黄，脉数，或大便不畅，均因下焦积热所致。

此证为热积膀胱。下焦有热，积于膀胱，或肾热移于膀胱。热结膀胱，气化失司，而致小便癃闭，正如《诸病源候论》中所说："小便不通，由膀胱与肾俱有热故也。""小便难者，此是肾与膀胱热故也。"

【法】清热利尿。

癃闭病位在膀胱，故取膀胱俞、募穴为主。

【方】膀胱俞、中极、三阴交、委阳。

膀胱俞、中极是膀胱的俞、募穴，取之以清膀胱之积热，调整膀胱的功能，配三阴交以清下焦之热；委阳为三焦下合穴，取之以通调水道。数穴合用，共奏清热利尿之功。

【穴】(1) 膀胱俞、中极　两穴属俞、募配穴法，调节膀胱气机以利小便。

膀胱俞，位置在骶部，当骶正中嵴旁1.5寸，平第二骶后孔，是足太阳膀胱经穴，膀胱之背俞穴。

中极，位于下腹部，前正中线上，当脐中下4寸。为任脉穴，膀胱募穴，又是足三阴经的交会穴。穴位深处对应膀胱，既是特定取穴，又属局部取穴法，可直接调节膀胱气机。

（2）三阴交、委阳　三阴交位置在小腿内侧，当足内踝尖上3寸，胫骨内侧缘后方。为足太阴脾经穴，也是足三阴经交会穴，能通调肝、脾、肾三脏。本穴长于清热利湿，可使下焦湿热从小便而解。

委阳在腘横纹外侧端，当股二头肌腱的内侧。足太阳膀胱经穴。《古法新解会元针灸学》中说："委阳者，因浮郄反上轻浮与三焦之气相接，至委阳而稍平，斜伏委托于阳而生阴络，故名委阳。"《灵枢》中认为本穴是三焦的下合穴："三焦下腧在于足太阳之前，少阳之后，出于腘中外廉，名曰委阳。"故本穴除可疏通膀胱气机之外，亦有通利三焦之能。

三阴交和委阳二穴相配，可共奏清利下焦湿热、通利小便之功。

【术】膀胱俞：程氏三才法直刺天才（0.5～0.8寸），振颤行气，飞旋泻法。

中极：程氏三才法直刺天才（0.5～0.8寸），振颤行气，飞旋泻法。

三阴交：程氏三才法直刺天才（0.5～0.8寸），振颤行气，飞旋泻法。

委阳：程氏三才法直刺天才（0.5～0.8寸），振颤行气，飞旋泻法。

（二）命门火衰

【症状】小便点滴不爽，排出无力，面色㿠白，神气怯弱，腰以下冷，腰膝无力，舌质淡，脉沉细而尺弱。

【理】肾与膀胱互为表里，膀胱的气化有赖肾阳的温煦，肾阳不足，命门火衰，可致膀胱气化无权，而溺不能出。小便点滴不爽，排出无力，是真阳不足而传送失职，面色㿠白，神气怯弱，舌淡等，都是命门火衰，气化不及州都所致。

此证为命门火衰。

《内经》云："膀胱者，决渎之官，气化而能出焉。"气化之气即命门之火也。命门火旺，则膀胱之水通，命门火衰，则膀胱之水闭矣。《辨证录》中也说："命门之火。必得肾水以相养，肾水旺而火乃旺；火旺者，水无力以制之也。无水之火，火虽旺而实衰；无火之水，水欲通而反塞。命门火衰而小水勤，衰之极者，勤之极，勤之极者闭之极也。"

【法】温养元阳。肾与膀胱互为表里，命门属肾，故取与肾经有关输穴为主。

【方】命门、肾俞、百会、关元、阳池。

命门、肾俞以补益肾阳；灸百会、关元以补益元气，气化行则小便自通，又因肾气不足，导致三焦决渎无力，所以在培肾同时，取三焦之原穴阳池，以补益三焦，通调水道。

【穴】（1）命门、肾俞　命门，为督脉穴，别名"精宫"，是治命门火衰之要穴。本穴位于两肾俞之间，横通少阴之气，为元气之所系，是人生命重要之门户，是脏腑之本，其真元通于肾，故本穴长于温肾壮阳，补一身之真阳。与肾俞相配，共同补益肾阳。

肾俞，位置在腰部，第二腰椎棘突下，旁开1.5寸。是足太阳膀胱经穴，肾之背俞穴。

（2）百会、关元　百会位居巅顶之中，归属督脉，为手足三阳经与督脉之交会，为诸阳之首，故与关元相配，共施灸法以补益元气，气化行则小便自通。

关元，在下腹部，前正中线上，脐中下3寸。为任脉穴。关元为一身元气之所在，灸之可大补元阳，助命门之火以温化水液。

（3）阳池　在腕背横纹中，当指伸肌腱的尺侧缘凹陷处。手少阳三焦经穴，本经原穴。机体水液的代谢与三焦有很大联系。三焦主升降诸气和通行水液，在五行属火，其阴阳属性为阳。三焦的气化功能失司可导致肾和膀胱的气机不利，影响其代谢水液的功能。另一方面，由于三焦是气和津液运行的通道，又是气化活动的场所，因而三焦的气化功能，概括了肺、脾、肾等脏腑调节津液代谢的生理功能。所以将肺失通调，归结为上焦的气化功能失司；将脾胃的运化水液、输布精微，升清降浊等功能失常，归结为中焦的气化失司；将肾和膀胱的蒸腾气化、升清泄浊，肠的传化糟粕等功能失常，归结为下焦的气化功能失司。故三焦的气化功能失司，概括了全身水液代谢障碍的病理机制。因而在培肾同时，取三焦之原穴阳池，以补益三焦，通调水道。

【术】命门：取清艾条一根，点燃后悬于穴位之上，艾火距皮肤2~3cm，灸10~20分钟，灸至皮肤温热红晕，而又不致烧伤皮肤为度。

肾俞：取清艾条一根，点燃后悬于穴位之上，艾火距皮肤2~3cm，灸10~20分钟，灸至皮肤温热红晕，而又不致烧伤皮肤为度。

百会：将艾条的一端点燃后，在距头顶约3~5cm的地方进行熏灼，连续灸5~10分钟，局部感到有温热感或发红为止。

关元：取清艾条一根，点燃后悬于穴位之上，艾火距皮肤2~3cm，灸10~20分钟，灸至皮肤温热红晕，而又不致烧伤皮肤为度。

阳池：程氏三才法直刺天才（0.3~0.5寸），振颤行气，飞旋补法。

（三）经气受损

【症状】小便滴沥不畅，或阻塞不通，小腹胀满隐痛，舌有瘀点，脉涩数。

【理】跌仆损伤以及外科手术后，经络瘀阻或脏器受损，而致小便不通。此因外伤或下腹部手术后，膀胱经气受损，瘀血内阻，故小便滴沥不畅，甚则阻塞不通，小便胀痛，舌有瘀点，脉涩为瘀血内阻之象。

此证为经气受损。

【法】通经活络，恢复膀胱气机，故取膀胱经募穴为主。

【方】中极、三阴交、水道、水泉。

膀胱募穴中极，通调气机以利小便；再取三阴交以活血通络；足少阴肾经郄穴水泉与水道配伍，能通利小便、消胀止痛。

【穴】(1) 中极　位于下腹部，前正中线上，当脐中下4寸。为任脉穴，膀胱募穴，又是足三阴经的交会穴。穴位深处对应膀胱，既是特定取穴，又属局部取穴法，可直接调节膀胱气机。

(2) 三阴交　位置在小腿内侧，当足内踝尖上3寸，胫骨内侧缘后方。为足太阴脾经穴，也是足三阴经交会穴，能通调肝、脾、肾三脏，有活血通络而利小便的作用。

(3) 水道、水泉　水道在下腹部，当脐中下3寸，距前正中线2寸。足阳明胃经穴。《医经理解》中言："水道，在大巨下三寸，正当膀胱，故为出水之道。"本穴深处与膀胱相对，故《针灸甲乙经》说"大小便不通，水道主之"。

水泉，在足内侧，内踝后下方，当太溪直下1寸（指寸），跟骨结节的内侧凹陷处。为足少阴肾经穴，本经合穴、郄穴。《针灸穴名解》云："本穴为足少阴之郄，人身泉穴多在于郄，犹水源出于地下也。其所治证，当月事不调，小便淋漓等证，诸关于泉水者，取本穴犹疏水之极源也。"

【术】中极：程氏三才法直刺人才（0.8~1.2寸），振颤行气，平补平泻法。

三阴交：程氏三才法直刺人才（0.8~1.2寸），振颤行气，平补平泻法。

水道：程氏三才法直刺人才（0.8~1.2寸），振颤行气，平补平泻法。

水泉：程氏三才法直刺人才（0.3~0.5寸），振颤行气，平补平泻法。

二、验案分析

朱某，男，62岁。

主诉：小便不利、尿频4年。

现病史：患者自诉2年前出现小便不利，尿线细，甚至点滴而出，尿后余沥不尽，且尿频、夜尿增多，每晚3~5次，遂于医院就诊，诊断为前列腺增生。服用前列康，效果无明显改善，心情尤为苦恼，四处求医，来至余处。自诉腰以下冷，腰膝无力。现见患者面色㿠白，神气怯弱。舌质淡，脉沉细而尺弱。

辨证：命门火衰证。

立法：温养元阳。

处方：命门、肾俞、百会、关元、阳池、气海、足三里、神阙。

刺法：针用补法，神阙用隔盐灸。关元、气海可隔姜灸；足三里可采用温针灸。

二诊：隔日就诊。患者诉第一次治疗时，初次接受在肚脐的治疗，虽然陌生但是感觉很舒服，温度不高但是维持的时间较长，回到家中仍觉肚脐处有小股暖流。虽然小便之扰尚未解除，但是腹中暖流让患者顿时心情喜悦，乐意继续接受针灸治疗。故仍予以前法治疗。守此方，针灸治疗两个疗程后，10 次为 1 疗程，患者诉起夜的次数减少甚至没有，睡眠质量提高，小便感觉较以前通畅，每次排尿量也趋向正常时的尿量，尿后余沥的感觉消失。嘱患者要避寒凉，可用手摩擦下腹部，后叩打腰部。继续治疗 1 个疗程以巩固疗效。后未复发。

【理】膀胱的贮尿和排尿功能，依赖于肾的气化，小便异常除与膀胱有关外，还与肾的气化功能有关。

【法】该患者年已 62，出现小便点滴不出之症已 4 年，且伴随腰以下冷、腰膝无力、面色㿠白，神气怯弱，舌质淡，脉沉细而尺弱，均为一派阳虚、命门火衰之象。故以温养元阳为治疗原则，取与肾经有关腧穴为主。

【方】本案中程老选择如下处方：

命门、肾俞、百会、关元、阳池、气海、足三里、神阙。

【穴】命门、肾俞补肾温阳，助膀胱气化；百会升提阳气，提壶以揭盖；神阙、气海、足三里以资人体一身之气血，以助阳气的化生。

【术】命门火衰本质为阳虚，虚则补之，故以艾灸和补法来温补阳气。

第十六节　失　眠

失眠是以经常不能获得正常睡眠为特征的一种病证。其病证有初就寝即难以入寐者；有寐而易醒、醒后不能再寐者；还有时寐时醒、寐而不实，甚至整夜不能入寐者，兼见头晕、头痛、心悸、健忘等症状。

西医学中神经官能症、更年期综合征等以失眠为主要临床表现时可参考本章治疗。

一、辨证论治

（一）心脾两虚证

【症状】难于入睡，多梦易醒，心悸健忘，体倦神疲，饮食无味，面色少华，舌淡苔薄，脉细弱。

【理】由于心脾亏损，血少神不守舍，故多梦易醒，健忘心悸；血不上荣，故面色少华而舌质色淡；脾失健运，则饮食无味；生化之源不足，血少气衰，故四肢倦怠，精神萎疲而脉见细弱。

【法】补脾养心，取心经及脾经相关腧穴为主，针刺用补法，兼用灸法。

失眠以心神不安为基本病机，故治疗时宁心安神是其大法。手少阴心经从心而出，气血通于心，“是主心所生病”（《灵枢·经脉》），因此心经为首选经脉。由于脾胃为生血之源，血为安神之物质基础。故取脾之背俞穴及脾经井穴。

【方】神门、三阴交、安眠穴、脾俞、心俞、隐白。

神门为手少阴心经原穴，取之以宁心安神；三阴交是肝脾肾三经的交会穴，取之以协调三阴；安眠穴是治疗失眠的经外奇穴，心俞、脾俞是心脾的背俞穴，可补养心脾；隐白是足太阴经的井穴，能治疗多梦易惊。

【穴】（1）神门　手少阴心经输穴，原穴，出自《针灸甲乙经》，五脏中心藏神，故命名上历代医家多认为穴处心经，为心气和神出入之门户。本穴乃手少阴心经输穴和原穴，有宁心安神、开郁散结之功。《古法新解会元针灸学》言其主治“失眠，恐悸，少气不足，心性痴呆……，”《新编针灸学》则直言神门“主要能安眠”因此刺激神门可开心气，使神有所依。

（2）三阴交　足太阴脾经穴，也是足太阴、足厥阴和足少阴交会穴，故能通三经气血，治三脏疾病。脾主运化而统血，肝主疏泄而藏血，肾中藏精，血能养神，精神可以互化互用，此乃三阴交可以治疗失眠之理也。

（3）安眠穴　经外奇穴。位置在项部，翳风穴和风池穴连线中点。

奇穴有奇效，顾名思义，安眠是专门针对失眠者而设，对各种原因导致的睡眠障碍皆有奇效，使神安而夜卧能眠。

（4）脾俞、心俞、隐白

①心俞、脾俞：心俞和脾俞穴均为背俞穴，均出自《灵枢·背腧》，穴位接近心、脾两脏，为二经脉气转输之处，主治心脾系统疾患。本病失眠属心脾两虚者，用艾灸之法，能补心脾之气，使气血生化有源、心神得安而夜卧能寐。

②隐白穴为足太阴脾经穴、井穴，出自《灵枢·本输》，名曰隐白，《医经理解》和《经穴释义汇解》认为“土者金之母，白者金色也。足太阴坤土，上接手太阴乾金，故谓足大趾端所起之脉为金气所隐也。”本穴又在赤白肉际处，“是处皮肤常隐而肉色白，因名隐白（《经穴命名浅解》）。”隐白为脾经井穴，为足太阴经气所发之处，《百症赋》中以脾、胃两经井穴配合治失眠：“厉兑与隐白相谐治梦魇不宁。”

【术】神门：程氏三才法直刺人才（0.3～0.5寸），振颤催气，飞旋补法。

三阴交：程氏三才法直刺人才（0.8～1.2）寸，振颤催气，飞旋补法。

安眠：程氏三才法直刺人才（0.5～0.7寸），飞旋补法。

心俞、脾俞：斜刺（0.5～0.7寸），飞旋补法。

隐白：以豆子大小的小艾炷施灸。

（二）心肾不交证

【症状】心烦不眠，头晕耳鸣，口干津少，五心烦热，舌质红，脉细数，或有梦遗、健忘、心悸、腰酸等症。

【理】肾水不足，心火独亢，故心烦不寐，健忘、心悸、梦遗、腰酸，口干津少，五心烦热，舌红，脉细数，均是阴亏于下，虚火上炎之征，肾阴不足，相火易动，故见头晕耳鸣等症。

孙思邈曾于《千金方》中提出："夫心者火也；肾者水也，水火相济。"水火相济为阴平阳秘之象，人自无病。若肾水亏虚无力制约心火，或心火不能下温肾水，都称为水火不济，火扰心神则夜不能寐。再者，"心藏神"而"肾藏精"，精能化神，为神之源；神能驭精，为精之主，二者同源于水谷精微，相互为用，一方受伤都会损及另一方，引起病变。

【法】清心滋肾。

因本证为心火过亢，肾水不足，而致水火难以既济，心肾不交而失眠。故取手少阴心经腧穴以清心，取肾经腧穴及肾之背俞穴以滋肾水，使心肾交通，而神志安宁。取心经及有关腧穴为主。针刺用平补平泻法，以交通心肾。

【方】神门、心俞、安眠穴、三阴交、肾俞、太溪。

神门为手少阴心经原穴，取之以宁心安神；三阴交是肝脾肾三经的交会穴，取之以协调三阴；安眠穴是治疗失眠的经外奇穴，心俞泻心火，肾俞、太溪补肾水，三穴配伍，以交通心肾。

【穴】(1) 神门、心俞　见本证"心脾两虚证"。

(2) 安眠　同心脾两虚证。

(3) 三阴交、肾俞、太溪　三穴配合使用，可以滋肾水、养肾阴，引心火下行，扬肾水上济，从而达到交通心肾之目的。

失眠之心肾不交者，中药治疗经典方剂是交泰丸，以黄连、肉桂为丸。方中黄连苦寒，入手少阴心经，与针灸组方中心俞有异曲同工之妙，均可清心泻火，以免心火亢盛于上；肉桂辛热，入足少阴肾经，可暖肾而补肾阳，从而引火归源，功效类似肾俞和太溪。三穴相配，功同交泰丸，上清心火，下滋肾水，水火得济而人自安眠。

【术】神门：程氏三才法直刺人才（0.3~0.5寸），振颤催气，平补平泻。

三阴交：程氏三才法直刺人才（0.8~1.2寸），振颤催气，平补平泻。

安眠：程氏三才法直刺人才（0.5~0.7寸），平补平泻。

心俞：斜刺（0.5~0.7寸），平补平泻。

肾俞：程氏三才法直刺人才（0.8～1寸），平补平泻。

太溪：程氏三才法直刺人才（0.5～0.8寸），振颤催气，平补平泻。

（三）肝火上扰证

【症状】性情急躁，多梦，惊恐兼有头痛，胁肋胀痛，口苦，脉弦等症。

【理】肝火上炎，扰动心神，故多梦惊恐，肝火上攻头目，欲头痛，肝气郁结，不得疏泄，久而化火，故性情急躁，肝火挟胆气上溢，故见口苦；火郁肝经，故胁肋胀痛，脉弦为肝旺之象。

《灵枢·本神》谓："肝藏血，血舍魂。"唐容川言道："肝藏魂，人寤则魂游于目，寐则魂返于肝"《血证论·卧寐》)。许叔微《普济本事方·卷一》亦提到："平人肝不受邪，故卧则魂归于肝，神静而得寐。"夜晚的时候，魂随血潜藏于肝中，表现出一种静止、抑制的状态，渐入睡眠状态。当魂不归舍时，人体就不能处于正常的抑制状态，反而出现病态兴奋而导致失眠。诚如《症因脉治·内伤不得卧》中所讲："肝火不得卧之因，或因恼怒伤肝，肝气怫郁；或尽力谋虑，肝血所伤。肝主藏血，阳火扰动血室，则夜卧不宁矣。"

【法】清肝泻火，宁心安神。针刺用泻法，以清泻肝火。

此证为肝胆火旺，上扰心神，使心神不安而失眠，故选肝胆有关腧穴以清肝胆之火，取心经腧穴以清心经火热。

【方】神门、三阴交、安眠、肝俞、胆俞、完骨。神门为手少阴心经原穴，取之以宁心安神；三阴交是肝脾肾三经的交会穴，取之以协调三阴；安眠穴是治疗失眠的经外奇穴，取肝俞、胆俞、完骨以清泄肝胆之火。

【穴】(1) 神门、三阴交、安眠　同心脾两虚证，采用毫针泻法，可清心经火热。

(2) 肝俞、胆俞　两穴均为足太阳膀胱经背俞穴，其中肝俞出自《灵枢·背腧》，胆俞出自《素问·奇病论》，两穴位置皆近于肝、胆，为肝胆之气在背部转输之处，是调肝胆疾病之要穴。艾灸两穴可清肝胆之火，使神魂得安，夜卧能眠。

(3) 完骨　足少阳胆经穴，足太阳、少阳交会穴。该穴位置在头部，其气可通脑府，故有通络宁神、祛风清热之功。肝火上扰所致失眠者，艾灸完骨可泻肝胆之火而宁神。

【术】神门：程氏三才法直刺天才（0.2～0.3寸），振颤催气，飞旋泻法。

三阴交：程氏三才法直刺天才（0.5～0.8寸），振颤催气，飞旋泻法。

安眠：程氏三才法直刺天才（0.3～0.5寸），飞旋泻法。

肝俞、胆俞：斜刺（0.5～0.7寸），飞旋泻法。

完骨：斜刺（0.3～0.5寸），飞旋泻法。

（四）胃气不和证

【症状】失眠，脘闷嗳气，胀痛不舒，或大便不爽，苔腻脉滑。

【理】脾胃运化失常，食滞于中，胃气不降反升，升降之道受阻，故脘闷嗳气，胀痛不舒，大便不爽，因而影响睡眠，宿滞内停，积湿生痰，故舌苔腻，脉见滑象。

《黄帝内经》认为人之觉醒主要在于卫气的出入，《灵枢·营卫生会》说："营卫之行不失其常，故昼精而夜瞑。"清医张琦在《素问释义》中认为胃乃阳气入阴之关："卫气昼行于经则寤，夜行于脏则寐，而卫气出入依乎胃气，阳明逆则诸阳皆逆，不得入于阴，故不得卧。"因此，阳明气顺，阴阳道路畅通，则卫气运行有序，能正常出入营阴，则"昼静而夜瞑"。

脾胃为后天之本，其化生水谷精微不断充养营卫，则营卫方能周转不休，卫阳才能正常出入营阴，完成寐寤之生理。若脾胃功能失常，化生精微不足，则营卫运行受制，人之眠醒也会失常，故《素问·逆调论》有"胃不和则卧不安"之说，明·李中梓在《医宗必读》中也说："不寐之故大约有五：……一曰胃不和……"。

【法】和胃消食，宁心安神。针刺用泻法，以调和胃气。

胃不和则卧不安，取胃的有关腧穴，以和胃消食，配以心经腧穴，以宁心安神。

【方】神门、三阴交、安眠、胃俞、足三里。

神门为手少阴心经原穴，取之以宁心安神；三阴交是肝脾肾三经的交会穴，取之以协调三阴；安眠穴是治疗失眠的经外奇穴，胃俞、足三里以和胃安神。

【穴】（1）神门、三阴交、安眠　同肝火上扰证。

（2）胃俞　胃俞穴出自《针灸甲乙经》，以其穴近胃腑，乃胃气转输之处而名。艾灸胃俞可补脾益胃，使升降失常之气机回归正常，胃气和顺而神有所安。

（3）足三里　为胃之下合穴，阳明经腧穴，采用毫针泻法，可和胃消食、清胃火，安心神。

【术】神门：程氏三才法直刺天才（0.2～0.3寸），振颤催气，飞旋泻法。

三阴交：程氏三才法直刺天才（0.5～0.8寸），振颤催气，飞旋泻法。

安眠：程氏三才法直刺天才（0.3～0.5寸），飞旋泻法。

胃俞：斜刺（0.5～0.7寸），飞旋泻法。

足三里：程氏三才法直刺人才（0.8～1.2寸），振颤催气，飞旋泻法。

二、验案分析

案 1. 张某某，女性，54 岁。

主诉：失眠半载，近日尤苦。

现病史：曾服中西药物疗效不显，缘由半年前入睡时意外受惊所致。伴头晕耳鸣，心烦怔忡，腰酸乏力，下肢不温，舌质偏红，苔薄白，脉弦细。

辨证：肾阳虚弱，火不归源。

治则：温肾制火，交通心肾。

取穴：太溪、神门、心俞。

治法：双太溪，进针 1 寸左右，得气后行补法，双神门进针 0.5 寸，得气后行泻法，留 25 分钟出针。双心俞麦粒灸 3 壮。

每日 1 次，共 20 次，失眠基本痊愈。

【理】此证为肾阳虚，心肾不交。

【法】温肾助阳，交通心肾。取肾经原穴以助肾阳，取心经原穴与背俞穴以引心火下行，使水火交媾，既济而失眠可愈。

【方】太溪、神门、心俞。

【穴】心肾不交的病人，内科处方用交泰丸而针灸可取肾经原穴太溪，心经原穴神门，达到异曲同工的效果。神门清泻心火，其功效与交泰丸中的黄连相同，太溪温补肾阳，又与肉桂之效同，引火归源，同时佐以心俞养心安神，故收效显著。

【术】太溪：补法；神门：泻法；心俞：麦粒灸法。

案 2. 李某某，女性 32 岁。

主诉：失眠、夜间入睡困难近 5 个月。

现病史：多方治疗，诸药无效，伴心烦不安，头晕目眩，口干咽燥，纳差，但白天精神尚可。舌红苔根薄黄少津，脉弦细而数。

辨证：心肝阴虚证。

治则：滋阴养血，宁心安神。

取穴：神门、三阴交、肝俞、太冲、脾俞、足三里。

治法：针取双神门，进针 0.5 寸，双三阴交进针 1 寸，得气后行补法，肝俞进针 0.1 寸，太冲进针 1.0 寸，得气后行泻法，脾俞进针 0.1 寸，足三里进针 1.0 寸，得气后行平补平泻，留 25 分钟出针。

每日 1 次，10 次后，患者已能入眠，但易惊醒，醒后难入睡。隔日 1 次，针 10 次，睡眠饮食正常，头晕目眩亦除。

【理】头晕目眩，为血虚使清窍失养所致，心烦不安，为心阴血亏虚，心阳偏亢，口干咽燥，为阴血亏虚之象，夜间入睡困难，为心肝阴血不足，使心神肝魂失养所致。舌红苔薄黄少津，为阴虚阳亢之征。脉弦细而数，为血少阳亢。

此证为心肝阴血亏虚，神魂失养。

【法】滋养阴血、宁心安神。

取心经、肝经、脾、胃经经腧穴。脾为后天之本，气血生化之源，取脾、胃经腧穴，以健脾开胃，加强脾胃消化功能，增强气血生化之源，使阴血化生有源。取心经、肝经腧穴，以疏肝理气，宁心安神。

【方】神门、三阴交、肝俞、太冲、脾俞、足三里。

【穴】肝血不足，虚烦不眠的病人，内科用《金匮要略》酸枣仁汤治疗。针灸多取神门、三阴交、肝俞、太冲、足三里，临证加减。心经原穴神门宁心安神，三阴交滋养肝血，其功效与酸枣仁相似。脾俞、足三里与神门、三阴交相配加强宁心安神之效。故脾俞、足三里益气健脾与酸枣仁汤中茯苓、甘草一致，同时神门、三阴交又有调畅气机之能，太冲疏达肝气与其相伍，具有养血调肝安神之妙，故与汤中川芎效同。肝俞、太冲亦可清肝热，与三阴交配伍滋阴降火，功同知母，临床效显。

【术】神门、三阴交：补法；肝俞、太冲：泻法；足三里：平补平泻法。

案3. 吴某某，男，59岁。

主诉：顽固性失眠30余年

现病史：入睡难，梦多，劳累后病情加重，近3年来完全依赖安眠药睡觉，胃脘胀满，失气频作，大便日2~3行，食用牛奶后易引起腹泻，腰部酸痛不适。2年前曾于北京某医院查肝功、胆红素指标偏高，印象为“胃肠功能紊乱”。舌质淡紫，尖红苔白，脉象弦。

辨证：脾虚胃气不和。

治则：健脾和胃，宁心安神。

取穴：中脘、天枢、气海、内关、神门、足三里、三阴交、太溪。

治法：针刺手法：平补平泻法。

经治4个疗程（6次为1个疗程），脾胃功能渐复，脾胃诸症明显减轻，睡眠渐趋安稳，安眠药已减半服用。再继续间断巩固治疗4个疗程，患者停服安眠药，每晚能够安睡6~8小时。

【理】胃脘胀满，矢气频作，乃脾胃气滞之象，舌质淡紫，乃是脾虚胃气停滞所致的气滞之象。腰部酸痛不适，乃是因病程三年，脾胃虚弱，后天化源不足，而损伤至肾，致使肾气亏虚所致。

此证为脾胃虚弱，气滞肾虚。

【法】健脾和胃，宁心安神。

取中脘、天枢、气海、足三里以健脾行气、和胃消胀，内关、神门、三阴交以宁心安神，太溪以补肾。

【方】中脘、天枢、气海、足三里、内关、神门、三阴交、神门。

【穴】(1) 中脘、天枢、气海、足三里　健脾消胀，和胃降浊，脾虚则心失所养，胃气不和，浊气不降，上扰神明，故失眠。

(2) 内关、神门、三阴交　为程老治疗不寐的经验选穴，内关是心包经络穴，神门为心经原穴，三阴交是脾肝肾三经的交会穴，三穴合用，宁心安神。

(3) 太溪为兼症选穴，配神门又可交通心肾。

【术】针刺手法用平补平泻法。

第十七节　心悸、怔忡

心悸、怔忡是指病人自觉心动数急，惊慌不安，甚则不能自主的一种病证。心动数急，时发时止，病情较轻者称为心悸；心动数急，动无休止，慌慌不安，不能自主，病情深重者称为怔忡。

心悸与怔忡，在程度上有轻重之别，发病情况亦有差异，心悸多由一时惊恐劳倦引起，全身情况较好，其证浅暂；怔忡每由内伤日久而成，外无所惊，自觉心中惕惕，稍劳即发，全身情况较差，其病较为深重。心悸日久亦可以发展为怔忡。某些神经官能症和自主神经系统功能紊乱，以及各种心脏病所引起的心律失常，均可出现心悸、怔忡等症。

心悸的病位主要在心，由于心神失养，心神动摇，悸动不安。但其发病与脾、肾、肺、肝四脏功能失调相关。如脾不生血，心血不足，心神失养则动悸。脾失健运，痰湿内生，扰动心神，心神不安而发病。肾阴不足，不能上制心火，或肾阳亏虚，心阳失于温煦，均可发为心悸。肺气亏虚，不能助心以主治节，心脉运行不畅则心悸不安。肝气郁滞，气滞血瘀，或气郁化火，致使心脉不畅，心神受扰，都可引发心悸。

心悸的病性主要有虚实两方面。虚者为气血阴阳亏损，心神失养而致。实者多由痰火扰心，水饮凌心及瘀血阻脉而引起。虚实之间可以相互夹杂或转化。如实证日久，耗伤正气，可分别兼见气、血、阴、阳之亏损，而虚证也可因虚致实，而兼有实证表现，如临床上阴虚生内热者常兼火亢或夹痰热，阳虚不能蒸腾水湿而易夹水饮、痰湿，气血不足、气血运行滞涩而易出现气血瘀滞，瘀血与痰浊又常常互结为患。总之，本病为本虚标实证，其本为气血不足，阴阳亏损，其标是气滞、血瘀、痰浊、水饮，临床表现多为虚实夹杂之证。

一、辨证论治

（一）心神不宁证

【症状】心悸，善惊易恐，烦躁不宁，多梦易醒，纳呆，舌苔薄白，脉略数；如兼有痰热，则舌苔黄腻，脉象滑数。

【理】惊则气乱，恐则气下，心神不能自主，故见心悸，善惊易恐，多梦易醒，烦躁不宁；苔薄白，脉略数为心神不宁之征。亦有痰热内蕴，更因郁怒，胃失和降，痰火上逆而致心悸者。舌苔黄腻，脉滑数为痰热之象。

【法】宁心安神。

心为君主之官，其中藏神，心包为臣使之官，封心受命又代心受邪，故取心的俞、募穴，手少阴、厥阴经穴为主，针用平补平泻法，

【方】心俞、巨阙、神门、内关、通里、丘墟

随证配穴：兼有痰热：丰隆、胆俞。

心俞为心之背俞穴，神门为心经原穴，配心之募穴巨阙、心包经络穴内关，四穴并用能调理心脏气血，有宁心安神之效；通里为心经络穴，丘墟为胆经原穴，二穴合用可宁心益胆；丰隆为胃经络穴，胆俞为胆之背俞穴，合用有化痰清热之效。

【穴】(1) 心俞、巨阙、神门、内关　巨阙，任脉穴，心之募穴。《医经理解》云："阙者至尊之门。巨阙，在鸠尾下一寸，为心之募。言是心君之门魏阙之地也。"本穴位居心脏附近，为心气所注之穴，故"主治发狂惊悸，恍惚不知人，及一切神不守舍之疾（《经穴命名浅解》）。"

神门，《针灸穴名解》云："治恐悸，呆痴，健忘，狂痫等。神识不清诸证，取本穴以开心气之郁结，故称'神门'。开之，使神志得舒也。"

内关，《针灸穴名释义》言"穴居前臂内侧之冲要，可以通胸膈关塞诸病也。"四总穴歌中说"心胸内关谋"，有宁心安神、理气宽胸之效，故《针灸甲乙经》中说："心澹澹面善惊恐，心悲，内关主之。"

(2) 通里、丘墟　《医经理解》中说本穴"是通灵之里道"，《经穴释义汇解》用来治疗"凡邪实膈间，支而不畅，虚不能言者，本穴可通其脉。"

丘墟，善惊易恐皆为肝胆气虚，用本穴可壮胆定惊，故《针灸甲乙经》中说："胸满，善太息，胸中膨膨然，丘墟主之。"

【术】心俞、胆俞：斜刺（0.5～0.7 寸），平补平泻。

巨阙：直刺（0.5～0.8）寸，平补平泻。

神门、通里：程氏三才法直刺人才（0.3～0.5 寸），振颤催气，平补平泻。

内关：程氏三才法直刺人才（0.8～1寸），振颤催气，平补平泻。

丘墟：程氏三才法直刺人才（0.5～0.8寸），振颤催气，平补平泻。

丰隆：程氏三才法直刺人才（1～1.5寸），振颤催气，平补平泻。

（二）气血不足证

【症状】心悸不安，面色不华，头晕目眩，气短乏力，舌质淡，有齿痕，脉象细弱或结代。

【理】久病体虚，或失血过多，或思虑过度，劳伤心脾，生化不足，气虚血少，不能上奉于心，神不得藏，从而发生心悸。气血虚不能养心，故心悸；气血不能上荣于面，故面色少华；气血不能上营于脑，则眩晕；舌为心苗，心主血脉，气血不足，故舌质淡，有齿痕，脉见细弱或结代。

【法】养心安神。

心主血，气血不足则神无所养，故取心的俞、募穴，手少阴、厥阴经穴为主。针刺用补法。

【方】心俞、巨阙、神门、内关、脾俞、胃俞、足三里。

前四穴同上；脾俞、胃俞调理脾胃，以益气血生化之源；足三里为强壮要穴，可补益气血。

【穴】（1）心俞、巨阙、神门、内关　论述同上。

（2）脾俞、胃俞、足三里　脾胃为气血生化之源，心神需气血濡养方能藏于心中，三穴合用共奏健脾补胃、益气养血，心神得安则惊悸、怔忡自止。

【术】心俞：斜刺（0.5～0.7寸），飞旋补法。

巨阙：直刺（0.5～0.8）寸，飞旋补法。

神门：程氏三才法直刺地才（0.5～0.8寸），振颤催气，飞旋补法。

内关：程氏三才法直刺地才（1～1.2寸），振颤催气，飞旋补法。

脾俞、胃俞：斜刺（0.5～0.7寸），飞旋补法。

足三里：程氏三才法直刺地才（1.5～2寸），飞旋补法。

（三）阴虚火旺证

【症状】心悸不安，心烦少寐，头昏目眩，耳鸣，舌质红少苔，脉细数。

【理】房室过度，遗泄频繁；或久病虚劳，伤及肾阴，水不济火，心肾不交，虚火妄动，扰动心神而致心悸。肾阴不足，水不济火，以致心火内动，扰乱心神，故心悸而烦，不得安眠；阴虚于下，阳盛于上，则眩晕、耳鸣；舌红少苔，脉细数均为阴虚阳亢之征。

【法】益阴降火。

心肾不交，虚火扰动心神，故取心的俞、募穴，手少阴、厥阴经穴为主，兼补肾水而上济心火。针刺心之俞穴泻法、肾之俞穴补法。

【方】心俞、巨阙、神门、内关、厥阴俞、肾俞、太溪。

前四穴同上；肾俞、太溪益肾阴；厥阴俞清心火。

【穴】(1) 心俞、巨阙、神门、内关　论述同上。

(2) 厥阴俞　足太阳膀胱经穴，心包背俞穴。《经穴命名浅解》曰："是穴为手厥阴心包络脉气转输之处，主治胸膈、心及诸疾，因名厥阴俞。"故该穴有清心泻热之能，降心火而安心神。

(3) 肾俞、太溪　两穴合用以滋补肾水，水火既济则心神自安。

【术】心俞、厥阴俞：斜刺 (0.5～0.7 寸)，飞旋泻法。

巨阙：直刺 (0.5～0.8) 寸，飞旋泻法。

神门：程氏三才法直刺天才 (0.2～0.3 寸)，振颤催气，飞旋泻法。

内关：程氏三才法直刺天才 (0.5～0.8 寸)，振颤催气，飞旋泻法。

肾俞：程氏三才法直刺人才 (0.8～1 寸)，飞旋补法。

太溪：程氏三才法直刺地才 (0.8～1 寸)，振颤催气，飞旋补法。

(四) 水饮内停证

【症状】心悸头昏，咳吐痰涎，胸脘痞满，神疲乏力，肢冷形寒。舌苔白，脉弦滑。脾肾阳虚者，则兼见小便短少，渴不欲饮，舌苔白滑，脉象沉弦或急促。

【理】心阳不振，水饮上逆，或脾肾阳虚，水饮内停，水气凌心，均可导致本病。水湿不化，聚而成饮，饮邪上迫，使心阳被抑；阳气不达于四肢则形寒肢冷而乏力；苔白，脉弦滑为水饮之象；脾肾阳虚则气化不利，故小便短小，渴不欲饮；舌苔白而水滑，脉沉弦。为脾肾阳虚、水饮内停之象；脉来急促为心阳衰微之征。

【法】温阳化饮。

心阳不振，阳虚水泛扰及心神，故取心之俞、募穴，手少阴，厥阴经穴为主。针刺先泄后补，可加用灸法。

【方】心俞、巨阙、神门、内关、水分、关元、神阙、阴陵泉。

前四穴同上；关元、神阙、水分、阴陵泉振奋心阳，健脾化饮。

【穴】(1) 心俞、巨阙、神门、内关　论述同上。

(2) 水分、关元、神阙、阴陵泉

水分，《经穴命名浅解》云："考该穴主治腹胀水肿，大小便不利，针之有利水，分别清浊之效，因名水分。"

关元，是任脉穴，小肠募穴，又是足三阴经和任脉的交会穴。灸之可大补元阳，助命门之火以温化水液。

神阙，即言脐为神气出入之通道，故《丹医秘授古脉法》云“脐不仅为先天得气之处，亦为后天得气之处，亦神客在门，故曰神阙。”脐内通五脏，外达四旁，且前贯任脉，后应督经，脐又位处中州根系于肾、命门，故为人身重要枢纽，隔姜灸可振奋阳气以利水。

阴陵泉，见泄泻的“湿热证”。

【术】心俞：斜刺（0.5~0.7寸），飞旋泻法。

巨阙：直刺（0.5~0.8）寸，飞旋泻法。

神门：程氏三才法直刺人才（0.3~0.5寸），振颤催气，先飞旋泻法，再行飞旋补法。

内关：程氏三才法直刺人才（0.8~1.0寸），振颤催气，飞旋泻法，再向下刺至地才（1.0~1.2寸），行飞旋补法。

水分、关元：取清艾条一根，点燃后悬于穴位之上，艾火距皮肤2~3cm，灸10~20分钟，灸至皮肤温热红晕，而又不致烧伤皮肤为度。

神阙：取生姜一块，切成厚约0.2~0.5cm厚的姜片，大小可据穴区部位所在和选用的艾炷的大小而定，中间用针穿刺数孔。施灸时，将其放在穴区，置大或中等艾炷放在其上，点燃。待局部有灼痛感时，略提起姜片，或更换艾炷再灸。灸5~10壮，以局部潮红为度。

阴陵泉：程氏三才法直刺人才（1.0~1.5寸），振颤催气，先行飞旋泻法，后行飞旋补法。

二、验案分析

肖某，女，51岁。

主诉：胸闷、心悸半年，加重1周。

现病史：患者诉自去年夏天某天，无缘故的出现胸前区憋闷疼痛，起初偶尔出现未在意，后疼痛经常发作。同时自觉上楼气短，或劳累的时候发作频繁，且较前易疲劳。遂于西医院诊治，诊断为心肌梗死。因近1周症状有所加重，故欲服用西药时接受针灸治疗。患者自认为身体素质差，诉结婚较晚，婚后欲孕，但两次出现流产，现有一女，已17岁。现患者仍胸闷疼痛不舒，心悸不安，气短乏力，头晕目眩，失眠，面色不华，舌质淡，有齿痕，脉象细弱。

辨证：气血不足证。

治则：养心安神。

处方：心俞、巨阙、神门、内关、脾俞、胃俞、足三里、膈俞

刺法：针刺用补法。

【理】心具有主血脉和主神志的生理功能。心主血脉是指一是行血以输送营养物质以供养全身，使五脏六腑、四肢百骸、肌肉皮毛，整个身体都获得充分的营养，藉以维持其正常的功能活动；二是生血，使血液不断地得到补充。

精气是产生神的物质基础。《灵枢·本神》“生之来谓之精，两精相搏谓之神”。但是神是随着个体的发生、发育、成长、消亡而发生、发展和消亡。神由先天之精气所化生，当胚胎形成之际，生命之神也就产生了。出生之后，在个体发育过程中，神还必须依赖于后天水谷精气的充养。所以《灵枢·平人绝谷》谓“神者，水谷之精气也”。这也就是说气、血、津液、精等是人体脏腑功能活动的物质基础。神志是心脏生理功能之一，心脏运送血液以营养全身，也包括为自身提供生命活动必要的物质，所以就这个意义讲，又说血液是神志活动的物质基础。故《素问·八正神明论》曰“血气者，人之神”，《灵枢·营卫生会》“血者，神气也”。因此，心主血脉的功能异常，亦必然出现神志的改变，相对应的治疗方法则是调节心主血脉功能的正常发挥，虚则补之，气血充则神有所依；实则泻之，气血运行畅达，则神可以发挥正常的生理功能。

【法】养心安神。

对于由气血不足引起的心悸，则需养心安神，故取穴以心之俞、募穴及手少阴、厥阴经穴为主。

【方】本案中程老选择如下处方：

心俞、巨阙、神门、内关、脾俞、胃俞、足三里、膈俞。

【穴】（1）心俞、巨阙、神门、内关　内关之功能为宣通心阳，调气，开心胸之郁痹。巨阙为任脉穴，能降胸膈之逆气。内关、巨阙相配，调气降逆，行气通痹，活血通脉。内关与神门相配，而神门为心经穴，是心神之门户，泻之能清心火，补之能安神定志，配合内关，为治疗心经病证的优选良方。四穴并用能调理心脏气血，有宁心安神之效。

（2）脾俞、胃俞、足三里、膈俞　脾胃为气血生化之源，为后天之本，通过对饮食物的消化吸收来化生血液，故取脾俞、胃俞、足三里以健脾调胃，益气生血。膈腧为血会，刺之一方面可以补血养血，另一方面可以通膈降逆，疏通气机的运行，从而推动化生出的血液输布到全身各处。

【术】不足者补之，故针刺用补法。

第十八节　癫　痫

癫与痫均属于神志失常的疾病。

癫病是由于情志所伤，或先天遗传，导致痰气郁结，蒙蔽心窍，或阴阳失调，精神失常，临床表现以精神抑郁，表情淡漠，沉默痴呆，喃喃自语，出言无序，静而多喜少动为特征的一种常见多发的精神病。

痫病是由先天或后天因素，使脏腑受伤，神机受损，元神失控所导致的，以突然意识丧失，发则仆倒，不省人事，两目上视，口吐涎沫，四肢抽搐，或口中怪叫，移时苏醒，醒后一如常人为主要临床表现的一种发作性疾病。又称为“痫证”、“癫痫”、“羊痫风”等。可发生于任何年龄段。

西医学精神分裂症及情感障碍中的抑郁症，其临床表现与本病类似。痫证相当于西医学的癫痫病，包括癫痫病的大发作、小发作、精神运动性发作、局限性发作等各种类型。对于继发性癫痫，应积极治疗其原发病。

一、辨证论治

（一）癫证

【症状】发病缓慢，初起先有精神苦闷，神志呆滞，继则言语错乱，喜怒无常，或终日不语，喜静多睡，不知秽洁，不思饮食，舌苔薄腻，脉象弦细或弦滑。

【理】由思虑太过，情志不畅，使肝气郁结，脾气不升，气郁痰结，蒙蔽心窍而出现种种神志异常的证候；痰浊中阻，故不思饮食而舌苔薄腻，痰气郁结，则脉弦细或弦滑。

【法】疏肝、宁神、安痰。

心藏神而肝藏魂，故取心、肝有关腧穴为主。毫针平补平泻法。

【方】心俞、肝俞、脾俞、神门、丰隆。

本证由痰气郁结病及心肝脾三脏所致，故取心俞开心窍，肝俞疏肝郁，脾俞运脾气，取神门、丰隆以化痰浊而宁心神。

【穴】（1）心俞、肝俞、脾俞

心俞，足太阳膀胱经穴，心之背俞穴。心主神志，为君主之官，气郁痰结蒙蔽心窍则心神受扰，本穴有疏通心络、调理气血而宁心安神的作用，故《备急千金要方》中说：“……心俞主悲愁恍惚，悲伤不乐。”《太平圣惠方》也谓该穴能“理心中风，狂痫，心气乱语，悲泣……”

肝俞，足太阳膀胱经穴，肝之背俞穴。《针灸甲乙经》云：“癫疾，膈俞及肝俞主之。”

脾俞，足太阳膀胱经穴，脾之背俞穴。脾为生痰之源，本穴可健脾化痰而宁心神。

（2）神门、丰隆

神门，《针灸穴名解》云："治恐悸，呆痴，健忘，狂痫等。神识不清诸证，取本穴以开心气之郁结，故称'神门'。开之，使神志得舒也。"

丰隆，为足阳明胃经穴，本经络穴。络穴，别走太阴，交通脾胃两经气血，为化痰除湿要穴，如《循经考穴编》说丰隆可治"一切风痰壅盛。"

【术】心俞、脾俞：斜刺（0.5~0.7寸），平补平泻。

肝俞：斜刺（0.5~0.7寸），飞旋泻法。

神门：程氏三才法直刺人才（0.3~0.5寸），振颤催气，平补平泻。

丰隆：程氏三才法直刺人才（1~1.5寸），振颤催气，平补平泻。

（二）痫证

1. 发作时病证

【症状】本病发作时，常先觉头晕头痛，胸闷欠伸。旋即昏倒仆地，神志不清，面色苍白，牙关紧急，两目上视，手足抽搐，口吐涎沫，并发出类似猪羊的叫声，甚至二便失禁，不久，渐渐苏醒，症状消失，除感疲乏无力外，饮食起居如常，舌苔白从，脉多弦滑。

【理】眩晕头痛，胸闷欠伸，均为风痰上逆之前驱症状，肝风内动，挟痰上逆，心神被蒙，故见神昏、抽搦，两目上视；风痰上扰，故吐涎沫；苔白腻，脉滑，均为痰浊蕴伏之侯，风痰聚散无常，故时常发作，而醒后一如平人。

【法】化痰开窍，平肝息风。故取督脉、任脉、肝经腧穴为主，毫针泻法。

【方】水沟、鸠尾/间使、太冲、丰隆。

水沟、鸠尾可醒脑开窍，间使、丰隆、太冲清心安神，化痰息风。

【穴】(1) 水沟、鸠尾

①水沟，督脉穴，《针灸甲乙经》云："水沟，在鼻柱下人中，督脉手足阳明之会。"又说："癫疾互引，水沟及龈交主之。"本穴为任、督脉气交接之处，又通畅阳明经气血，有开窍醒神之能，为十三鬼穴之一，《千金翼方》说："针邪鬼病……扁鹊曰：百邪所病者有十三穴……第一初下针，从人中名鬼堂。"

②鸠尾，任脉穴，本经络穴。王冰注释内经时说："鸠尾，心前穴名也，其正当心蔽骨之端，言其骨垂下如鸠鸟尾形，故以为名也。"《圣济总录》用本穴"治心风惊痫发癫，不喜闻人语……"。

(2) 间使、太冲、丰隆

①间使，本穴也是十三鬼穴之一，又名鬼路，《经穴命名浅解》中"考该穴主治精神失常，癔病怕惊。《金鉴》记载：'有如鬼神形使其间'，因名间使。"

②太冲：五脏中肝主疏泄气机，太冲为肝经原穴，刺之可平肝泻热，行气导滞，

③丰隆，见“癫证”。

【术】水沟：向上斜刺（0.3~0.5寸），飞旋泻法。

鸠尾：向下斜刺（0.4~0.6寸），飞旋泻法。

间使：程氏三才法直刺人才（0.8~1寸），振颤催气，飞旋泻法。

太冲：程氏三才法直刺人才（0.3~0.5寸），振颤催气，飞旋泻法。

丰隆：程氏三才法直刺人才（1~1.5寸），振颤催气，飞旋泻法。

2. 发作后病证

【症状】发作之后，精神萎靡，面色不华，头晕、心悸，食少、痰多，腰酸腿软，舌质淡，苔白，脉细滑。

【理】痫证时发，耗伤正气，故精神萎靡，血少则面色不华，不能上营于脑则头晕，不能奉养于心则心悸，脾阳不振，则饮食不化精微，生湿聚痰，故食少痰多；肾精不足，故腰肢痠楚乏力。舌质淡，苔白，脉细滑，乃气血亏耗，痰湿内蕴之征。

此证为平息期。

【法】养心、安神健脾、益肾。

故取心、脾、肾经腧穴为主，毫针平补平泻法。

【方】心俞、印堂、神门、三阴交、太溪、腰奇。

随证配穴：白昼发作者：申脉；夜间发作者：照海；痰浊壅滞者：中脘、丰隆；气血大虚者：关元、足三里。

心俞、印堂、神门三穴合用，以养心安神，三阴交、太溪以补脾益肾；腰奇为治疗痫证经验效穴。本病昼发者取阳跷脉之申脉，夜发者取阴跷脉之照海；中脘、丰隆和胃化痰；关元调补气血，三阴交滋阴、健脾、助阳，足三里升阳、益胃、和中。二者阴阳相和，表里相配，健脾温中，益气养血。又因足三里能升能降，两者相伍，补中兼行。

【穴】（1）心俞、印堂、神门

①心俞见“癫证”

②印堂，经外奇穴，亦属局部取穴，以醒脑提神，《类经图翼》等书中用本穴治疗“中风，风痫”。

③神门，《针灸穴名解》云：“治恐悸，呆痴，健忘，狂痫等。神识不清诸证，取本穴以开心气之郁结，故称‘神门’。开之，使神志得舒也。”

（2）三阴交、太溪

①三阴交，为足太阴脾经穴，也是足三阴经交会穴，能通调肝、脾、肾三脏。

②太溪，足少阴肾经穴，原穴、五输穴中输穴。

两穴配位，先、后天同补，气血足而精神安。

（3）腰奇　在骶部，当尾骨端直上2寸，骶角之间凹陷中。经外奇穴，治癫痫有奇效。

（4）白昼发作者　申脉足太阳膀胱经穴，八脉交会穴之一，通阳跷脉。白昼为阳，该穴可疏通阳经气血，故《针灸甲乙经》云："癫狂互引，僵仆，申脉主之。"

（5）夜间发作者　照海是足少阴肾经穴，八脉交会穴之一，通阴跷脉。夜间属阴，本穴长于疏通阴经气血，故《针灸甲乙经》云："善惊，悲不乐，如堕坠……照海主之。"

（6）痰浊壅滞者　中脘、丰隆。

①中脘，为任脉穴，又是胃之募穴、八会穴中腑会。

②丰隆，见咳嗽"痰浊阻肺证"。

（7）气血大虚者　关元、足三里。

①关元，是任脉穴，小肠募穴，又是足三阴经和任脉的交会穴，可大补元气。

②足三里，为足阳明经穴，胃的合穴及下合穴。胃为水谷之海，气血生化之源，本穴可健脾和胃而益气血之源。

【术】心俞：斜刺（0.5~0.7寸），平补平泻。

印堂：横刺（0.3~0.5寸），平补平泻。

神门、太溪、申脉、照海：程氏三才法直刺人才（0.3~0.5寸），振颤催气，平补平泻。

三阴交：程氏三才法直刺地才（1.3~1.5寸），振颤催气，平补平泻。

腰奇：向上沿皮平刺（0.8~1寸），平补平泻。

中脘、丰隆、足三里：程氏三才法直刺人才（1~1.5寸），振颤催气，平补平泻。

关元：程氏三才法直刺人才（0.8~1.2寸），振颤催气，平补平泻。

二、验案分析

廖某，男，40岁。1978年6月就诊。

主诉：患精神分裂症3年。

现病史：患者自诉3年前因家中变故而外出打工以供家用，职业为某大厦保安。近3年出现失眠症状，入睡难且易醒、多噩梦，同时开始怀疑身边的人，总感觉周围人眼神怪异，或听见有人在说其坏话。于西医院诊断为精神分裂症，并予以治疗，未见良效。现见患者语声低微，且低头说话，表情淡漠，面色不华，有人从身边走过即警觉性的抬头。舌苔薄腻，脉象弦细或弦滑。

辨证：癫证。

治则：疏肝、宁神、安痰。

处方：心俞、肝俞、脾俞、神门、丰隆、合谷、太冲、三阴交。

刺法：针用平补平泻法。

二诊：患者准时到院复诊，能够继续接受治疗，且接受治疗时较为配合、神情较为平静。

三诊：按照前法继续予以治疗，且予以心理辅导。

针刺治疗1个疗程之后，患者自诉夜间睡眠较以前有所改善。后继续接受针灸治疗3个疗程。患者精神状态较以前大有好转，且因工作勤恳而得到涨薪，家中困难得到很大解决。后隔月来院治疗予以巩固。

【理】癫证多由思虑太过，所愿不遂，以致肝失条达，心脾受损，心虚神耗，脾失健运，神无所养，痰涎内生，蒙蔽心窍，精神失常，发为本证。

该案患者因家中变故而心事重重，离家外出打工，周边无熟稔之人，心中略感无助，且为家中顶梁柱，自觉肩上压力极大，且平素为少言寡语之人，故多独自一人考虑问题，少有与人商量，因而出现了因思虑过度而致的精神疾患。

《医家四要·病机约论·癫狂者审阴阳之邪并》言："癫疾始发，志意不乐，甚则精神痴呆，言语无伦，而睡于平时，乃邪并于阴也。……盖癫之为病，多因谋为不遂而得"。故对与本病的治疗予以疏肝、宁神、安痰、补益气血治法。穴取心、肝有关腧穴为主。

"思则气结"，气机不畅，则机体气血运行受阻，一方面无力营养诸脏而发挥各脏之生理功能。《备急千金要方》谓"心主神。神者，五脏专精之本也。为帝王监领四方，夏旺七十二日，位在南方，离宫火也。有生之来谓之精，两精相搏谓之神，所以任物谓之心神者，心之藏也"，故心主神之功能失常，则神不安而出现失眠、噩梦。《内经》云"血者，神气也"、"人之血气精神者，所以奉生而周于性命者也；经脉者，所以行血气而营阴阳，濡筋骨利关节者也；卫气者，所以温分肉，充皮肤，肥腠理，司开合者也；志意者，所以御精神，收魂魄，适寒温，和喜怒者也。是故血和则经脉流行，营复阴阳，筋骨劲强，关节清利矣；卫气和则分肉解利，皮肤调柔腠理致密矣；志意和，则精神专直，魂魄不散，恚怒不起，五脏不受邪矣；寒温和则六腑化谷，风痹不作，经脉通利，肢节得安矣。此人之常平也"，故机体气血不足亦可出现血不养神之症。

【法】本证为思虑过度所致，应以疏肝解郁、养心安神以除癫证。

【方】本案中程老选择如下处方：心俞、肝俞、脾俞、神门、丰隆、合谷、太冲、三阴交。

【穴】肝为血海、脾胃为气血生化之源，故取心俞、肝俞、脾俞以养心安神、疏肝解郁。《玉龙歌》云："神门独治痴呆证"，故取神门、三阴交与心俞相配而开心窍，醒神明；取丰隆、合谷、太冲以助肝俞行气疏解肝郁、化痰浊而宁心神。

【术】郁者开之，不足补之，故行平补平泻法。

第十九节 消渴

消渴是以多饮、多食、多尿、身体消瘦，或尿浊、尿有甜味为特征的病证。消渴之名首见于《内经》。后世医家在临床实践的基础上，根据本病的"三多"症状的轻重缓急，把本证分为上、中、下三消，如《证治准绳》中有"渴而多饮为上消；消谷善饥为中消；渴而便数有膏为下消"。本病涉及脏腑与肺、胃(脾)、肾有关系。

本病的基本病机是阴虚为本，燥热为标，故清热润燥、养阴生津为本病的治疗大法。《医学心悟，三消》云："治上消者，宜润其肺，兼清其胃"；"治中消者，宜清其胃，兼滋其肾"；"治下消者，宜滋其肾，兼补其肺"，可谓深得治疗消渴之要旨。由于本病常发生血脉瘀滞及阴损及阳的病变，以及易并发痈疽、眼疾、劳嗽等症，故还应针对具体病情，及时合理地选用活血化瘀、清热解毒、健脾益气、滋补肾阴、温补肾阳等治法。

一、辨证论治

(一) 上消证

【症状】口干舌燥，烦渴多饮，尿频量多。舌尖红，苔薄黄，脉洪数。

【理】肺热炽盛，耗液伤津，肺不布津，故口干舌燥，烦渴多饮。肺主治节，燥热伤肺，治节失职，水不化津，直趋于下，故尿频量多。正如《医学纲目·消瘅门》说："盖肺藏气，肺无病则气能管摄津液之精微，而津液之精微者收养筋骨血脉，余者为溲。肺病则津液无气管摄，而精微者亦随溲下。"舌尖红、苔薄黄、脉红数为内热炽盛之象。

【法】清热润肺，生津止渴。

背俞穴是脏腑之气输注于背腰部的腧穴，可以治疗与其相应脏腑的脏腑病证。故治疗是取相应背俞穴为主，配以相应病变脏腑的本经穴。针刺补泻兼施。

【方】肺俞、脾俞、胃俞、肾俞、足三里、三阴交、太溪、太渊、少商。

取肺脾胃俞穴、少商、太渊等穴以清肺胃之火热，取肾俞、足三里、三阴交、太溪等穴，以滋肾润肺养阴。

【穴】(1) 肺俞、脾俞、胃俞、肾俞、胃脘下俞　《灵枢·五变》曰："五脏皆柔弱者，善病消瘅"，其中与肺、胃（脾）、肾关系最为密切。张锡纯《医学衷中参西录·治消渴方》中认为"膵为脾之副脏……迨至膵病累及于脾，致脾气不能散精达肺则津液少，不能通调水道则小便无节，是以渴而多饮多溲也"，故穴取背俞穴。

(2) 足三里、三阴交、太溪　足三里为四总穴之一，可疏通经络，调和气血，强健脾胃。详见昏厥"虚证"。

太溪，足少阴肾经穴，原穴、五输穴中输穴。太溪出于《灵枢·九针十二原》："阴中之太阴，肾也。其原出于太溪。"太，为大之甚的意思，溪为山间流水，《针灸穴名解》认为"本穴出于内踝之后，凹隙大深之处，故名'太溪'"。太溪穴为肾之输穴、原穴，足少阴肾经气血在此处开始旺盛，最能反映肾脏盛衰，本穴行补法有补肾气、益肾阴、健脑髓、强腰膝之能，所谓"五脏有疾，当取十二原穴"。

足三里、三阴交和太溪相配，可培补先天，滋养后天，使气血阴阳平衡。

(3) 太渊、少商　太渊为肺经原穴，五腧穴中的输穴，八脉交会穴。少商为肺经井穴。均为特定穴，取肺经本经穴治疗上消是属局部取穴。

【术】肺俞、脾俞、胃俞：斜刺（0.5~0.7 寸），飞旋补法。

肾俞：程氏三才法直刺人才（0.8~1.2 寸），飞旋补法。

足三里：程氏三才法直刺人才（1~1.5 寸），振颤催气，飞旋补法。

三阴交：程氏三才法直刺人才（0.8~1.2 寸），振颤催气，飞旋补法。

太溪：程氏三才法直刺人才（0.3~0.5 寸），振颤催气，飞旋补法。

太渊：直刺（0.3~0.5 寸），飞旋泻法。

少商：直刺（0.1~0.2 寸），飞旋泻法。

（二）中消证

【症状】胃中嘈杂，多食善饥，烦热，汗多，形体消瘦，大便干结，小便量多、浑黄，苔黄而燥，脉滑数。

【理】胃火炽盛，腐熟水谷力强，故多食易饥。阳明热盛，耗伤津血，无以充养肌肉，故形体消瘦。胃津不足，大肠失其濡润，故大便干燥。苔黄、脉滑实有力，是胃热炽盛之象。

【法】清胃泻火，养阴增液。取肺胃相关腧穴以清肺胃之火，取脾肾相关腧穴，以滋肾阴补胃阴，针刺采用补泻兼施法。

【方】肺俞、脾俞、胃俞、肾俞、足三里、三阴交、太溪、中脘、内庭。

肺脾胃俞、中脘、内庭以清肺胃火热，足三里、三阴交、肾俞、太溪以滋肾阴养胃阴。

【穴】(1) 肺俞、脾俞、胃俞、肾俞、足三里、三阴交、太溪：同上证。

(2) 中脘配内庭 中脘，见呕吐“饮食停积证”。

内庭为阳明经荥穴，因“荥主身热”，且该穴五行属水，故刺内庭有清热泻火、以水抑火、引气下行之功，《难经·六十二难》中提出“荥主身热”，故取足阳明胃经之荥穴内庭，调理胃肠、疏风清热，泻脏腑之火。

中脘配内庭可清胃泻火，养阴增液。

【术】(1) 肺俞、脾俞、胃俞、肾俞、胃脘下俞、足三里、三阴交、太溪：同上证。

(2) 内庭：程氏三才法直刺人才 (0.3~0.5 寸)，飞旋泻法。

中脘：程氏三才法直刺人才 (0.8~1.2寸)，飞旋补法。

(三) 下消证

【症状】小便频数、量多、浑浊，渴而多饮，头晕，视物模糊，颧红，虚烦，多梦，遗精，腰膝酸软，皮肤干燥，全身瘙痒，舌红、少苔，脉细数。

【理】肾虚无以约束小便，故小便频数。肾失固摄水谷精微下注，故小便浑浊如膏，有甜味。水谷精微随尿液下注，无以熏肤充身，故头晕、视物模糊、皮肤干燥、全身瘙痒。肾主骨，腰为肾之府，故腰膝酸软。颧红、舌红、少苔、脉细数为肾阴亏虚之象。

肾为先天之本，主藏精而寓元阴元阳。肾阴亏虚则虚火内生，上燔心肺则烦渴多饮，中灼脾胃则胃热消谷，肾失濡养，开阖固摄失权，则水谷精微直趋下泄，随小便而排出体外，故尿多味甜。

【法】滋阴益肾，培元固本。取肺胃相关腧穴以清肺胃火热，取肝肾相关腧穴以养肝肾阴血。针刺补泻兼施。

【方】肺俞、脾俞、胃俞、肾俞、足三里、三阴交、太溪、太冲、照海、血海。

肺俞、脾俞、胃俞，以清火热；足三里、三阴交、太溪、太冲、照海、血海，以养肝肾阴血。

【穴】(1) 肺俞、脾俞、胃俞、肾俞、足三里、三阴交、太溪：同上。

(2) 太冲、照海、血海。

太冲，见中风“闭证”。

血海为脾经上穴位，出自《脉经》“尺脉弦，小腹痛，小腹及脚中拘急，……针血海泻之”。《古法新解会元针灸学》云：“血海者，是心生血，肝藏血，肾助血，足三阴，肾之阴谷，肝之曲泉，脾之阴陵泉皆生潮之处。三阴并行、通血之要路。若刺委中大筋，赖刺脾运之血涌出，故能止少腹胀与水泻绞痛，是其验也，故名血海。”顾名思义，本穴可治疗有关血症的一切疾病。

照海归肾经，为八脉交会穴之一，即可治疗肾经和奇经八脉的一切病证。

太冲和照海和血海相配，可养肝血，健脾气，补肾元，以奏滋阴益肾、培元固本之效。

【术】肺俞、脾俞、胃俞、肾俞、足三里、三阴交、太溪：同上。

太冲、照海：程氏三才法直刺人才（0.3～0.5寸），振颤催气，飞旋泻法。

血海：程氏三才法直刺人才（0.8～1.2寸），振颤催气，飞旋泻法。

（四）阴阳两虚

【症状】小便频数，浑浊如膏，面色黧黑，憔悴，耳轮焦干，腰膝酸软，四肢乏力欠温，性欲减退，舌干、苔白，脉沉细无力。

【理】肾失固藏，肾气独沉，故小便频数、浑浊如膏。水谷精微随尿液下注，无以熏肤充身，残留之浊阴，未能排出，故面色黧黑不荣、头晕、视物模糊、皮肤干燥、全身瘙痒。肾主骨，腰为肾之府，故腰膝酸软。舌干、苔白、脉沉细无力为阴阳俱虚之象。

【法】益肾固摄、阴阳双补。此时表现为肺肾阴虚之象，故取各脏俞穴，以清热养阴，取脾胃肾经腧穴，以滋肾阴、养肾阳。针刺采用补泻兼施法。

【方】肺俞、脾俞、胃俞、肾俞、足三里、三阴交、太溪、气海、命门。

各背俞穴以清热养阴，足三里、三阴交、太溪以补脾健胃养肝肾，气海、命门以补肾助阳。

【穴】(1) 肺俞、脾俞、胃俞、肾俞、足三里、三阴交、太溪　同上。

(2) 气海配命门

①命门，督脉穴位。《针灸甲乙经》：“命门，一名属累……督脉气所发。”命门在两肾之间，为人身生命之门，攸关死生之处，故《医经理解》云：“命门……当两肾中间为静道所出，是生之门，死之门也”。因此，补命门穴可补肾培元，填精益髓。

②气海，为人体之气汇聚之处，两穴相配可以益肾固摄、阴阳双补。

【术】(1) 肺俞、脾俞、胃俞、肾俞、足三里、三阴交、太溪　同上。

(2) 气海　程氏三才法直刺人才（0.8～1.2寸），振颤催气，飞旋补法。

(3) 命门　程氏三才法直刺人才（0.5～0.8寸），飞旋补法。

二、验案分析

赵某，男，54岁，1998年5月10日初诊。

主诉：近1个月身体消瘦，体重减轻10斤。

现病史：患者近期自觉饮食增加，但仍常感饥饿，胃中嘈杂不舒，近1个月的时间体重减轻5kg左右，伴大便干燥，心烦，汗多。后经查体发现空腹血糖6.8mmol/L，餐后2小时血糖11.0mmol/L。苔黄而燥，脉滑数。

辨证：消渴病之中消。

立法：清胃泻火，养阴增液。

处方：肺俞、脾俞、胃俞、肾俞、足三里、三阴交、太溪、中脘、内庭。

刺法：中脘、内庭：行泻法，余穴补法。

治疗3次，患者空腹血糖降至6.5mmol/L，餐后血糖降至10.8mmol/L，大便恢复正常，心烦有所减轻；后又连续治疗5次，空腹血糖降至6.1mmol/L，餐后血糖8.9mmol/L，饮食有所减少，后患者加服降糖药，之后未坚持治疗。

【理】胃为水谷之海，主腐熟水谷，脾为后天之本，主运化，为胃行其津液。患者胃火炽盛，脾阴不足，故虽腐熟水谷力强，但运化失职，以致成消渴之证。

【法】胃中火盛，脾阴不足，故需清泻胃火，滋阴增液。

【方】本案中程老选择如下穴位：肺俞、脾俞、胃俞、肾俞、足三里、三阴交、太溪、中脘、内庭。

【穴】肺俞、脾俞、胃俞、肾俞：消渴根本在于肺、脾、肾三脏失调，故取各脏之背俞穴以健脾补肺滋肾；脾胃相表里，同属中焦，故加胃俞以和胃。

足三里、三阴交、太溪：三者相配可培补先天，滋养后天，使气血阴阳平衡。

中脘、内庭：可清胃泻火，养阴增液。

【术】该证为本虚标实，肺、脾、肾失调为本，故补益三脏，滋养阴血；胃火盛为标实，胃募和荥穴用泻法以清胃火。

第二十节　眩　晕

《黄帝内经》中称本病为“眩冒”、“目眩”、“掉眩”、“眩”等，《丹溪手镜》称“头眩”，并加以论述：“眩者，目摇动也。运者，运转，世谓之头旋。冒者，世谓之昏冒”；《丹溪心法》则说：“眩者，言其黑运转旋，其状目闭眼暗，身转耳聋，如立舟船之上，起则欲倒”；《医学入门》谓：“眩运或云眩冒，眩言其黑，运言其转，冒言其昏，其义一也。”而“眩晕”病名首见于宋代陈无择的《三因极一病证方论》，卷七设“眩晕证治：“方书所谓头面风者，即眩晕是也。”

眩晕为两种症状，眩是眼花，晕是头晕。轻者闭目自止；重者如坐舟车中，旋转不定，以致不能站立，因二者常同时出现，故统称眩晕，有时可伴有恶心、呕吐、出汗等症状，严重者可昏倒不知人事。

一、辨证论治

（一）肝阳上亢证

【症状】眩晕每因恼怒而增剧，急躁易怒，面红目赤，耳鸣，口苦，少寐多梦，舌苔黄，舌质红，脉弦数。

【理】《素问·至真要大论》中有“诸风掉眩，皆属于肝”之说，“无风不作眩”即来源于此。肝为风木之脏，主动、主升。肝主风气，包括内风和外风，《灵枢·大惑论》曰：“故邪中于项，因逢其身之虚，其入深，则随眼系以入于脑，入于脑则脑转，脑转则引目系急，目系急则目眩以转矣。”此乃外风伤人所致眩晕者。《素问·六元正纪大论》又说肝阳上亢，化风上扰亦可导致眩晕：“木郁之发，甚者耳鸣、旋转，目不识人，善暴僵仆。”叶天士和陈修园皆主张内风致眩晕，如《临证指南医案》中说：“所患眩晕者，非外来之邪，乃肝胆之风阳上冒耳。”《医学从众录》曰：“风非外来之风，指厥阴风木而言。”

肝为将军之官，主谋虑，喜条达而恶抑郁，若谋虑太过，或忧郁恼怒，每使肝阴暗耗，或是肾水素亏，水不涵木，肝肾阴虚，则肝阳上亢，肝阳化火，火升则面红目赤，急躁易怒；肝藏魂，魂不安舍，则少寐多梦；舌苔黄，舌质红，口苦，脉弦数，乃阴虚火旺所致。

【法】益阴潜阳。

肝阳上亢之眩晕主要责之肝、肾，故取足厥阴、少阴经穴为主。根据情况毫针补泻兼施。

【方】风池、行间、肝俞、肾俞、太溪。

补肾俞、太溪以补益肾水，泻肝俞、行间、风池以平肝潜阳。

【穴】（1）风池、行间、肝俞

①风池：见感冒“风寒证”。同时，《类经图翼》中有风池“主治中风偏正头痛……目眩赤痛……。”《眼科龙木论》言本穴：“治目眩，苦头痛……。”而《通玄赋》则云：“头晕目眩觅风池。”

②行间：为足厥阴肝经穴，本经荥穴。《灵枢·九针十二原》言：“所溜为荥”，张介宾在《类经》中解释为：“急流曰流，小水曰荥。脉出于井而流于荥，

其气尚微也。”“荥主身热”，故荥穴有清热泻火、通经活血的作用。用此穴与肝俞配伍，可清泄肝经风火而止眩。

③肝俞：是足太阳膀胱经穴，肝之背俞穴。本穴穴近肝脏，为转输肝气之处，故擅治肝脏疾病。《备急千金要方》中说：“肝中风者……急灸肝俞百壮……”；《医心方》也说：肝俞“主……目眩头痛。”《云岐子论经络迎随补泻法》云：“头痛冒眩……刺肺俞、肝俞夺其邪气。”因此，刺肝俞能泻肝经之热而清肝止眩。

（2）肾俞、太溪

①肾俞：参考哮喘“肾虚证”。在此取肾俞，可滋补肾阴、填精益髓，使脑髓充足、肝阳有所制约而眩晕自止。

②太溪：此穴补肾之能非他穴可及，故临床常用太溪和肾俞合用以益肾滋阴，使髓海得充。参考哮喘“肾虚证”。

【术】肝俞：斜刺（0.5～0.7寸），飞旋泻法。

行间：程氏三才法直刺地才（0.5～0.8寸），振颤催气，飞旋泻法。

风池：程氏三才法向鼻尖方向斜刺天才（0.3～0.5寸），振颤催气，飞旋泻法。

肾俞：程氏三才法直刺人才（0.8～1.2寸），振颤催气，飞旋补法。

太溪：程氏三才法直刺人才（0.3～0.5寸），振颤催气，飞旋补法。

（二）气血两虚证

【症状】眩晕而兼见面色㿠白，四肢无力，心悸少寐，唇甲不华，倦怠懒言，舌质淡，脉细弱。大病或失血之后，每多见此证，甚则眩晕昏倒，劳累即发。

【理】气血两虚，不能上营于脑，故眩晕；心主血脉，其华在面，脾司运化，生化气血，心脾亏损，气血不足，则面色无华，唇甲色淡；血虚不能养心，则心悸少寐；气虚则体倦懒言，神疲纳减，劳累即发；舌质淡，脉细弱，为气血两虚之象。

气虚一则清阳不展，脑海不明；二则无力带血上行充养脑髓而致头晕目眩。故《灵枢·口问》曰：“上气不足，脑为之不满，耳为之苦鸣，头为之苦倾，目为之眩。”血虚可直接导致脑失所养，亦可出现无法载气上行而致上气不足，故张景岳直接提出“无虚不作眩”，他在《景岳全书》中说：“余则曰无虚不能作眩，当于治虚为主，而酌兼其标。孰是孰非，余不能必，姑引经文以表其大意如此。”《丹溪心法》则认为：“淫欲过度，肾家不能纳气归元，使诸气逆奔而上，此气虚眩运也。吐衄漏崩，肝家不能收摄荣气，使诸血失道妄行，此血虚眩晕也。”

【法】补益气血。

眩晕部位在头，故取局部穴来止眩；配合腹背和四肢远端穴位来健脾胃而补气血，故取任脉、足太阴、阳明经穴为主。毫针补法，兼用灸法。

【方】百会、脾俞、关元、足三里、三阴交。

百会在巅顶，疏通头面局部气血；脾俞、关元、足三里、三阴交健脾胃而补气血，使脑有所养。

【穴】百会、脾俞、关元、足三里、三阴交

(1) 百会　擅治头面疾病，如《普济方》中用百会“疗头风头痛，目眩……”而且此穴位于巅顶，《医宗金鉴》中说：“百会穴，提补阳气上升。”临床常用灸法来提升气血，脑中气血充足则眩晕自止。

(2) 脾俞　善健脾补胃，使后天之本充足而能化源气血。

(3) 关元　任脉穴，关乎人体元气之处，元气为人体气之根本，气能生血，气足则血充，故灸关元可通过补气来补血。

(4) 足三里　可强健脾胃，同脾俞配伍能补后天之本，益气血生化之源。

(5) 三阴交　《古今医统大全》中认为该穴可“主脾胃虚弱”，《针灸穴名解》中说：“凡属肝脾肾三经证之关于血分者，统能治之，如药之当归也。”中药当归有补血活血之效，故《韩氏医通》说“当归主血分之病”，正与三阴交穴同效。因此，刺本穴可健脾益气、补益气血。

【术】百会：将艾条的一端点燃后，在距头顶约3～5cm的地方进行熏灼，连续灸5～10分钟，局部感到有温热感或发红为止。

脾俞、关元：取清艾条一根，点燃后悬于穴位之上，艾火距皮肤2～3cm，灸10～20分钟，灸至皮肤温热红晕，而又不致烧伤皮肤为度。

足三里：程氏三才法直刺地才（1.5～2寸），振颤催气，飞旋补法。

三阴交：程氏三才法直刺地才（1.2～1.5寸），振颤催气，飞旋补法。

（三）痰湿内阻证

【症状】眩晕而见头重如蒙，胸闷恶心，痰多，少食多寐，舌苔白腻，脉象濡滑。

【理】痰湿蒙蔽清阳，则眩晕头重；痰湿停阻中焦，气机不利，故胸闷恶心；脾阳不振，则少食多寐；苔白腻，脉濡滑，为痰湿内阻之征。

《金匮要略》在论痰饮时说：“心下有支饮，其人苦冒眩，泽泻汤主之。”提出眩晕和支饮停留有关，用泽泻汤消饮祛痰而治疗眩晕。此后朱丹溪针对前两种“风眩”和“虚眩”，提出了“无痰不作眩”的观点，在《丹溪心法》中写道：

"头眩，痰挟气虚并火。治痰为主，挟补气药及降火药。无痰则不作眩，痰因火动。"主张治疗此类眩晕应该利痰清热降火。明医张三锡也说："眩运悉属痰火，但分虚实多少而治（《医学准绳六要》）。"

【法】除湿化痰。

痰湿的产生主要责之脾胃，脾主运化痰饮水湿、脾又为生痰之源，故取脾胃俞、募穴为主以化痰。毫针平补平泻。

【方】头维、脾俞、中脘、内关、丰隆。

脾俞、中脘二穴合用，健脾胃以除湿；丰隆为胃之络穴，可降气化痰，头维治头晕；内关宽胸理气、和胃止呕。

【穴】(1) 头维　足阳明胃经穴，也是足少阳、阳明和阳维脉的交会穴。古以四角为维，因"此穴在头部额角之发际处，故名头维（《穴名释义》）。"《针灸穴名释义》则说："谓穴居头之隅角，是维系头冠之处，并可维护头部及四肢之阳气也。"故诸如眩晕等头部疾患，根据"经穴所在，主治所及"，本穴有清头明目的局部近治作用；又头维亦属胃经腧穴，兼有健胃化痰、活血通络之效。

(2) 脾俞、中脘　一为脾之背俞穴，一为胃之募穴，分别位于人体前后，脾与胃以膜相连，互为表里，故合用能补脾强胃，使脾胃健旺而痰湿自消。

(3) 内关、丰隆

①内关：《针灸穴名解》认为："本穴为治胸胁郁闷之主穴，以治胸腹胁肋诸般胀痛，如痰火积块，面热目昏诸证，均可取之。"《四总穴歌》中有"心胸内关谋"之说，即指内关穴可消除胸中痰浊痞满，宽胸理气而止眩。可参考呃逆"食积证"。

②丰隆：为化痰除湿要穴，可"主身湿（《备急千金要方》）"、"治风痰头痛"（《针经摘英集》）、"主痰晕，呕吐，哮喘"（《医学入门》），《循经考穴编》中更是认为丰隆可治"一切风痰壅盛。"丰隆穴在临床有"二陈汤"之美誉，可用于治疗有形及无形之痰。

【术】头维：横刺（0.5～1寸），平补平泻。

脾俞：斜刺（0.5～0.7寸），平补平泻。

中脘：程氏三才法直刺人才（0.8～1.2寸），振颤催气，平补平泻。

内关：程氏三才法直刺人才（0.3～0.5寸），振颤催气，飞旋泻法。

丰隆：程氏三才法直刺人才（1.2～1.5寸），振颤催气，平补平泻。

二、皮肤针疗法

常用穴：百会、太阳、印堂、华佗夹脊。

方法：每天1～2次，中等刺激，5～10次为一疗程。

三、验案分析

夏某某，男，62岁，退休，1985年5月27日初诊。

主诉：头晕、恶心近20天。

现病史：患者于1985年5月8日后，感头晕，周围景物旋转，恶心欲吐，目不能开。在积水潭医院诊断为“脑动脉硬化”用药治疗后略有好转，现仍感午后头晕沉重，目不能启，双耳发堵，平素性急，口苦便干，纳食无味，渴不欲饮，舌质暗红，苔黄微厚，脉弦。

辨证：风阳上扰，痰湿中阻眩晕。

立法：平肝潜阳，化痰调中。

处方：百会（双侧）、风池、太阳、合谷、太冲、阳陵泉、足三里、丰隆、三阴交。

刺法：合谷、太冲、阳陵泉，泻法；足三里、三阴交，补法；余平补平泻。

治疗经过：6月4日复诊，经上方治疗7次，效果不显，三阴交加灸；6月5日三诊，患者自诉，经三阴交加灸后，自觉腹部发热，热感向上传至胸，下达少腹，午后睡醒后，自觉口渴，遂饮水5杯，头晕大减，直至晚间精神甚好。经用上法针灸30次后，诸症好转，尤在每灸后加盖衣被保暖，倍感舒适，温热感可传至全腹及后背。

【理】“诸风掉眩，皆属于肝”。本例系肝郁化火，脾虚湿停，痰湿中阻，清阳不升而眩晕欲呕。正如朱丹溪所言：“无痰则不能作眩，痰因风动”。

【法】平肝潜阳、化痰调中。取督脉、阳明经脉、肝胆经脉之腧穴，以泻阳气、平肝阳、健脾和胃、化湿祛痰。

【方】百会、合谷、太冲、风池、太阳、阳陵泉、足三里、三阴交、丰隆

百会亦名三阳，属督脉，位于头顶中央，入络脑，百脉所朝之处，有宣通气血的作用；泻合谷、太冲疏肝泻火；风池佐太阳以潜清窍之浮阳，泻阳陵泉以清肝火；足三里、三阴交培补中气，丰隆加强脾胃运化之功能，化其痰浊，百会升提清阳之气。如是月余，不复眩晕，遂告康复。

【穴】百会为诸阳之会，具有升阳举陷、升提阳气之效。

合谷、太冲，程老称之为“四关”，是常用来疏肝理气之对穴，施以泻法，可以清肝火、平肝阳。

取少阳之风池与奇穴太阳，可清脑窍，利头目。

阳陵泉，为足少阳胆经穴位，可以清肝胆之火。

足三里、三阴交配合使用，可以健脾和胃，加上丰隆穴，可以起到健脾和胃、化痰祛湿之功效，使痰浊得化，清窍可明。

【术】合谷、太冲、阳陵泉：程氏三才法泻法。

足三里：程氏三才法补法。

三阴交：直接灸，无瘢痕灸法。

百会、太阳、风池、丰隆：程氏三才法平补平泻。

第二十一节　郁　证

郁证是由于情志拂郁，气机郁滞所引起的疾病的总称。

郁有广义狭义之分。广义的郁，包括外邪、情志等因素所致的郁在内。狭义的郁，即单指情志不舒为病因的郁。本节所述的郁证，是由情志抑郁引起的，具有特定的症状的几个病证。包括西医学的癔病、神经官能症等，也见于更年期综合征及反应性精神病。

相对于中医内科的治疗，针灸疗法对这类病程长的疾病有很好的疗效，有其优势，还可以消除治疗当中带来的用药峻猛等问题。

此外，精神治疗对郁病有极为重要的作用。正确对待各种事物，避免忧思郁虑，防止情志内伤，是防治郁病的重要措施。临证时应深入了解病史，详细进行检查，用诚恳、关怀、同情、耐心的态度对待患者，取得患者的充分信任，作好患者的精神工作，使病人能正确认识和对待疾病，增强治愈疾病的信心，并解除情志致病的原因，以促进郁病的完全治愈。解除致病原因，使病人正确认识和对待自己的疾病，增强治愈疾病的信心，可以促进郁病好转、痊愈。

一、辨证论治

（一）肝气郁结证

【症状】精神抑郁，胸闷胁痛，腹胀嗳气，不思饮食，或腹痛呕吐，大便失常，舌苔薄腻，脉弦。

【理】情志所伤，肝失调达，故精神抑郁；足厥阴肝经之脉，循小腹，挟胃，布于胁肋，肝气郁滞，故见胸闷、胁痛、腹胀等症；胃失和降则嗳气，不思饮食；肝气乘脾，则腹痛呕吐，大便失常；舌苔薄腻，脉弦为肝胃不和，木乘土虚之征。

【法】疏肝、健脾、和胃。

取气会穴及肝经腧穴为主。针用平补平泻法。

【方】膻中、中脘、足三里、公孙、太冲、肝俞。

膻中为气会，可调理气机，肝俞、太冲为肝的俞穴与原穴，二穴合用可疏肝解郁，中脘、足三里和胃降逆，公孙为脾经络穴，健脾和胃。

【穴】(1) 膻中　为八会穴之气会，古称之为气海。本穴位居胸部，为宗气之所聚。宗气走息道以行呼吸，贯心脉而行气血，通达内外，周流一身，以维持脏腑组织的正常生理功能，从而又促进了全身之气的生成。故取气会膻中，犹如人体气机之开关，刺之可调理整体气机。

(2) 太冲、肝俞　肝主疏泄，一方面调畅气机，《读医随笔·卷四》云“凡脏腑十二经之气化，皆必藉肝胆之气化以鼓舞之，始能调畅而不病”；另一方面调节精神情志。在正常生理情况下，肝的疏泄功能正常，肝气升发，既不亢奋，也不抑郁，舒畅条达，则人就能较好地协调自身的精神情志活动，若肝失疏泄，则易于引起人的精神情志活动异常，故取肝经之输穴肝俞、原穴太冲，二穴合用可疏肝解郁。

(3) 中脘、足三里、公孙

此外，肝主疏泄的第三个作用是促进消化吸收。肝的疏泄功能正常，是保持脾胃升降枢纽能够协调不紊的重要条件。肝属木，脾胃属土，土得木而达。《血证论·脏腑病机论》云“木之性主乎疏泄。食气入胃，全赖肝木之气以疏泄之，则水谷乃化。设肝不能疏泄水谷，渗泄中满之证在所难免”。《知医必辨·论肝气》云“肝气一动，即乘脾土，作痛作胀，甚则作泻，又或上犯胃土，气逆作呕，两胁痛胀”，所以取八会穴之腑会、胃的募穴中脘、足阳明胃经脉之合穴足三里，和胃降逆；取脾足太阴经之络穴公孙，以健脾和胃。

【术】膻中：横刺0.3寸，飞旋泻法。

肝俞：斜刺（0.5~0.7寸），平补平泻。

中脘：程氏三才法直刺人才（0.8~1.2寸），振颤催气，平补平泻。

足三里：程氏三才法直刺人才（1~1.5寸），振颤催气，平补平泻。

公孙：程氏三才法直刺人才（0.5~0.8寸），振颤催气，平补平泻。

太冲：程氏三才法直刺人才（0.3~0.5寸），振颤催气，平补平泻。

（二）气郁化火证

【症状】头痛，口干而苦，急躁易怒，胸闷胁胀，吞酸嘈杂，大便秘结，目赤耳鸣，舌质红苔黄，脉弦数。

【理】气郁化火，火性炎上，循肝脉上行，则头痛、目赤、耳鸣；肝火烁津，胃肠有热，故口干而苦，大便秘结；木旺克土，胃失和降，故胸闷胁胀，吞酸嘈杂；易怒，苔黄，脉弦数均为肝火之象。

【法】清泄肝火，和中健胃。

取肝、胆、胃经腧穴为主。以针刺泻法为主。

【方】【穴】上脘、支沟、阳陵泉、行间、侠溪。

行间、侠溪为肝胆两经荥穴，可清泄肝胆之火。支沟为手少阳三焦之经穴，“经主喘咳寒热”，且三焦是通行元气，运行水谷的通道，是人体脏腑生理功能的综合，为“五脏六腑之总司”；阳陵泉为足少阳胆经之合穴，“合主逆气而泄”，二穴相配可治胸闷、胁胀、口苦、便秘，嘈杂。上脘为任脉穴，为手太阳、足阳明经交会穴，刺之可和胃理气，以治吞酸。

【术】上脘：程氏三才法直刺天才（0.8~1寸），振颤催气，平补平泻。

支沟：程氏三才法直刺天才（0.3~0.5寸），振颤催气，飞旋泻法。

阳陵泉：程氏三才法直刺天才（0.5~0.8寸），振颤催气，飞旋泻法。

行间：斜刺（0.3~0.5寸），飞旋泻法。

侠溪：程氏三才法直刺天才（0.2~0.3寸），振颤催气，飞旋泻法。

（三）痰气郁结证

【症状】咽中哽阻，如有炙脔，咯之不出、咽之不下，舌苔薄腻，脉弦滑。

【理】肝气郁结，克伐脾胃，运化不利，水谷之湿聚而成痰，痰气郁结，阻于咽部，故哽而难下；苔薄腻，脉弦滑均为痰气郁结之象。

【法】疏肝解郁，理气化痰。

取肝经、任脉腧穴为主。针刺以泻法为主。

【方】丰隆、膻中、内关、太冲、天突。

太冲疏肝解郁；天突降气利咽；内关宽胸理气；膻中为气之会穴，丰隆为胃之络穴，二穴合用有行气化痰之效。

【穴】（1）丰隆、膻中、内关、太冲　“脾为生痰之源”，虽然丰隆为足阳明经之络穴，但“去踝八寸，别走太阴”，具有一穴通两经的特点，此外，《玉龙歌》云“痰多宜向丰隆泻”，故该穴具有健脾和胃、祛痰利湿之效。

肝主疏泄，通过其疏利调达三焦脏腑气机的作用，来调节体内的水液代谢活动的，肝的疏泄正常，气机调畅，则三焦气治，水道通利，气顺则一身之津液亦随之而顺。若肝失疏泄，三焦气机阻滞，气滞则水停，从而导致痰饮、水肿，或水臌等。这就是理气以治水的理论依据。因而取肝经之原穴输穴太冲、其同名经之络穴内关以及气会膻中共同疏肝解郁，宽胸理气，化饮消痰。

（2）天突　天突为任脉穴及其与阴维脉之交会穴，其穴正当胸骨上窝中央，局部取该穴可降气利咽。

【术】天突：先直刺（0.2寸），然后将针尖向下，紧靠胸骨柄后方刺入（0.5~1寸）。

膻中：横刺（0.3~0.5寸），平补平泻。

内关：程氏三才法直刺人才（0.5～0.8寸），振颤催气，平补平泻。

丰隆：程氏三才法直刺人才（1～1.5寸），振颤催气，飞旋泻法。

太冲：程氏三才法直刺天才（0.2～0.3寸），振颤催气，飞旋泻法。

（四）阴血不足证

【症状】无故悲伤，喜怒无常，多疑、善惊，心悸、烦躁，睡眠不安等；或有突发胸闷，呃逆，爆喑，抽搐等症；严重者可昏迷、僵仆，苔薄白，脉弦细。

【理】由于忧思过度，情志不畅，气机不利，营血渐耗，不能奉养心神，从而产生各种情志症状。气机一时阻闭不通，可突发胸闷、呃逆、暴喑、抽搐等症。苔薄白、脉弦细为气郁日久，伤及阴血之象。

【法】养血疏肝，宁心安神。

取心、肝两经有关腧穴为主。针刺用平补平泻法。

【方】巨阙、神门、三阴交、太冲。

随证配穴：

胸闷：内关、膻中。

呃逆：公孙、天突。

暴喑：通里、廉泉。

抽搐：合谷、阳陵泉；

昏厥僵仆：水沟、涌泉。

取太冲以疏肝解郁，心经募穴巨阙，原穴神门，配脾经三阴交，可养血、宁心、安神，内关、膻中宽胸解郁，公孙、天突降气止呃逆；通里、廉泉以治失语；合谷调理气机，阳陵泉为筋会，取之以舒筋止痛，水沟、涌泉以开窍醒脑。

【穴】（1）巨阙、神门、三阴交、太冲　为足厥阴肝经之原穴、输穴，为肝经真气之所汇，泻之能平肝降逆、疏肝解郁，刺之能养血柔肝，是治疗肝失疏泄、气机横逆的要穴。巨阙，为心经募穴，为心经经气汇聚之处，刺之能宽胸理气、宁心安神；神门，为心经之原穴，是心经原气所过和留止之处，能清心泻火、养血安神，《外台秘要》中有“神门……狂悲哭”、“三阴交：腹中热若寒，膝内痛，心悲气逆”的论述。

（2）余穴同上。

【术】巨阙、神门、通里：程氏三才法直刺人才（0.3～0.5寸），振颤催气，平补平泻。

三阴交：程氏三才法直刺人才（0.8～1.2寸），振颤催气，平补平泻。

太冲、涌泉：程氏三才法直刺人才（0.5～0.8寸），振颤催气，平补平泻。

内关、公孙、合谷：程氏三才法直刺人才（0.8～1寸），振颤催气，平补平泻。

膻中：横向平刺（0.5～0.8寸），平补平泻。

天突：先直刺（0.2寸），然后将针尖向下，紧靠胸骨柄后方刺入（0.5～1寸）。

廉泉：向舌根斜刺（0.5～0.8寸），平补平泻。

水沟：向上斜刺（0.3～0.5寸），振颤催气，平补平泻。

二、验案分析

宋某某，女，47岁，2000年7月14日初诊。

主诉：经常烦燥不休，易怒。

现病史：患者为一名下岗工人，自下岗后情绪即不稳定，烦躁易怒，多疑、善惊，且病情与情绪关系密切，西医神经系统检查无阳性定位体征，故求助中医。问诊得知患者睡眠不好，且伴有心悸、五心烦热等症，舌红，苔薄白，脉弦细。

辨证：郁证属阴血不足证。

立法：养血疏肝，宁心安神。

处方：巨阙、神门、三阴交、太冲。

刺法：平补平泻法。

治疗1次一周内无烦燥易怒现象，又巩固治疗4次，症状完全消失，随访2年无复发。

【理】患者适逢下岗，忧思过度，情志不畅，以致阴血暗耗，不能奉养心神而出现神志异常。

【法】肝主疏泄气机，忧思暗耗阴血，故用疏肝养血，使心有所养而宁心安神。

【方】本案中程老选择如下穴位：巨阙、神门、三阴交、太冲。

【穴】巨阙为心之募穴，神门为心之原穴，两穴配伍可养心血而安心神；三阴交通调肝、脾、肾，助前两穴养血、宁心、安神；太冲为肝之原穴，以疏肝理气，散结开郁。

【术】本案表现似实证，实为阴血不足，故行平补平泻法。

第二十二节　肥　胖

肥胖是指能量的摄入大于消耗，造成体内脂肪过度积聚而引发的疾病。

中医虽没有“肥胖”这一病名，但早在《黄帝内经》中就有相关论述，如《灵枢·卫气失常》曾记载“肉坚，皮满者，肥。肉不坚，皮缓者，膏。膏者，多气而皮纵缓，故能纵腹垂腴。脂者，其身收小。”“膏人”即肥胖之人。

一、毫针疗法

（一）胃肠积热

【症状】形体肥胖、食欲旺盛、喜冷饮、口臭、小便短赤、大便秘结，舌红苔黄，脉数弦滑。

【理】《素问·痹论》云：“饮食自倍，肠胃乃伤”。饮食不节，过食肥甘厚味、嗜酒；或思虑过度伤脾，影响脾胃的正常运化功能，水湿精微不能正常化生输布，则水湿痰浊内生，肚腹胀满，口中气臭，喜冷饮，小便短赤，大便秘结，最终湿浊膏脂积留肌肤，丰腴形体，导致肥胖。舌质红、舌苔厚腻，脉象滑数，此系胃火内炽，食滞中焦，胃肠传导失司之故。

【法】清泻胃肠之火。

按中医辨证论治、整体调理的观念，以足太阴脾经和足阳明胃经经穴为主，重用腑会，诸穴合用，以达到清泻胃肠积热之效。针刺用毫针泻法。

【方】足三里、中脘、上巨虚、下巨虚、合谷、公孙、曲池。

取胃之募穴、下合穴，大小肠之下合穴，及阳明经腧穴、脾经腧穴，以清脾胃之热，降低消谷善饥之证。

【穴】（1）中脘配足三里　中脘见于《四十五难》：“府食太仓者，胃也。其穴者，中脘是也。……足阳明胃脉、手太阴、少阳脉、手少阳三焦脉、任脉之会，本名中脘，此云太仓也，即胃之募也，胃化气养大府，故云仓。”《古法新解含元针灸学》“中脘者，禀人之中气。营气之所出。在时而论，春为阳中，寓物以生；秋为阴中，万物以成；长夏居四季之中，当脾胃之令。脾胃居肺肝心肾之中，与上中下胃脘之中，故名中脘。又名太仓者，胃为仓禀之官，五谷之府。脾为建议之官，知周分配各部，故又名太仓。”

足三里，见昏厥之“虚证”。

中脘配足三里相配属于合募配穴，可治疗病变在胃的所有病证，实则泻之，虚则补之。此处可清泻胃中积热。

（2）上巨虚配下巨虚　上巨虚、下巨虚均是胃经上的穴位、下合穴，上巨虚为大肠的下合穴，下巨虚为小肠的下合穴。“合治内腑”，下合穴可治疗腑脏的一切病证。故取上巨虚和下巨虚治疗大、小肠的病变，此处可泻肠中之热邪。

（3）合谷配公孙　属原络配穴，清泻脾胃积热。可分别参考感冒的“风热证”、胃痛的“胃虚受寒证”。

（4）曲池　可养阴生津，且为清热要穴。此处取穴用来倾泻脏腑中的积热。可参考腹胀“偏实证”。

【术】足三里、中脘、上巨虚、下巨虚、曲池：程氏三才法直刺天才（0.5~0.8寸），振颤催气，飞旋泻法。

合谷、公孙：程氏三才法直刺天才（0.3~0.5寸），振颤催气，飞旋泻法。

（二）脾虚湿阻

【症状】形体肥胖、胸痞、纳少呕恶、喉中多痰液，善唾，腹胀不适，全身倦怠乏力，头重如裹，脉濡或滑。

【理】脾失健运，湿聚成痰，痰湿流注于肌肤而成肥胖。素体脾胃不足，不能运化水谷，可见于胸痞、腹胀不适、纳少呕恶；或湿困脾胃，郁而化痰，导致喉中多痰液、善唾，日久损伤脾胃，则见全身倦怠乏力，头重如裹，脉濡或滑。

【法】健脾利湿，消浊化痰。

按中医辨证论治、整体调理的观念，以足太阴脾经和足阳明胃经经穴为主健脾化湿、调理肠胃。针刺用毫针平补平泻法。

【方】足三里、中脘、阴陵泉、三阴交、丰隆、脾俞。

【穴】（1）足三里、中脘　见上证。

（2）阴陵泉配三阴交　阴陵泉，《灵枢．九针十二原》谓：“疾高而内者，取之阴之陵泉。具有健脾利水之功，大凡涉及内脏水湿之疾，如腹满水肿，小便不利，取之有清源导流利水之妙，亦似有泉羲，故因以为名。”可见阴陵泉是利湿的经验效穴。

三阴交，又名“承命”、“下之三里”、“太阴”。脾经、肝经、肾经交汇在三此，故可治疗该三经的病证。

两者相配可化消浊、利湿、健脾。

（3）丰隆配脾俞　丰隆穴，见中风之“闭证”。

脾俞是足太阳膀胱经穴，脾之背俞穴，善健脾补胃，使后天之本充足而能化源气血。脾俞是脾气汇聚之处，配足三里、公孙，用以调补脾气，使中气得振，运化有权，水谷得以消磨，升降恢复常度。

丰隆配脾俞可收到化痰健脾之效。

【术】足三里、中脘、丰隆：程氏三才法直刺人才（1~1.5寸），振颤催气，平补平泻。

阴陵泉、三阴交：程氏三才法直刺人才（0.8～1.2寸），振颤催气，平补平泻。

脾俞：斜刺（0.5～0.7寸），飞旋泻法。

（三）肝郁气滞

【症状】形体肥胖，胁肋胀满，时而作痛，烦躁易怒，口苦口干，失眠多梦，或长期精神紧张，情绪易于失控，头目眩晕舌暗，苔薄白，脉弦。

【理】若情志不畅，郁怒伤肝，肝胆的疏泄功能失常，气机不畅，影响津液的输布代谢，气不化水而聚湿生痰；肝郁“木不达土”，影响脾胃运化水谷精微的功能，水湿不化，痰湿内生；还可因肝气郁滞日久，则气滞血瘀。

【法】疏肝解郁，活血散瘀。选穴以足厥阴肝经、足太阴脾经为主，配合他穴，共奏通腑化浊、收疏肝解郁、活血散瘀之效。针刺用毫针泻法。

【方】足三里、中脘、太冲、行间、三阴交、阳陵泉、膻中。

中脘、足三里，以疏通胃气，太冲、行间、膻中以疏肝行气解郁，三阴交、阳陵泉，以疏肝活血化瘀。

【穴】(1) 足三里、中脘、三阴交　同上。

(2) 太冲配行间　太冲，见中风之“闭证”。

行间，出自《灵枢·本输》：“肝出于大敦……溜于行间。”“行”有经过、通行的意思，如《经穴命名浅解》谓“行指经过的意思。考该穴……位于足大指、次指趾间，故名行间”。《外台秘要》谓行间“在足大指间动脉应手陷者中”，本穴位处为趾背动脉经过之处，故针刺时应避开动脉。行间属五输穴中荥穴，穴性属火，临床上属于肝胆火旺、气机逆乱所致病，行间为肝经“子穴”，实者泻其子，本穴用泻法，能从根源上解除病因，引肝火下行。

太冲配行间有清肝泻火、行气开郁之效。

(3) 阳陵泉　出自《灵枢经·九针十二原》“疾高而外者，取之阳之陵泉也”。《古法新解会元针灸学》“阳陵者，在少阳经阳面，膝髌骨外侧下陷中，筋肉环聚，通肝布胁，络胃之下口，六阳经筋之联系，化精汁如甘泉，内和脏腑，外润经筋，含天然春日正阳卫和之气，故名阳陵泉”。阳陵泉为胆经合穴，为筋会穴，《难经》“主治半身不遂，下肢冷痹不仁，脚冷无血色，咳嗽，虚劳，坐骨神……，肝炎，胆囊炎等……筋会阳陵泉。”

三阴交配阳陵泉可滋阴液降肝火，疏肝解郁，活血散瘀。

(4) 膻中　见呃逆“气滞证”。此处可调节肝气，使之平和，上升下降，解郁。

【术】足三里：程氏三才法直刺人才（1~1.5 寸），振颤催气，飞旋泻法。

中脘、三阴交、阳陵泉：程氏三才法直刺人才（0.8~1.2 寸），振颤催气，飞旋泻法。

太冲：程氏三才法直刺人才（0.3~0.5 寸），飞旋泻法。

行间：斜刺（0.3~0.5 寸），飞旋泻法。

膻中：横刺（0.3~0.5 寸），飞旋泻法。

（四）脾肾阳虚

【症状】形体肥胖、面色无华如浮肿状、肢肿，少腹腰膝冷痛，身体沉重，形寒肢冷、喜卧恶动、纳少便溏、尿少，舌淡胖，苔薄白，脉沉缓或弱而无力。

【理】肾对津液的蒸腾气化作用失常，水湿则壅塞充填肌肤形体，可见面色无华如浮肿状，肢肿；先天之本不足，肾精虚乏，少腹腰膝冷痛；可及肝及脾，导致肝脾功能失调，引起气血津液、脂质代谢输布失常，身体沉重，喜卧恶动、纳少便溏、尿少。

【法】健脾温肾。

此系脾肾阳虚不能运化，致使气滞湿阻之故。治疗时选择以足少阴肾经、足太阴脾经腧穴为主，配合背俞穴，以健脾温肾，温经通络。针刺用毫针补法。

【方】足三里、中脘、三阴交、阴陵泉、命门、太溪。

取胃募穴及下合穴以温胃，取三阴交、阴陵泉以健脾，取命门、太溪以助肾阳。

【穴】（1）足三里、中脘、三阴交、阴陵泉　同上。

（2）命门配太溪　命门，督脉穴位，《针灸甲乙经》："命门，一名属累……督脉气所发。"命门在两肾之间，为人身生命之门，攸关死生之处，故《医经理解》云："命门……当两肾中间为静道所出，是生之门，死之门也"。因此，补命门穴可补肾培元，填精益髓。

太溪，见消渴之"上消证"。

命门配太溪补肾气，益肾阴，益精培元。配伍三阴交、阴陵泉等穴可健脾温肾，温经通络。

【术】足三里：程氏三才法直刺地才（1.5~2 寸），振颤催气，飞旋补法。

中脘、三阴交、阴陵泉：程氏三才法直刺地才（1.2~1.5 寸），振颤催气，飞旋补法。

太溪、命门：程氏三才法直刺地才（0.8~1 寸），振颤催气，飞旋补法。

二、其他治疗方法

（1）选穴中选用饥点、渴点、口、食道、神门、脾、胃、大肠、内分泌、皮质下等穴每次选穴6~8穴，两耳同时取穴，饥点、渴点穴为每次必选穴。用王不留行籽粘贴，每2~3天换贴一次。

（2）操作　患者端坐位，耳廓用75%酒精消毒或用温水擦干净，皮肤干燥之后，在选定的耳穴区选取精确的耳穴部位，将王不留行籽固定在3mm×3mm脱敏胶布的中心，用小号止血钳夹住胶布一角，使王不留行籽对准穴位，把胶布贴在耳廓的皮肤上。

三、验案分析

李某某，女，25岁。

主诉：肥胖身高1.60m，体重73kg。

现病史：患者自2年前开始发胖，从55kg涨到73kg，常感胸中痞闷不舒，伴月经失调半年，进食减少，腹胀不适，全身倦怠乏力，头重如裹，脉濡或滑。

辨证：肥胖，属脾虚湿阻型。

立法：健脾利湿，消浊化痰。

处方：足三里、中脘、阴陵泉、三阴交、丰隆、脾俞。

刺法：毫针泻法。前3天连续针刺，之后隔天一次，10次为一疗程。

治疗一个疗程后，体重减轻8斤，胸痞减轻，进食有所增加；第二个疗程后，体重降至65kg，月经恢复正常，精神渐足，因担心反复，患者饮食有所控制；第三个疗程后，体重降至60kg，其余症状消失，因患者举家迁移，故未再坚持治疗。

【理】脾为生痰之源，肥人多痰湿，患者素体脾胃不足，不能运化水谷，湿聚成痰，痰湿流注于肌肤而成肥胖，膏脂内生。

【法】脾虚生痰故应以健脾化痰为主。

【方】本案中程老选择如下处方：

足三里、中脘、阴陵泉、三阴交、丰隆、脾俞。

【穴】（1）足三里、中脘　合募配穴，共同健运中焦脾胃。

（2）阴陵泉、三阴交　二者皆为脾经穴，可消浊、利湿、健脾。

（3）丰隆、脾俞　丰隆为祛痰要穴，脾俞可健脾利湿。

【术】湿阻应以泻法，利湿祛痰。

第二十三节　头　痛

头痛系病人的一种自觉症状。可见于多种急慢性疾病中。本节所述的是以头痛为主要症状者。如属某一疾病过程中所出现的兼证，则病去证亦自除，不属本节讨论范围。

针灸治疗头痛具有显而易见的疗效，且针法根据疼痛的特点、区域选取不同的穴位，运用不同的手法，其治则是以“通”为主。西医学中的偏头痛，还有国际上新分类的周期性偏头痛、紧张性头痛、丛集性头痛及慢性阵发性偏头痛等，凡符合头痛证候特征者均可参考本节辨证论治。

一、毫针疗法

（一）风袭经络证

【症状】头痛时作，遇风则发，痛连项背，痛势剧烈，如锥如刺，痛有定处，脉弦，舌苔薄白。本症亦称“头风”。

【理】风袭头部经络，邪气阻滞，经气不通，不通则痛，邪气盛故痛势剧烈，如锥如刺；风为阳邪，每易侵袭人体上部，故痛连项背；气滞可引起血瘀，故痛有定处；脉弦，苔薄白为风袭经络之象。

此证为风袭经络。

头为人之首，身之巅，是人身的最高位，且为诸阳之会，太阳行头之后，少阳行头之铡，阳明行头之前，特别是太阳和少阳为气血虚少之二经。因风为阳邪，其性轻扬，高巅之上，惟风可到，故最易受风邪侵袭，“此必因两虚相得，乃客其形”，故“伤于风者，上先受之”，而发为头痛。其他外邪如寒、湿、热等亦都借助风邪而上犯于头。头为神明之府，“脑为髓海”，五脏精华之血，六腑清阳之气皆能上注于头，即头与五脏六腑之阴精、阳气密切相关。李士材曰“头为天象，六腑清阳之气，五脏清华之血，皆会于此。故天气六淫之邪，人气五贼之变，皆能相害。或蔽覆其清明，或瘀塞其经络，与气相搏，郁而成热，脉满而痛。若邪气稽留，脉满而气血乱，则痛乃甚，此实痛也。寒湿所侵，真气虚弱，虽不相搏成热，然邪客于脉外，则血泣脉寒，卷缩紧急，外引小络而痛，得温则痛止，此虚痛也”。

头痛又因经络的循行可具体分为后头痛、前头痛、偏头痛、头顶痛，前三者分别属于太阳、阳明、少阳之脉；头顶痛因足太阳之脉“交于巅”，足厥阴之脉“与督脉会于巅”，故病变经络以此两脉为主。

【法】疏风通络，活血止痛。

根据头痛的部位，循经取穴，用远近配穴法。同时，应根据不同的部位取相应循行的手足经脉，不仅是因为“经脉所过，主治所及”，同时还是“同气相通”理论的应用，即手足同名经腧穴相配，这是因为十二经脉之间除了顺逆相接以外，手足同名的三阴经、三阳经也是相互衔接的，取之可以加强治疗作用。针刺用毫针平补平泻法。

【方】后头痛：风池、昆仑、后溪。

前头痛：头维、印堂、上星、合谷、内庭。

偏头痛：太阳、率谷、外关、足临泣。

头顶痛：百会、后溪、至阴、太冲。

【穴】(1) 后头痛　风池、昆仑、后溪。

①后溪为手太阳之输穴，为手太阳之经气渐盛、由此注彼的部位，即“所注为输”，且古人有“输主体重节痛”之说；又该经与督脉之交会穴，督脉为一身阳脉之海。

②昆仑为足太阳之经穴，是足太阳之经气运行经过的部位，即“所行为经”，阳经之经穴五行属性为火，且足太阳之经为“巨阳”，与督脉会于巅，因而头痛取后溪、昆仑上病下取，能够疏通经脉，振奋阳气，祛邪外出。

③风池为足少阳胆经与阳维脉之交会穴，为治风要穴，有祛风散寒之功，同时阳维脉起于“诸阳会”，联络诸阳经以通督脉，故取之即能祛风散邪，又可配合昆仑、后溪协调一身之阳。

(2) 前头痛　头维、印堂、上星、合谷、内庭。

头维、印堂、上星均位于前头部，“腧穴所在，主治所在”，刺之可疏通局部经络，通则不痛。同时，《甲乙经》曰“寒热，头痛如破，目痛如脱，喘逆烦满，呕吐，流汗难言，头维主之”。《玉龙歌》曰“眉间疼痛苦难当，攒竹沿皮刺不妨，若是眼昏皆可治，更针头维即安康”，且头维为足阳明、少阳、阳维交会穴，可见头维为治疗阳明头痛之要穴。合谷为手阳明之原穴，其祛风清热之力强；内庭为足阳明之荥穴，具有调理胃肠、疏风清热之功，本经两穴均为远端取穴，一穴为其所在经脉之始端，一穴为其所在经脉之末端，且两条经脉在鼻孔处相接，故合谷、内庭两穴相配可同时疏通手、足阳明两条经脉之气，与局部之穴共奏疏风通络止痛之功。

(3) 偏头痛　太阳、率谷、外关、足临泣。

太阳为经外奇穴，率谷为率谷为足少阳、足太阳经交会穴，均位于头部两侧，故为局部取穴。外关为手少阳三焦经之络穴，通于阳维脉，阳维主一身之表，可解表散邪，《杂病穴法歌》：“一切风寒暑湿邪，头痛发热外关起。”足临泣为足少阳经之输穴、与带脉之交会穴，两穴之经脉均连系于耳、偏头、胸胁，故共同主治目外眦、偏头、胸胁的病证以及外感风邪引起的疾患。

(4) 头顶痛　百会、后溪、至阴、太冲。

百会穴正当头顶，且为督脉与足太阳之交会穴，故可疏通阳气、通络止痛。

至阴为足太阳经之井穴，太冲为足厥阴之输穴、原穴，取此两穴可起到“釜底抽薪”之用。后溪为手太阳之输穴，且是该经与督脉之交会穴，与诸穴相配共同调节一身之阳气而祛邪外出。

【术】风池：向鼻尖方向斜刺（0.5～0.8 寸），或平刺透风府穴。深部中间为延髓，必须严格掌握针刺的角度与深度。

合谷、昆仑、后溪、外关、足临泣：程氏三才法直刺天才（0.3～0.5 寸），振颤催气，平补平泻。

头维：向率谷方向平刺（0.5～0.8 寸），平补平泻。

印堂：向下平刺（0.5～0.8 寸），平补平泻。

百会、率谷、上星：向后头部方向平刺（0.5～0.8 寸），平补平泻。

内庭：直刺（0.3～0.5 寸），飞旋泻法。

太阳：直刺（0.3～0.5 寸），平补平泻。

后溪：程氏三才法直刺天才（0.3～0.5 寸），振颤催气，平补平泻。

至阴：三棱针点刺放血。

太冲：程氏三才法直刺天才（0.3～0.5 寸），飞旋泻法。

（二）肝阳上亢证

【症状】头痛目眩，尤以头之两侧为重。烦躁易怒，面赤口苦，脉弦而数，舌质红而苔黄。

【理】素体阳盛，暴怒伤肝或肝气郁结，郁而化火，木火伤阴，均可导致肝阳上亢，而成头痛。肝阳上亢，上扰清窍，故头痛目眩；肝胆相表里，肝阳亢逆必影响胆腑，胆经郁热则口苦；胆经行于头侧，故头两侧痛甚；面赤，脉弦数，舌红苔黄均为肝胆阳热之象。

【法】平肝潜阳。

取足厥阴、少阳经腧穴为主。肝胆两经相为表里，且足厥阴经脉会于巅、足少阳经脉布于头之两侧，同时，“腧穴所在，主治所在”、“经脉所过，主治所及”，故取两经之局部与远道经穴相配，以泻其热、平肝潜阳，共奏舒筋活络、通行气血之效，使头部经络之气“通则不痛”、“荣则不痛”。用毫针泻法。

【方】风池、百会、悬颅、侠溪、行间。

【穴】风池、百会、悬颅、侠溪、行间。

风池、百会、悬颅为头部局部取穴，“腧穴所在，主治所及”，且风池为足少阳、阳维之会穴，针之可祛风热，清肝胆火，为治疗头面、耳、目的常用穴，《医学纲目·头风》中有“又足少阳之脉，起于目锐眦，上抵头角，病则头角额痛。夫风从上受之，风寒伤上，邪从外入，客经络，令人振寒头痛，肾中恶寒，治在风池、风府”的论述。“头为诸阳之会”，百会居巅顶正中，人身最高之处，为督脉之极，配合风池可平肝潜阳、息风清脑。三穴合用可疏通头部局部经络。

侠溪为足少阳胆经之荥穴，行间为足厥阴肝经之荥穴，“荥主身热”，且位于足部，远离病所，泻之可清肝泻火，具有引热下行的作用，喻含“釜底抽薪”之意。

【术】百会、悬颅：向后头部平刺（0.5～0.8 寸），飞旋泻法。

风池：向鼻尖方向斜刺（0.5～0.8 寸），飞旋泻法。

侠溪、行间：程氏三才法直刺人才（0.3～0.5 寸），飞旋泻法。

（三）气血两虚证

【症状】痛势绵绵，头晕目眩，神疲乏力，面色不华，喜暖畏冷，每因疲劳或用脑过度则加重，脉细弱，舌质淡，苔薄白。

【理】先天禀赋不足，久病体虚，过度疲劳，饮食失节，皆可引起气血两虚。气虚则清阳不升，血虚则脑失所养而致头痛。气虚则清阳不升，浊阴不降，清窍不利，故头痛绵绵；劳则气伤，故劳累时加重；阳气不布则体倦乏力，喜暖畏冷；血虚不能上营于头面，故面色不华，头晕目眩。脉细弱，舌质淡，苔薄白为气血两虚之象。

【法】调补气血，升清降浊。

取任、督脉经穴和背俞穴为主。还应根据头痛部位，辨别病患所在的经络。毫针补法，并酌用灸法。

【方】百会、气海、足三里、肝俞、脾俞、肾俞。

取气海以补元气，百会升举清阳；肝藏血，脾统血，肾主精血，故取肝、脾、肾的背俞穴以补肾精、益气血；补足三里以利生化之源。

【穴】（1）百会、气海、足三里　百会穴为足厥阴肝经、手足三阳经和督脉的交会穴。所以百会穴不仅具有通阳气、升阳举陷、醒脑开窍的作用，它还可以与肾经太溪、肝经太冲穴相配合，起到沟通天地、调补肝肾的作用，达到阳中求阴的效果。气海为肓之原穴，人体元气汇聚之穴，升化元阳，分消水谷。足三里为足阳明合穴及下合穴。《灵枢·邪气脏府病形》载：“合治内府。”

本证取足三里以利生化之源，气海以补元气，百会升举清阳

（2）肝俞、脾俞、肾俞　肝藏血，脾统血，肾主精血，故取肝、脾、肾的背俞穴以补肾精、益气血。

【术】百会：向前额方向平刺（0.5～0.8 寸），飞旋补法。或雀啄灸。

气海：程氏三才法直刺地才（1.2～1.5 寸），振颤催气，飞旋补法。

足三里：程氏三才法直刺地才（1.5～2 寸），振颤催气，飞旋补法。

肝俞、脾俞：斜刺（0.5～0.7寸），飞旋补法。

肾俞：程氏三才法直刺人才（0.8～1.2寸），飞旋补法。

二、皮肤针刺血拔罐法

常用穴：腰1～骶4。备用穴：风池、太阳、阳白。

方法：一般叩打腰1～骶4脊柱及两侧部位，结合循经和局部叩刺。头痛较重者，可选太阳、阳白穴等位，叩至少量出血后加拔火罐。

三、验案分析

李某某，男，52岁，工人，1985年11月22日初诊。

主诉：右侧头顶部发作性疼痛4天。

现病史：患者呈痛苦状前来就诊，自述因工作着急，出现右头顶部疼痛，痛势剧烈，每次痛作数秒钟，间隔时间为10分钟到半小时不等，发时痛势难挡，甚以头撞墙为快。伴头晕，心慌，夜不能寐，性急，烦躁不宁，大便略干，口苦，舌边尖红，中有黄苔，脉弦。

辨证：肝郁化火上炎。

立法：清泻肝胆，通络止痛。

处方：百会。双侧：风池、内关、合谷、太冲、阳陵泉。右侧：率谷局部阿是穴。

刺法：毫针泻法。

就诊时适逢头痛发作，遂施针治，起针而痛止。次日复诊，自述针后仅发2次，且痛轻微，3次而痊愈。为巩固疗效，继针2次，随访未复发。

【理】患者性急、烦躁不宁，是为肝胆火旺，而致疏泄太过，使情绪变得较为易激动。而口苦，为肝胆火气上炎所致，头晕、心慌，夜不能寐，为肝胆火盛、上扰心神脑窍所致。右头顶部疼痛，是为厥阴经和胆经循行部位的疼痛，亦与它证相符，脉弦，舌边尖红，为肝胆火旺之证。

此证为肝胆火旺，上扰清窍而头疼。

【法】清肝胆火，疏通肝胆经脉。

【方】合谷、太冲、阳陵泉、风池、率谷、阿是穴、百会、内关。

【穴】取合谷、太冲、阳陵泉清泻肝胆之火，降其冲逆；风池祛风通络；阿是穴“以痛为输”；百会为诸阳之会，能清泻诸阳而降逆，亦有上下呼应之功；内关宁心安神；肝得疏泻，火炎自灭。通则不痛，诸症告愈。

【术】诸穴皆用毫针泻法。

第二十四节　面　痛

面部一定部位出现阵发性短暂性剧烈疼痛称为面痛，又名“面风痛”、“面颊痛”等。本病多发生于面部一侧的额部、上颌部或下颌部。疼痛常突然发作，可因说话、吞咽、刷牙、洗脸、冷刺激、情绪变化等诱发，呈闪电样、刀割样、针刺样、火灼样剧烈疼痛，难以忍受。发作时持续数秒到数分钟，发作次数不定，间歇期无症状。常伴有面部潮红、流泪、流涎、流涕、面部肌肉抽搐等。本病常反复发作，表现为慢性疾病。发病年龄多在中年以后，女性患者较多。

针灸治疗面痛时，针对疼痛日久不愈，病程较长者，可于患侧取局部穴位，针用补法，浅刺留针；健侧取相应的局部穴位，针用泻法、久留针。

此外，牙病、口腔病耳鼻疾病、神志病等都能诱发本病。本病相当于西医学的三叉神经痛。针刺对原发性三叉神经痛有较好的止痛效果。对于继发性三叉神经痛，如颅内疾病及神经系统损害引起者，疼痛多呈持续性而阵发性加剧，则应治疗其原发病。

一、辨证论治

（一）感受风寒证

【症状】颜面疼痛突然发作，如闪电样，疼痛剧烈难以忍受；疼痛呈阵发性，痛如针刺，如刀割。每次发作数秒钟 1～2 分钟，一天可发作多次。在眶上孔、眶下孔、颏孔以及鼻翼旁、口角、鼻唇沟等处可发现痛点，触及时可引起疼痛发作。常伴有局部抽搐、流泪、流涕、流涎等症；或有外感症状，脉弦紧。

【理】本病多为感受风寒之邪，客于面部经络，致使经络拘急收引，气血运行受阻，就会卒然疼痛。如《素问·举痛论》所说：”寒气入经而稽迟，泣而不行，客于脉外则血少，客于脉中则气不通，故卒然而痛。”风寒侵袭面部经络，寒主收引，气血不通，不通则痛，邪气盛则拒按而痛甚；正邪交争剧烈，故痛如刀割，如针刺，脉弦紧为感受风寒之象。风寒郁久可化热生风，故可出现抽搐、流泪、流涕、流涎等症。

【法】疏通患部气血，祛风散寒。根据疼痛部位循经取穴，采用远近配穴法。毫针泻法。

【方】眶上痛：阳白、太阳、攒竹、外关。

上颌痛：四白、颧髎、迎香、合谷。

下颌痛：下关、颊车、大迎、夹承浆、合谷。

随证配穴：风池。

根据疼痛部位循经取穴，采用远近配穴法。风池，足少阳胆经穴，会于阳维脉，长于疏风止痛。

【穴】均“经穴所在，主治所在”及“经脉所过，主治所及”取穴。

【术】阳白：向下平刺（0.3～0.5寸），飞旋泻法。

太阳、颧髎、颊车：直刺（0.3～0.5寸），飞旋泻法。

攒竹：沿眉平刺（0.5～0.8寸），飞旋泻法。

合谷、外关：程氏三才法直刺天才（0.3～0.5寸），振颤催气，飞旋泻法。

四白：直刺或微向上斜刺（0.3～0.5寸），飞旋泻法。

迎香、夹承浆：斜刺（0.3～0.5寸），振颤催气，飞旋泻法。

下关：闭口，程氏三才法直刺人才（0.5～0.8寸），振颤催气，飞旋泻法。

大迎：避开动脉，斜刺（0.3～0.5寸），飞旋泻法。

风池：程氏三才法向鼻尖方向斜刺（0.5～0.8寸），振颤催气，飞旋泻法。

（二）肝胃邪火证

【症状】除上述典型疼痛症状外，兼有烦躁、易怒、口渴、便秘、苔黄而干、脉多弦数。

【理】肝气郁结，郁而化火，饮食不节，食滞生热，肝胃之火上冲于面，可导致本病。肝主疏泄，肝气郁结，郁而化火，故烦躁易怒；胃主受纳，其经脉上循于面部，饮食不化，留而化热，其热上冲于面，故面痛如灼；胃中有热，则口渴便秘。苔黄而干，脉弦数亦为肝胃郁火之象。

【法】泻肝胃之火。根据疼痛部位循经取穴，采用远近配穴法。

【方】眶上痛、上颌痛、下颌痛局部取穴同上证。

随证配穴：太冲、内庭。

【穴】局部选穴同上证。太冲，足厥阴肝经穴，五输穴中输穴，属土，肝经原穴。善调肝经气血，疏肝理气。内庭，足阳明胃经穴，本经荥穴。善清泻胃热。

【术】局部选穴同上。

太冲：程氏三才法直刺天才（0.3～0.5寸），振颤催气，飞旋泻法。

内庭：程氏三才法直刺人才（0.3～0.5寸），振颤催气，飞旋泻法。

（三）阴虚火旺证

【症状】痛势较缓并兼有形质消瘦，颧红，腰酸。神倦，每遇劳累则面痛发作加剧，脉细数，舌红少苔。

【理】素体阴虚，房劳伤精，可使阴虚火旺，亦可导致本病。肾藏精，主水，主脑髓，肾精不足则神倦，腰瘦。形质消瘦；肾水不足则不能制火，虚火上炎，循经上冲于面部，故颧红，面痛；脉细数，舌红少苔均为阴虚火旺之征。

【法】益阴降火。

根据疼痛部位循经取穴，采用远近配穴法。阴虚火旺者加刺足少阴经穴。

【方】眶上痛、上颌痛、下颌痛局部取穴同上证。

随证配穴：照海、三阴交。

【穴】局部穴位疏通所在部位气血；照海，足少阴肾经穴，通阴跷脉。三阴交，为足太阴脾经穴，也是足三阴经交会穴，能通调肝、脾、肾三脏。照海、三阴交益阴降火。

【术】局部选穴同上。

照海：程氏三才法直刺人才（0.5～0.8寸），振颤催气，飞旋补法。

三阴交：程氏三才法直刺人才（0.8～1.2寸），振颤催气，飞旋补法。

二、验案分析

宁某，男，45岁。

主诉：右侧面部阵发性疼痛1天。

现病史：患者自诉1周前，晨起刷牙漱口时右侧牙齿发酸，仿佛一排牙齿都要酸掉的感觉，但呈一时性。当时以为是用凉水漱口的原因，未在意。后吃早餐的时候右侧牙槽突发闪电样的的疼痛，犹如电击，甚至偶有放射至右侧面颊部，触之则痛，拒绝触按。后停止进食片刻后有所缓解，但至午餐进食时又发作，因工作繁忙且停食后症状有缓解，遂于第二天就诊。诊为三叉神经痛。现患者发作时疼痛难忍，且口气较浓，晨起口渴，大便一月来每3～4天一行，便干难解。因疼痛而变得易激惹，询问得知该患者为个体经营者，平素性急，易怒。舌红，苔黄而干，脉数。

辨证：肝胃邪火证。

立法：泻肝胃火。

处方：根据疼痛部位循经取穴，采用远近配穴法。

四白　颧髎、迎香、合谷、下关、颊车、大迎、太冲、内庭。

刺法：针刺用泻法。

隔日复诊。经过2次针灸治疗后，患者自诉口气减轻，大便较前易解。采用原发继续治疗。经过一个疗程的针灸治疗，诉疼痛消失，但大便仍不规律。故继续治疗，以治疗便秘为主，辅助巩固前面的治疗效果。

【理】根据患者疼痛的部位、疼痛性质以及可因吃饭、凉水等因素出现症状的特点，可以判断此痛为三叉神经痛，而不是单纯牙痛。该患者为个体经营者，体胖，自诉平素易激惹、易怒，伴随有口渴、便秘等症状，舌红、苔黄而干、脉数，所有症状均为一派实证，依此辨证为肝胃邪火证。同时，其痛为右侧牙槽部以及右侧面颊部，故根据三叉神经每个分支的分布特点可明确此疼痛由第二支和第三支引起。

【法】泻肝胃之火，同时取局部穴位行气活血，相对应涉及的经络为手太阳小肠、手少阳三焦、手阳明大肠、足阳明胃经。

【方】取相应的穴位四白、颧髎、迎香、合谷、下关、颊车、大迎，此六穴均位于面部，用之疏通局部经络气血，通则不痛，荣则不痛。

【穴】四白，其穴下浅层布有眶下神经的分支等，而上颌神经作为三叉神经的一个分支，其在进入眶下裂后改称眶下神经。

颧髎，其穴下浅层布有上颌神经的眶下神经分支，其深部有三叉神经的下颌神经分支分布等。

迎香，其穴下浅层有上颌神经的眶下神经分支等。

下关，其穴下浅层布有三叉神经第三支下颌神经的耳颞神经的分支等，深层有上颌动、静脉，舌神经、下牙槽神经等。该穴所在位置与颅内三叉神经半月节相对。

颊车，《针灸甲乙经》谓“颊肿，口急，颊车骨痛，齿不可以嚼，颊车主之”。

大迎，其穴下有三叉神经第三支下颌神经的颊神经等。

合谷穴为手阳明大肠经之合穴，手阳明大肠经循行经过面部，取该穴为循经远取，取其远治作用。四总穴歌中“面口合谷收”说明合谷穴有治疗面部诸疾的作用。

太冲为肝经之原穴、输穴，内庭为胃经之荥穴，二者相配能疏泄阳明经气，清胃泻热，理气止痛。

【术】肝胃有火为实邪，实者泻之，故行泻法。

【按】循行于面部的手足三阳经，其循行部位及范围与三叉神经的分布有以下特点：

(1) 足太阳膀胱经“起于目内眦，上额，交巅”，与三叉神经第一支相接近。

(2) 手太阳小肠经“其支者，从缺盆循颈，上颊，至目锐眦，却入耳中。其支者，别颊上䪼，抵鼻，至目内眦（斜络于颧）”，其走行与三叉神经第二支的分布区相接近。手少阳三焦经“其支者，从膻中，上出缺盆，上项，系耳后，直上出耳上角，以屈下颊至䪼。其支者，从耳后入耳中，出走耳前，过客主人，前交颊，至目锐眦”，其走行与三叉神经第二支分布区相接近。

（3）手阳明大肠经“其支者，从缺盆上颈，贯颊，入下齿中，还出挟口，交人中——左之右，右之左，上挟鼻孔”，其走行与三叉神经第三支的分布区域相接近。

（4）足阳明胃经“起于鼻，交頞中，旁约太阳之脉，下循鼻外，入上齿中，还出挟口，环唇，下交承浆，却循颐后下廉，出大迎，循颊车，上耳前，过客主人，循发际，至额颅”，其走行包括了三叉神经三支分布区域。足少阳胆经“起于目锐眦，上抵头角，下耳后……其支者，从耳后入耳中，出走耳前，至目锐眦后。其支者，别锐眦，下大迎，合于手少阳，抵于𩑰，下加颊车，下颈，合缺盆”，也包括了三叉神经三支分布区域。

（5）手三阳经筋结于角（侧头部），足三阳经筋结于頄（面颊部）。

因而从经络分布规律来看，手三阳经络受邪可引发三叉神经第二、第三支疼痛，足三阳经中，足太阳经受邪可引发第一支疼痛，足阳明胃经和足少阳胆经受邪可致三支分布区域疼痛。因而，在面痛的针灸治疗中，可以根据二者在循行区域或分布上的特点分经而治，循经取穴与局部取穴相结合。依此，程老各支常用穴位如下：

第一支：眶上痛，选阳白、太阳、攒竹、外关。

第二支：上颌痛，选四白、颧髎、迎香、合谷。

第三支：下颌痛，选下关、颊车、大迎、夹承浆、合谷。

此外，面痛一个典型的表现就是存在“触发点”，即“扳机点”。这些点常在病侧三叉神经分布区某处，如上、下唇，鼻翼、口角、门齿、齿根、颊、舌等部位，其敏感性极强，稍加触动即可引起疼痛发作。三叉神经第3支（下颌支）诱发疼痛发作多因下颌动作（如咀嚼、呵欠、说话等）及冷、热水刺激下齿处所至，而直接刺激皮肤触发点诱发疼痛发者较少。诱发第2支（上颌支）疼痛发作则多因刺激皮肤触发点（上唇外1/3、鼻翼、上门齿、颊部及眼球内侧等处）所致，饮冷、热水、擤鼻涕、刷牙、洗脸、剃须等可诱发，严重者移动身体带动头部时可诱发。

第二十五节　面　瘫

面瘫是以口、眼向一侧歪斜为主要表现的病症，又称为“口眼歪斜”本病多见于冬季和夏季，可发生于任何年龄，多数患者为20～40岁，男性略多。本病相当于西医学的周围性面神经麻痹，最常见于贝尔麻痹。

周围性面瘫是指茎乳突孔内面神经的急性非化脓性炎症，并由此引起外周性面神经麻痹。西医学认为面神经一旦局部受风或寒冷刺激，易引起其本身及其周围组织的炎症、缺血、水肿，或自主神经功能紊乱，局部营养血管痉挛，导致组织水肿，使面神经受压而出现炎性变化。临床上以口眼歪斜为主要特点，常表现为晨起发现一侧面部表情肌板滞、麻木、瘫痪，额纹消失，不能皱眉，眼裂闭合不全，试闭眼时，瘫痪侧眼球向上外方转动，露睛流泪。病侧鼻唇沟变浅、口角下垂，露齿时歪向健侧，病侧不能皱眉、蹙额、闭目、露齿、鼓颊，因颊肌瘫痪而食物易滞留于病侧齿颊之间；部分患者初起时有耳后疼痛，还可出现患侧舌前2/3 味觉减退或消失，听觉过敏等症。

中医认为，由于劳作过度，正气不足，血液亏虚，脉络空虚，营卫失调，腠理疏松，卫外不固，风寒或风热之邪乘虚侵袭人体，上窜逗留于面部，浸淫肌肤，入经中络，以致面部阳明、少阳两经经脉阻滞，经筋失养，肌肉纵缓不收而发病。如《灵枢·经筋》载："足阳明之筋，……其病……卒口僻，急者目不合，热则筋纵，目不开，颊筋有寒则急，引颊移口；有热则筋驰纵，缓不胜收，故僻。"《金匾要略》也谓："贼邪不泻，或左或右，邪气反缓，正气即急，正气引邪，歪僻不遂。邪在于络，肌肤不仁"。后世清·林佩琴的《类证治裁》认为"口眼歪斜，血液衰涸，不能荣润筋脉"。明·张介宾《景岳全书·非风》认为"口眼歪斜有寒热之辨……然而血气无亏，则虽热未必（筋）缓，虽寒未必（筋）急，亦总有血气之衰可知也"。由此可见，面瘫的病因不外乎以风邪中人为主的外因和以气血空虚为主的内因。另外，风痰瘀血阻滞经络也能导致本病。然而本病多属本虚标实证，体虚正气不足、气血衰少为本，风、痰、瘀、火为发病之标。

一、辨证论治

【症状】起病突然，每在睡眠醒来时发病，病侧眼睑闭合不全，流泪，口角下垂，流涎，不能皱额、撼眉、闭眼、鼓腮、示齿和吹哨等，部分病人有耳根后疼痛或头痛的症状，舌苔薄白，脉浮紧或浮缓。

【理】多由风寒之邪乘虚侵入阳明、少阳经脉与经筋，以致经气阻滞，经筋失养，肌肉纵缓不收而发病。手足阳明、少阳经脉，循行于面部，手足阳明、少阳经筋亦分别结络于目、额、颊、顴、耳前等部。风寒侵袭经络后，使经气受阻，经筋失养，致局部肌肉弛缓不收，与对侧失去平衡，故出现以上口眼歪斜诸症。

十二经络中循行经过面颊部的有以下：

（1）大肠手阳明之脉"其支者，从缺盆，上颈贯颊，入下齿中，还出挟口，交人中，左之右，右之左，上挟鼻孔"，其经筋"其支者，上颊，结于頄"。

（2）胃足阳明之脉"起于鼻，交頞中，旁约太阳之脉，下循鼻外，入上齿中，还出挟口，环唇，下交承浆，却循颐后下廉，出大迎，循颊车，上耳前，过客主人，循发际，至额颅，其支者，从大迎前下人迎，循喉咙……"，其经筋"上挟口，合于頄，下结于鼻，上合于太阳，其支者，从颊结于耳前"。

（3）小肠手太阳之脉"其支者，从缺盆循颈，上颊，至目锐眦，却入耳中；其支者，别颊上，抵鼻，至目内眦"，其经筋"直者出耳上，下结于颔，上属目内眦"。

（4）膀胱足太阳之经筋"其直者，结于枕骨；上头下颜，结于鼻；其支者，为目上纲，下结于頄"。

（5）胆足少阳之经筋"直者上出腋，贯缺盆，出太阳之前，循耳后，上额角，交巅上，下走颔，上结于頄"。

（6）三焦手少阳之脉"其支者，从膻中，上出缺盆，上项，系耳后，直上出耳上角，以屈下颊至；其支者，从耳后入耳中，出走耳前，过客主人，前交颊，至目锐眦"，其经筋"其直者，当曲颊入系舌本，其支者上曲牙，循耳前，属目外眦，上乘颔，结于角"。

依据于此，可发现本病受累经脉以手、足阳经为主，尤以手太阳和手、足阳明为首，《诸病源候论》中就有"风邪入于足阳明、手太阳之经，遇寒则筋急引颊，使口歪僻，言语不正，而目不能平视，诊其脉，浮面迟者可治"的论述。

【法】疏风通络。

在治疗方面，早在《灵枢·经脉》就提出"卒口僻……治在燔针劫刺，以知为度，以痛为腧"的治疗原则。历代医家依据此原则及临证经验，对面瘫针灸治疗取穴、针灸方法等各有见解。如晋·皇甫谧《针灸甲乙经》认为"目痛口僻，泪出，目不明，四白主之"、"口僻不正，失欠口不开，翳风主之"。

对病程较长者，可采用灸法或拔罐疗法以配合针灸治疗。葛洪《肘后备急方》载："灸手中指节上一丸，歪右灸左也"；许叔微《普济本事方》载："灸中风口眼歪斜不正者，右于耳垂下麦粒大灸三壮"；"经络所过，主治所及"，面部为手足阳明经经脉循行交汇之处，手少阳经脉"以屈下颊至"行于面颊部，阳明经为多气多血之经，少阳经又系半表半里之经。因此，针刺治疗面瘫主要是取面部阳明经穴为主，少阳、太阳经穴为辅，采取局部近取和循经远取相结合的方法，以通调局部气机，驱邪外出，达到鼓舞经络之气，疏风通络、养血和营，兼以扶助正气的目的，使气血顺畅，营卫和调，脉络充盈，肌肉经筋得以濡养。

针刺用平补平泻法。

【方】合谷、翳风、阳白、太阳、颧髎、下关、地仓、颊车。

随证配穴

头痛：风池。

皱额、蹙眉差：攒竹、丝竹空。

眼睑闭合不全：攒竹、睛明、瞳子髎、鱼腰、丝竹空。

耸鼻不能：迎香。

人中沟歪斜：水沟。

示齿不能：巨髎。

耳鸣、耳聋：听会。

乳突部压痛：完骨、外关。

合谷为手阳明大肠经原穴，能祛除头面之风邪，听会、完骨可驱风通络；风池祛风止痛；阳白、太阳、攒竹、丝竹空、瞳子髎、鱼腰、巨髎、水沟、地仓、颊车、迎香、颧髎均为局部取穴，有疏风通络作用。

【穴】(1) 合谷配翳风　合谷虽然未在面部，但为手阳明经原穴、本经输穴，其经脉上达于面部，故针刺合谷能起到疏通经络之邪、通调气血的作用，善治头面五官疾病及唇齿各种病变，因此，《四总穴歌》曰："面口合谷收"。《循经考穴》载合谷穴主治"凡一切头面诸症及中风不语、口眼歪斜"。因为经脉之气阴阳相贯，如环无端，左右两侧经脉，通过脏腑、督脉、任脉等连结沟通，使左右经气循环流注。邪犯经络，左右之经气必然失去平衡，根据《内经》中"左病取右，右病取左"原则，取健侧合谷穴刺之，可调整经气、驱逐病邪，恢复机体阴阳平衡。

合谷穴是治疗周围性面瘫的重要的腧穴之一。同时还具有很强的疏风清热的作用。治疗多以循经取穴为主，配取病变局部穴。

翳风，手少阳经穴，其深层有面神经干从茎乳孔穿出，对调节面神经功能作用显著。

二者远、近取穴相配，共奏驱风通络止痛之效。

(2) 阳白、太阳、颧髎、下关、地仓、颊车　取上述诸穴，一方面是诸穴均位于面颊部，同时又分别为足阳明、手太阳、足少阳经穴，刺之可活血通络、疏调经筋。此外，从解剖学上看，这些穴位有以下解剖分布特点：

①阳白，其穴下布有眶上神经外侧支和眶上动、静脉外侧支。

②太阳，其穴下布有颧神经的分支颧面神经，面神经的颞支和颧支等。

③颧髎，在面部，其穴下浅层布有上颌神经的眶下神经分支，面神经的颧支、颊支，面横动、静脉的分支或属支。

④下关，在面部耳前方，其穴下浅层布有耳颞神经的分支，面神经的颧支，面横动、静脉等。

⑤地仓，在面部，口角外侧，其穴下布有三叉神经的颊支和眶下支，面动、

静脉的分支或属支。

⑥颊车，在面颊部，下颌角前上方约一横指处，其下布有耳大神经的分支以及面神经下颌缘支的分支。针刺诸穴可以改善面部血液循环，减轻面部组织水肿，促进面神经功能的恢复。

(3) 配穴　诸穴的选择均依据“腧穴所在，主治所及”原则，为邻近取穴法的应用，以疏通局部经络气血运行。

【术】合谷、外关：程氏三才法直刺天才（0.3～0.5 寸），振颤催气，平补平泻。

翳风：程氏三才法直刺人才（0.5～0.8 寸），振颤催气，平补平泻。

下关：闭口，程氏三才法直刺人才（0.5～0.8 寸），振颤催气，平补平泻。

阳白：向下平刺（0.3～0.5 寸），平补平泻。

太阳、颧髎：直刺（0.3～0.5 寸），平补平泻。

巨髎；直刺（0.3～0.5 寸），振颤催气，平补平泻。

风池；程氏三才法向鼻尖方向斜刺（0.5～0.8 寸），振颤催气，平补平泻。

丝竹空；平刺（0.3～0.5 寸），平补平泻。

完骨：平刺（0.5～0.8 寸），平补平泻。

攒竹：沿眉横向平刺（0.5～0.8 寸），平补平泻。

睛明：嘱患者闭目，医者左手轻推眼球向外侧固定，左手缓慢进针，紧靠眶缘直刺（0.3～0.5 寸）。不捻转，不提插

瞳子髎：横向平刺（0.3～0.5 寸），平补平泻。

鱼腰：沿眉横向平刺（0.3～0.5 寸），平补平泻。

迎香；斜刺（0.3～0.5 寸），振颤催气，平补平泻。

水沟；向上斜刺（0.3～0.5 寸），振颤催气，平补平泻。

听会；微张口，直刺（0.5～0.8 寸），振颤催气，平补平泻。

地仓透颊车：快速进针至皮下，然后针尖朝向颊车穴方向透刺（1.5～2 寸）。

二、验案分析

李某某，男，50 岁，工人。

主诉：右侧口眼歪斜 2 天。

现病史：患者于 1 天前因受风感右侧面部感觉发紧，口角向左歪，眼闭合较差。饮食可，二便可。舌微红，苔黄厚，脉弦。

辨证：面瘫。

立法：祛风活血通络。

处方：百会。双侧：风池、合谷。右侧：阳白、四白、颧髎、地仓、颊车。

刺法：地仓透颊车，余平补平泻。

治疗经过：治疗 2 周，基本恢复。

【理】面颊部为阳明、少阳经筋所部，由于经络空虚、风邪乘虚而入，以致经气阻滞，经筋失养，筋肉纵缓不收。

【法】祛风活血通络。取少阳、阳明经穴位及局部取穴。

【方】百会、风池、合谷、阳白、四白、颧髎、地仓、颊车。

【穴】百会可升阳举陷，开窍升清。风池可祛除风邪，合谷属阳明经远部取穴。四白、阳白、颧髎、地仓、颊车，属近部取穴，与合谷相配，属远部取穴与近部取穴相配合。共奏祛风活血通络之功。

【术】地仓、颊车采用透刺法。其余穴位使用程氏三才针泻法。

第二十六节 胁 痛

胁痛是指一侧或两侧胁肋疼痛而言，为临床常见的一种自觉症状。胁痛可见于肝胆疾病、胁部闪挫伤、肋间神经痛、肋软骨炎等病证。

胁痛的病因，《内经》认为有寒、热、瘀等方面。《素问·举痛论篇》谓“寒气客于厥阴之脉，厥阴之脉者，络阴器，系于肝，寒气客于脉中，则血泣脉急，故胁肋与少腹相引痛矣”。之后，历代医家在《内经》相关论述的基础上对胁痛的病因有所发展。《景岳全书·胁痛》将胁痛病因分为外感与内伤两大类，并提出以内伤为多见。如“胁痛有内伤外感之辨……有寒热表证者方是外感，如无表证悉数内伤。但内伤胁痛者，十居八九，外感胁痛则间有之耳”。《类证治裁·胁痛》在叶氏的基础上将胁痛分为肝郁、肝瘀、痰饮、食积、肝虚诸类，对胁痛的分类与辨证论治做出了一定的贡献。

胁痛主要责之于肝胆。《医方考·胁痛门》又谓：“胁者，肝胆之区也。”因为肝位居于胁下，其经脉循行两胁，胆附于肝，与肝呈表里关系，其脉亦循于两胁。肝为刚脏，主疏泄，性喜条达；主藏血，体阴而用阳。若情志不舒，饮食不节，久病耗伤，劳倦过度，或外感湿热等病因，累及于肝胆，导致气滞、血瘀、湿热蕴结，肝胆疏泄不利，或肝阴不足，络脉失养，即可引起胁痛。同时胁痛也与脾、胃、肾也存在很大的关联。一方面是脏腑之间的关系；另一方面是三脏之经络循行于胁肋部都有联系。

肋间神经痛，可根据疼痛部位，选取相应节段的华佗夹脊穴，有较好的止痛效果。皮肤针：用皮肤针叩胸胁。病部，加拔火罐。适用于闪挫胁痛，有止痛化瘀作用。

一、辨证论治

（一）实证

1. 气滞证

【症状】胁肋胀痛，胸闷不舒，喜太息，食欲不振，口苦，苔薄白，脉弦，症状常随情志变化而增减。

【理】肝位于胁部，其脉布于两胁，故肝脏受病，往往出现胁痛一证。肝为风木之脏，其性喜条达，恶抑郁。如情志郁结，肝气失于疏泄，络脉受阻，经气运行不畅，可发为胁痛。情志变化与气之郁结关系极为密切，故疼痛随情志变化而增减；气机不畅，故胸闷喜太息；肝气乘脾，故见饮食减少。苔薄白，脉弦均为肝郁之象。正如《金匮翼》中说："肝郁胁痛者，悲哀恼怒，郁伤肝气。"《杂病源流犀烛·肝病源流》中也有"气郁，由大怒气逆，或谋虑不决，皆令肝火动甚，以致胁肋痛。

【法】疏肝行气。

肝经循行过两胁，故取足厥阴、少阳经穴为主。毫针泻法。

【方】期门、支沟、阳陵泉、太冲、丘墟。

少阳经脉布于胁肋，故取支沟、阳陵泉以调少阳经气而止痛，取肝经募穴期门，以疏肝利胁，配太冲、丘墟以疏理肝胆之气。

【穴】(1) 期门、支沟、阳陵泉

①期门，足厥阴、太阳与阴维脉之交会穴，而肝藏血、脾主统血，维脉通过"维络全身"而对全身气血起溢蓄调节的作用，故刺之可疏肝理气、活血化瘀、消痞散结。

②支沟，为手少阳三焦经穴，也是本经五输穴中的经穴，能宣通三焦气机，以疏调肝胆经之经气，疏通经脉。本穴又名飞虎，《标幽赋》谓"胁痛肋痛针飞虎"。可参考泄泻之"偏实证"。

③阳陵泉，为足少阳胆之合穴，为八会穴之筋会，"邪在腑取之合"，肝胆相为表里，故取阳陵泉可治疗肝、胆两经循行部位，诸如口苦、胁肋疼痛、下肢痿痹、肩痛等症状。

(2) 太冲、丘墟　太冲，长于疏肝解郁。可参考中风之"闭证"。

丘墟，见心悸之"心神不宁证"。

【术】期门：斜刺（0.3~0.5 寸），飞旋泻法。

支沟：程氏三才法直刺人才（0.5~0.8 寸），振颤催气，飞旋泻法。

阳陵泉：程氏三才法直刺人才（0.8－1.2 寸），振颤催气，飞旋泻法。

太冲、丘墟：程氏三才法直刺人才（0.3-0.5寸），振颤催气，飞旋泻法。

2. **血瘀证**

【症状】胁痛如刺，痛处不移，入夜更甚，疼痛拒按，舌质紫暗，脉沉涩。

【理】气滞血瘀，血停于胁部，故见胁痛如刺，痛处不移，血属阴，夜为阴，故夜间痛甚，瘀血属实，故疼痛拒按。舌紫暗，脉沉涩，均为瘀血之象。

《灵枢·五邪》曰："邪在肝，则两胁中痛……恶血在内。"若肝气郁结日久，气滞则血不行，或因跌仆闪挫，淤血在内阻滞络脉，皆可导致血瘀胁痛。

【法】活血通络。取足厥阴、少阳经穴为主。毫针泻法。

【方】期门、支沟、阳陵泉、膈俞、肝俞。

少阳经脉布于胁肋，故取支沟、阳使泉以调少阳经气而止痛，取肝经募穴期门，以疏肝利胁，配血会膈俞、肝俞以活血化瘀。

【穴】（1）期门、支沟、阳陵泉　论述同上。

（2）膈俞、肝俞　膈俞，足太阳膀胱经穴，八会穴中血会，《针灸聚英》中说："《难经》曰：血会膈俞。疏曰：血病治此。盖上则心俞，心主血，下则肝俞，肝藏血，故膈俞为血会。又足太阳多血，血乃水之象也。"因此本穴长于活血化瘀。

肝俞，本穴穴近肝脏，为转输肝气之处，气行则血行，通过疏理肝气而化瘀血。

【术】期门：斜刺（0.3~0.5寸），飞旋泻法。

支沟：程氏三才法直刺人才（0.5~0.8寸），振颤催气，飞旋泻法。

阳陵泉：程氏三才法直刺人才（0.8~1.2寸），振颤催气，飞旋泻法。

膈俞、肝俞：斜刺（0.5~0.7寸），飞旋泻法。

（二）虚证

【症状】胁肋隐痛，痛势绵绵，口干心烦，头昏目眩，舌红少苔，脉虚弱或细数。

【理】久病体虚，劳欲过度，精血亏损，血不养肝，络脉失养，亦可导致本证。精血亏损，血少不能濡养肝络，故见胁肋隐痛；口干心烦，为阴虚内热，头昏目眩，为精血不足。舌红，脉虚弱或细数，为精血不足，阴虚内热之象。

【法】益精养血，行气止痛。取背俞和足厥阴经穴为主。毫针补法。

【方】肝俞、肾俞、期门、太冲、足三里、三阴交。

肝俞、肾俞为肝肾之背俞穴，期门为肝之募穴，太冲为肝经原穴，四穴合用，可益精养血、调肝止痛；足三里、三阴交以扶助脾胃，以资生化之源。

【穴】（1）肝俞、肾俞、期门、太冲

①肝俞，见“血瘀证”。

②肾俞：肾藏精纳气，肝肾同源故精血互化，补肾精即是补肝血，经脉得血之濡养而不痛。

③期门，见“气滞证”。

④太冲，长于疏肝解郁。参考泄泻“偏实证”。

（2）足三里、三阴交　《针灸穴名解》称三阴交为：“凡属肝脾肾三经证之关于血分者，统能治之，如药之当归也。”因此，刺本穴有益气活血、补血的作用。同胃经足三里配伍能补后天之本，益气血生化之源。

【术】肝俞：斜刺（0.5~0.7寸），飞旋补法。

肾俞：程氏三才法直刺人才（0.8~1.2寸），飞旋补法。

期门：斜刺（0.3~0.5寸），飞旋补法。

太冲：程氏三才法直刺人才（0.3~0.5寸），振颤催气，飞旋补法。

足三里：程氏三才法直刺人才（1-1.5寸），振颤催气，飞旋补法。

三阴交：程氏三才法直刺人才（0.8-1.2寸），振颤催气，飞旋补法。

二、验案分析

刘某，女，30岁。

主诉：胁痛3天。

现病史：患者自诉昨日骑车上班途中，因躲闪不及，被迎面驶来的另一辆自行车撞倒，人、车均摔倒在地，两辆自行车的车把均抵在胁肋部。当场除有轻微疼痛外未觉其他异常，晚上临睡脱衣前发现胁肋部有一块淤青，触之即痛，入睡后因疼痛而醒，便无法入睡。现患者右侧胁肋部疼痛难忍，且不能触碰，问其疼痛的感觉，患者说像是针扎样的痛，且只有淤青的点有痛感，余处安然无恙。舌暗，脉涩。

辨证：血瘀证。

立法：活血通络。

处方：取足厥阴、少阳经穴为主。

期门、支沟、阳陵泉、膈俞、肝俞、阿是穴。

刺法：针刺用泻法。

隔日复诊。针灸治疗3次后，患者诉疼痛感消失，虽然淤青仍有，但颜色已经较第一天变浅，自诉无大碍而停止治疗。

【理】两胁属肝，患者被碰撞之处恰在右胁，且有瘀血而显示为局部皮肤淤青，故可辨证为血瘀型胁痛。

【法】胁肋部有淤血故以活血化瘀、行气通络为主，使两胁气血通则不痛。

【方】本案中程老选择如下处方：期门、支沟、阳陵泉、膈俞、肝俞、阿是穴。

【穴】(1) 期门、支沟、阳陵泉　见“气滞证”论述。

(2) 血瘀胁下则刺痛不移，取血会膈俞、肝俞以及阿是穴活血行瘀。

【术】期门、膈俞、肝俞：斜刺（0.3～0.5 寸），飞旋泻法。

支沟：程氏三才法直刺人才（0.5～0.8 寸），振颤催气，飞旋泻法。

阳陵泉：程氏三才法直刺人才（0.8～1.2 寸），振颤催气，飞旋泻法。

第二十七节　腰　痛

腰痛是指腰部感受外邪，或因劳伤，或由肾虚而引起气血运行失调，脉络绌急，腰府失养所致的以腰部一侧或两侧疼痛为主要症状的一类病证，是患者的一种自觉症状。临床中，许多疾病都可引起腰痛，本节仅就外感寒湿，内伤肾气，以及外伤闪挫所引起的腰痛证进行叙述。西医学中的风湿性腰痛、腰肌劳损、脊柱病变之腰痛等，可参照本节辨证论治。

对腰痛的认识，早在《内经》中就有专门的论述。《素问·刺腰痛》云“衡络之脉令人腰痛，不可以俯仰，仰则恐仆，得之举重伤腰……”，又云“肉里之脉令人腰痛，不可以咳，咳则筋缩急……”，认为腰痛主要属于足六经之病，并分别阐述了足三阳、足三阴及奇经八脉经络病变时发生腰痛的特征和相应的针灸治疗。

本证有腰椎病变者，可取相应部位的华佗夹脊穴，直刺 1.0～1.5 寸，留针，以配合进行治疗。

一、辨证论治

（一）寒湿证

【症状】多发于感受寒湿之邪以后，腰背重痛，不能俯仰，或痛连臀部下肢，患部肌肉拘急，常觉寒冷，每遇阴雨天则加重。舌苔白腻，脉沉弱或沉迟。

【理】坐卧冷湿之地，或涉水冒雨，身劳汗出，寒湿之邪，滞留经络，经气受阻，因而发生腰痛。寒湿黏滞，留而不去，阻塞经络，气血不畅，故腰部冷痛而重，转侧不利；受阴雨天气影响，气血更加郁滞，是以痛剧；苔白腻，脉沉弱或沉迟，都是寒湿停聚之象。

【法】行气止痛，舒筋活络。

腰为肾之府，且足太阳膀胱经“挟脊抵腰中”，经脉所过，主治所及，《灵枢·杂病》有“腰痛，痛上寒，取足太阳阳明”，同时督脉居脊柱正中，为“阳脉之海”，故取膀胱经穴及督脉穴为主。毫针补法，并用灸法。

【方】肾俞、腰阳关、委中、大肠俞、关元俞。

取肾俞以益肾气，灸之能除寒祛湿；腰阳关是局部取穴，委中是四总穴之一，是治疗腰背痛的远道取穴，取大肠俞、关元俞以祛风散寒，通经止痛。

【穴】(1) 肾俞、腰阳关、委中

①肾俞：参考遗尿。

②腰阳关，督脉穴。《古法新解会元针灸学》中说：“阳关者，阳者气也，关为机关……上通命门，相火禀金化气而生三焦，夹脊双关而上，通背化气，助力之用于外，关乎全身之阳强壮力之出入，故名阳关。”《循经考穴编》谓本穴“主劳损腰胯痛……”

③肾俞、腰阳关，针之可补肾阳、益肾气、行气止痛，灸之可起到散寒除湿的作用。

委中是四总穴之一；又是足太阳膀胱经的合穴，经气深聚之所，腰背足太阳经两分支在腘窝的汇合点；且足太阳膀胱经主筋所生病，主项、背、腰、尻、腘等痛，同时《马丹阳十二穴歌》中亦有“委中：腰痛不能举，沉沉引脊梁，酸痛筋莫展，风痹复无常，膝关难伸屈，针入即安康”的论述。因而取之能疏通足太阳膀胱经之经气、疏调腰背部经脉之气血，是治疗腰背痛的远道取穴的要穴。

(2) 大肠俞、关元俞　属局部取穴，发挥近治作用，疏通局部气血经络。

【术】肾俞、腰阳关、大肠俞、关元俞：取清艾条一根，点燃后悬于穴位之上，艾火距皮肤2~3cm，灸10~20分钟，灸至皮肤温热红晕，而又不致烧伤皮肤为度。

委中：程氏三才法直刺地才（1~1.5寸），振颤催气，飞旋补法。

(二) 肾虚证

【症状】起病缓慢，腰痛以酸楚为主，日久不愈，精神倦怠，膝软无力，遇劳则加剧，卧床休息后可以缓解。偏于阳虚者，少腹拘急，面色晄白，口中和，手足不温，脉沉细或沉迟，舌质淡；一偏于阴虚者，则心烦失眠，口燥咽干，面色潮红，五心烦热，脉细弱或细数，舌质红少苔。

【理】房劳过度，精气损耗，使腰部经脉失于濡养而致腰痛。如《素问·脉要精微论》所说：“腰者，肾之府，转摇不能，肾将惫矣”。腰为肾府，肾主骨髓，肾精亏虚，骨髓不充，故腰背酸楚，膝软无力；劳则耗伤精气，是以痛甚；卧则气静，是以痛减。肾阳虚则不能温煦腰腹、四肢，故少腹拘急、四肢不温；面色晄白，口中和，脉沉细或沉迟，舌质淡均为阳虚之象。阴虚则肾水不能上济心火，故心烦失眠；阴虚则生内热，故面色潮红，五心烦热，口燥咽干，脉细弱或细数，舌红少苔，为阴虚或阴虚内热之象。

【法】行气止痛，舒筋活络。取督脉、足太阳经穴为主。毫针补法，并用灸法。

【方】肾俞、腰阳关、委中。

随证配穴

肾阳虚：命门、腰眼。

肾阴虚：志室、太溪。

主穴同上证。命门、腰眼针灸并用可补肾阳、益肾精，志室、太溪可补益肾阴。

【穴】（1）肾俞、腰阳关、委中　论述同上。

（2）肾阳虚　命门、腰眼。

①命门，为督脉穴，别名“精宫”，是治命门火衰之要穴。本穴位于两肾俞之间，横通少阴之气，为元气之所系，是人生命重要之门户，是脏腑之本，其真元通于肾，故本穴长于温肾壮阳，补一身之真阳。

②腰眼，在腰部，局部取穴，主治“肾腰痛”。（《肘后备急方》）

（3）肾阴虚　志室、太溪。

①志室，足太阳膀胱经穴。位置与肾俞、命门相平。《经穴命名浅解》中说：“藏者为室。穴在肾俞之旁，考肾藏志，主治肾疾……针灸有壮肾添髓之效。”

②太溪，《经穴命名浅解》中说：“太指大、甚的意识。考肾水出于涌泉，过于然谷，聚流而成大溪，并由此处注入于海，因名太溪。”故本穴长于滋肾，引虚火下行。

【术】肾俞、腰阳关、命门、腰眼：取清艾条一根，点燃后悬于穴位之上，艾火距皮肤2～3cm，灸10～20分钟，灸至皮肤温热红晕，而又不致烧伤皮肤为度。

委中：程氏三才法直刺地才（1～1.5寸），振颤催气，飞旋补法。

志室：程氏三才法直刺地才（0.8～1.0寸），飞旋补法。

太溪：程氏三才法直刺人才（0.3～0.5寸），振颤催气，飞旋补法。

（三）外伤证

【症状】有腰部扭伤史，腰脊强痛，一般痛处固定不移，手按或转侧时则疼痛更甚，舌质淡红或紫暗，脉弦或涩。

【理】外伤可使经脉气血受损，引起气滞血瘀而导致腰痛。筋脉扭伤，以至气血不能畅通，瘀血阻于经脉，故腰痛剧作，痛有定处，按之则痛甚；弦脉主痛证，舌质紫暗，脉涩为血瘀之象。

【法】行气止痛，舒筋活络。取督脉、足太阳经穴为主。毫针补泻兼施。

【方】肾俞、腰阳关、委中、水沟、腰痛穴、阿是穴。

督脉行于脊里，取水沟是循经远道取穴法，可治疗腰脊强痛，腰痛穴是治疗扭伤所致腰痛的有效奇穴。

【穴】(1) 肾俞、腰阳关、委中　同上。

(2) 水沟、腰痛穴、阿是穴

水沟，督脉穴，《针灸甲乙经》云："水沟，在鼻柱下人中，督脉手足阳明之会。"督脉循行过腰部，故本穴"治脊强膂痛，一切腰痛（《针方六集》）。"

腰痛穴，在手背、腕横纹与掌指关节的中点，第二、三掌骨及第四、五掌骨之间，左右手共四穴。经外奇穴，专治腰痛。

【术】肾俞：程氏三才法直刺人才（0.8~1寸），平补平泻。

腰阳关：程氏三才法直刺人才（0.5~0.8寸），振颤催气，平补平泻。

委中：程氏三才法直刺地才（1~1.5寸），振颤催气，飞旋泻法。

水沟：向上斜刺（0.3~0.5寸），振颤催气，飞旋泻法。

腰痛穴：程氏三才法由两侧向掌中斜刺地才（0.5~1.0寸），振颤催气，飞旋泻法。

二、验案分析

王某，男，27岁。

主诉：腰痛1周。

现病史：患者家属代诉1周前因贪凉就地铺席而卧，头两日未觉异样，第三日自觉腰部疼痛，不能转侧，不能入睡。因家中为一楼，故家人疑为受凉，嘱患者于家中床上睡觉，并用棉被包裹腰部以暖腰，疼痛略有减轻，但仍感腰部沉重，活动受限，睡眠轻浅。现见患者由家人搀扶至诊所，腰部裹以棉被，舌苔白腻，脉沉。

辨证：寒湿腰痛。

立法：行气止痛，舒筋活络。

处方：肾俞、腰阳关、委中、大肠俞、关元俞。

刺法：针用平补平泻法，灸肾俞、腰阳关、大肠俞各3壮。留针30分钟。

治疗结束后患者自觉腰部沉重感较前减轻、疼痛感消失大半。嘱其起居避风寒。

次日二诊：患者仍由家人扶至医院，但面部表情舒缓，自诉昨日睡眠质量较前提高。治疗仍用前法。

针灸2次后患者可以直腰行走，针灸5次后腰部疼痛症状消失，腰部活动正常，睡眠亦好转。嘱其日后起居避风寒，随诊未复发。

【理】中医理论认为“不通则痛”、“不荣则痛”，《素问·举痛论》“寒气入经则稽迟，泣而不行，客于脉外则血少，客于脉中则气不通，故卒然而痛。”在该病案中，患者腰痛的原因及其他诸症均示该腰痛为寒湿腰痛。寒湿凝滞经脉而致气血不通而痛。

【法】疏通局部气血，驱寒除湿以舒筋活络。

【方】本案中程老选择如下处方：肾俞、腰阳关、委中、大肠俞、关元俞。

【穴】诸穴合用调和气血，通达经脉，使气血运行通畅而达到“以通为顺”为治病机制。详见“寒湿证”。

【术】不通则痛，故以针刺通经活络止痛；寒者温之，故借艾灸之热以除寒湿。具体操作见“寒湿证”。

【按】腰为肾之府，乃肾之精气所溉之域。针灸治疗腰痛除需要脏腑辨证外，尚需经络辨证。

腰是人体运动之要枢，《灵枢·刺节真邪》：“腰脊者，身之大关节也。”十二经脉中，足太阳膀胱经“挟脊抵腰中，入循膂，络肾，属膀胱；其支者，从腰中，下挟脊，贯臀，入腘中；其支者，从髆内左右别下贯胛，挟脊内，过髀枢，循髀外后廉下合腘中”。足太阳经为巨阳，主一身之表，统一身之营卫，其脉行于脊背，柔润项背腰脊之筋。故若膀胱足太阳经受邪或本经经气变动，则出现腰背部疼痛、强直、屈伸不利等症。

腰痛除与足太阳膀胱经关系密切外，还与奇经八脉中督脉、阳维脉关系紧密。督脉病候主要表现为腰脊强痛、头重头痛和神志病，如《素问·骨空论》云“督脉为病，脊强反折”、《脉经·平奇经八脉病》云“尺寸俱浮，直上直下，此为督脉。腰背强痛，不得俯仰，大人癫痫，小儿风痫疾”。同时，阳维脉行于身之腰背，若阳维脉经气变动则腰部肌肉松软、运动无力以及腰痛等症。

针灸治疗腰痛最常用的一个远端穴位为委中。该穴首见于《灵枢·本输》。委，曲之义；中，正中，中央。因穴在腘窝中央正中，委曲之处，须膝腘屈曲，委而取之，故名委中。别名血郄、郄中、腘中，乃足太阳膀胱经所入之合穴。凡太阳经脉所过，腰髀膝关重痛，大风眉落，风邪深入于阳跷奇经乃足太阳之别脉,均可刺委中出血，如《丹溪心法》云“腰痛，血滞不下，委中刺出血，仍灸肾俞、昆仑”，但以上所言均指邪实宜泻之之证，正虚者则不可妄刺，《素问》云“刺委中大脉令人仆，脱色，不可不知也。”

第二十八节　痹　证

痹有闭阻不通的意义。风寒湿之邪侵袭经络，气血闭阻不能畅行，引起肢体、关节等处酸、痛、麻、重及屈伸不利等症状，名为痹证。

痹证的含义有广义、狭义之分。痹者闭也，广义的痹病，泛指机体正气不足，卫外不固，邪气乘虚而入，脏腑经络气血为之痹阻而引起的疾病统称为痹病，包括《内经》所含肺痹、心痹等脏腑痹及肉痹、筋痹等。狭义的痹病，即指其中的肢体经络痹，本节主要讨论肢体经络痹病。本病在临床上较为常见，不分性别、年龄均可患本病。在气候寒冷、潮湿、多风的地区更为常见。病情轻者可能只在某些肢体、关节等处感到酸楚、疼痛，随天气变化而加剧。严重者，疼痛、酸楚显著，关节肿大，反复发作，甚至引起变形，使肢体、关节运动功能受限。

本证包括风湿性关节炎、类风湿关节炎、纤维组织炎、神经痛等病。

一、辨证论治

（一）行痹

【症状】肢体关节酸痛，游走不定，上下左右走窜疼痛，以腕、肘、膝、踝等处为甚，关节运动不利，或见恶寒发热，舌苔薄腻，脉多浮紧或浮缓。

【理】肢体关节疼痛是风寒湿邪的共同症状，是由邪留经络，致气血运行不畅，不通则痛；因感受风邪为主，风性善行走窜，故痛无定处；外邪侵入，正邪交争，故有恶寒发热。脉浮紧或浮缓为风邪在表，苔薄腻为风寒湿邪侵袭的初期表现。

【法】祛风通络、散寒除湿。

针灸治疗痹证，主要根据病痛部位，局部多取阳经经穴为主，亦可采用阿是穴，并结合循经远道取穴，以疏通经络气血的闭滞，使营卫调和，则风、寒、湿三气无所依附而痹病得解。病在皮肤肌肉当浅刺，病在筋骨可适当深刺留针。针刺毫针泻法。

【方】颌部痛：下关、颊车、合谷。

颈部：风池、天柱、列缺。

肩关节痛：肩髃、肩髎、肩贞、臑俞。

肩胛痛：天宗、秉风、肩外俞、膏肓。

肘臂痛：曲池、尺泽、天井、外关、合谷。

手腕痛：阳池、阳溪、阳谷、外关。

手指拘挛：阳谷、合谷、后溪。

手指麻痛：后溪、三间、八邪。

髋关节痛：环跳、居髎、悬钟。

腰脊痛：水沟、身柱、腰阳关。

股部痛：秩边、承扶、阳陵泉。

膝关节痛：鹤顶、犊鼻、内膝眼、阳陵泉、阴陵泉。

小腿麻痛：承山、飞扬。

踝部痛：解溪、商丘、丘墟、昆仑、太溪。

足趾部：公孙、束骨、八风。

全身痛：后溪、申脉、大包、膈俞、肩髃、曲池、合谷、阳池、环跳、阳陵泉、悬钟、解溪。

【穴】(1) 后溪通于督脉，申脉通于阳跷，为八脉交会穴配穴法，主治肩、背、腰、腿，一身肌肉、筋骨之病。大包为脾之大络，故可网罗一身之气，肠俞为血之会穴，二穴合用可治疗全身性疼痛。

(2) 曲池为手阳明大肠经之合穴，善游走疏导，且走而不守，引邪外出，长于宣气行血，通络关节，为调和气血、舒筋活络的要穴。大椎、曲池合用治疗热痹。

(3) 膈俞为足太阳膀胱经之穴，其上为心俞，心主血；下为肝俞，肝主藏血，故膈俞为八会穴之血会，是治疗血证的要穴，功善调理全身之血，针之可补血养血、理血化瘀。血海有活血、养血作用，取“血行风自灭”之意，加治风要穴风池以治行痹、脉痹。

(4) 商丘、足三里健运脾胃而化湿，以治着痹。

(5) 关元、肾俞益火之源，温补元阳，以治痛痹。

(6) 阳陵泉为筋会，以治筋痹。

(7) 大抒为骨会，悬钟为髓会，用以治疗骨痹。

(8) 痹证的治疗，可随证加减。

【术】(1) 下关、颊车、天井、阳池、阳溪、阳谷、悬钟、鹤顶、太溪、束骨、申脉：直刺 (0.3 ~0.5 寸)，振颤催气，飞旋泻法。

风池：向鼻尖方向针 (0.5 ~0.8 寸)，振颤催气，飞旋泻法。

列缺、水沟：向上斜刺 (0.3 ~0.5 寸)，振颤催气，飞旋泻法。

膏肓、八邪、大包：斜刺 (0.3 ~0.5 寸)，振颤催气，飞旋泻法。

商丘：直刺 (0.2 ~0.3 寸)，振颤催气，飞旋泻法。

天柱、外关、后溪、三间、肩髃、秉风、肩外俞、尺泽、居髎、腰阳关、解溪、犊鼻、内膝眼、八风、丘墟、昆仑、膈俞、身柱：程氏三才法直刺天才（0.3～0.5寸），振颤催气，飞旋泻法。

承扶、曲池：程氏三才法直刺天才（0.8～1寸），振颤催气，飞旋泻法。

阳陵泉、承山、飞扬：程氏三才法直刺天才（0.5～0.8寸），振颤催气，飞旋泻法。

环跳：程氏三才法直刺天才（1.5～1.8寸），振颤催气，飞旋泻法。

公孙：程氏三才法直刺地才（0.5～0.8寸），振颤催气，飞旋泻法。

合谷、阴陵泉、肩髎、肩贞、臑俞、天宗：程氏三才法直刺人才（0.5～0.8寸），振颤催气，飞旋泻法。

秩边：程氏三才法直刺人才（1.5～1.8寸），振颤催气，飞旋泻法。

（2）可用皮肤针叩刺。

（二）痛痹

【症状】关节或肢体疼痛剧烈，势如锥刺，痛有定处，得热则减，遇寒则甚，局部不红不热，舌苔薄白，脉弦紧。

【理】因寒邪偏盛，寒为阴邪，其性收引，经脉收引使气血更为不畅，故痛甚，寒性凝滞，故痛有定处；得热则血行得通，故痛减；遇寒则血益凝滞，其痛加剧，势如锥刺，寒邪为患，故局部不红不热。脉弦紧主寒主痛，苔白为寒邪之象。

【法】温经散寒，祛风除湿。

根据病痛部位，局部多取阳经经穴为主，亦可采用阿是穴，并结合循经远道取穴。针刺用补法，少针多灸。

【方】参照行痹中所述的病变累及部位局部取穴及辨证加穴。

【穴】参考上证。

【术】（1）下关、颊车　直刺（0.3～0.5寸），振颤催气，飞旋补法。

合谷、天柱、肩髃、肩髎、肩贞、臑俞、天宗、秉风、肩外俞、膏肓、曲池、天井、外关、阳池、阳溪、阳谷、后溪、三间、身柱、腰阳关、秩边、承扶、阳陵泉、鹤顶、犊鼻、内膝眼、阴陵泉、承山、飞扬、解溪、商丘、丘墟、昆仑、太溪、公孙、悬钟、束骨、八风、申脉、膈俞：均雀啄灸，半只艾条。

风池：向鼻尖方向针（0.5～0.8寸），振颤催气，飞旋补法。

列缺：向上斜刺（0.3～0.5寸），振颤催气，飞旋泻法。

尺泽、居髎：程氏三才法直刺地才（0.8～1寸），振颤催气，飞旋补法。

八邪、大包：斜刺（0.3～0.5寸），振颤催气，飞旋补法。

环跳：程氏三才法直刺地才（2～2.5寸），振颤催气，飞旋泻法。

水沟：向下斜刺（0.3～0.5寸），振颤催气，飞旋补法。

（2）可用皮肤针叩刺。

（三）着痹（反复发作期）

【症状】肌肤麻木，肢体沉重，关节痠痛，痛处多固定不移，易受阴雨气侯影响而加重，苔白腻，脉濡缓。

【理】湿邪偏盛，湿性重浊，侵淫肢体关节，气血运行不畅，故见麻木、沉重、疼痛，湿性黏滞，亦为阴邪，故痛有定处；因受阴雨气候影响，气血更加郁滞，故病情加重。脉濡缓，苔白腻均为湿象。

【法】除湿通络，祛风散寒。

根据病痛部位，局部多取阳经经穴为主。针灸并用，针刺用泻法，或可用温针灸、皮肤针叩刺、拔罐法。

【方】参照行痹中所述的病变累及部位局部取穴及辨证加穴。

【穴】参考上证。

【术】下关、颊车、天井、膏肓、悬钟、鹤顶：直刺（0.3～0.5寸），振颤催气，飞旋泻法。

阳池、阳溪、阳谷、太溪、束骨、申脉：直刺（0.3～0.5寸），振颤催气，飞旋泻法。加温针。

列缺、水沟：向上斜刺（0.3～0.5寸），振颤催气，飞旋泻法。

八邪、大包：斜刺（0.3～0.5寸），振颤催气，飞旋泻法。

风池：向鼻尖方向针（0.5～0.8寸），振颤催气，飞旋泻法。

天柱、肩髃、秉风、肩外俞、尺泽、后溪、三间、居髎、腰阳关、解溪、丘墟、昆仑：程氏三才法直刺天才（0.3～0.5寸），振颤催气，飞旋泻法。加温针。

身柱：程氏三才法向下斜刺天才（0.3～0.5寸），振颤催气，飞旋泻法。加温针。

八风、膈俞：程氏三才法斜刺天才（0.3～0.5寸），振颤催气，飞旋泻法。

外关、犊鼻、内膝眼：程氏三才法直刺天才（0.3～0.5寸），振颤催气，飞旋泻法。

阳陵泉、承山、飞扬：程氏三才法直刺天才（0.5～0.8寸），振颤催气，飞旋泻法。

承扶：程氏三才法直刺天才（0.8～1寸），振颤催气，飞旋泻法。

曲池：程氏三才法直刺天才（0.8～1寸），振颤催气，飞旋泻法。加温针。

环跳：程氏三才法直刺天才（1.5～1.8寸），振颤催气，飞旋泻法。加温针。

合谷、肩髎、肩贞、臑俞、天宗、秩边、阴陵泉：程氏三才法直刺人才（0.5~0.8寸），振颤催气，飞旋泻法。加温针。

商丘：直刺（0.2~0.3寸），振颤催气，飞旋泻法。加温针。

公孙：程氏三才法直刺地才（0.5~0.8寸），振颤催气，飞旋泻法。

（四）热痹

【症状】关节疼痛，局部红肿，痛不可近，运动受限，可涉及一个或多个关节，兼有发热，口渴，苔黄，脉滑数。

【理】局部红肿而痛，为化热之故，关节肿胀变形，故运动受限，发热，口渴，苔黄，脉滑数均为实热之象。

【法】清热通络，祛风除湿。

根据病痛部位，局部多取阳经经穴为主，亦可采用阿是穴，并结合循经远道取穴。针刺毫针泻法。

【方】参照行痹中所述的病变累及部位局部取穴及辨证加穴。

【穴】参考上证。

【术】下关、颊车、天井、阳池、阳溪、阳谷、悬钟、鹤顶、太溪、束骨、申脉：直刺（0.3~0.5寸），振颤催气，飞旋泻法。

天柱、秉风、肩外俞、肩髃、尺泽、外关、后溪、三间、居髎、腰阳关、丘墟、昆仑、犊鼻、内膝眼、解溪、八风、膈俞：程氏三才法直刺天才（0.3~0.5寸），振颤催气，飞旋泻法。

阳陵泉、承山、飞扬：程氏三才法直刺天才（0.5~0.8寸），振颤催气，飞旋泻法。

曲池、承扶：程氏三才法直刺天才（0.8~1寸），振颤催气，飞旋泻法。

环跳：程氏三才法直刺天才（1.5~1.8寸），振颤催气，飞旋泻法。

身柱：程氏三才法向下斜刺天才（0.3~0.5寸），振颤催气，飞旋泻法。

公孙：程氏三才法直刺地才（0.5~0.8寸），振颤催气，飞旋泻法。

合谷、肩髎、肩贞、臑俞、天宗、阴陵泉：程氏三才法直刺人才（0.5~0.8寸），振颤催气，飞旋泻法。

秩边：程氏三才法直刺人才（1.5~1.8寸），振颤催气，飞旋泻法。

风池：向鼻尖方向针（0.5~0.8寸），振颤催气，飞旋泻法。

列缺、水沟：向上斜刺（0.3~0.5寸），振颤催气，飞旋泻法。

膏肓、大包、八邪：斜刺（0.3~0.5寸），振颤催气，飞旋泻法。

商丘：直刺（0.2~0.3寸），振颤催气，飞旋泻法。

二、验案分析

王某某，男，45岁，汽车司机。1985年4月3日初诊。

主诉：右臀部及右大腿疼痛约半年。

现病史：因感受寒邪，患者近半年来右臀部及右腿呈针刺样疼痛，放射至右小腿后外侧，经服各种药物及理疗等方法治疗无显效。体格检查，右臀部及右大腿后侧沿足太阳膀胱经及足少阳胆经循行线上均有压痛点，右腿直腿抬高试验阳性。西医诊断为“坐骨神经痛”。得热痛减，遇寒加重，痛处不红不热。舌苔薄白，脉弦紧。

辨证：痹证中属于痛痹。

立法：温经散寒，活血通络。

处方：环跳、承扶、殷门、风市、委中、阳陵泉、足三里、昆仑、丘墟、三阴交、肾俞、关元。

刺法：局部穴位温针灸，肾俞、关元艾灸法。每日1次，10次为一疗程。

针刺3个疗程后，患者病情大为好转，各处疼痛明显减轻；又针治1个疗程后，恢复正常，疼痛消失，行动自如。

【理】本案中患者因受寒邪侵袭而致臀部及腿部经络气血不通，寒主凝滞，不通则痛；而得热痛减、遇寒加重也是寒邪特征，故辨证属于痹证之痛痹。

【法】寒邪为主，凝滞气血，故以温经散寒、活血通络为主。

【方】本案中程老选择如下处方：环跳、承扶、殷门、风市、委中、阳陵泉、足三里、昆仑、丘墟、三阴交、肾俞、关元。

【穴】（1）环跳、承扶、殷门、风市、委中、阳陵泉、足三里、昆仑、丘墟、三阴交为局部选穴，疏通局部经络气血。

（2）肾俞、关元：益火之源，温补元阳而散寒止痛。

【术】寒者温之，瘀者散之，故用温针灸和灸法以祛寒通络。

第二十九节　痿　证

痿证，是指肢体痿弱无力，不能随意活动，或伴有肌肉萎缩的一类病证，其症以下肢痿弱较多见，故又称“痿”。西医学的感染性多发性神经炎、运动神经元病、重症肌无力、肌营养不良等病，符合本病证候特征者，可参考本节辨证论治。

痿病病理性质有虚有实，一般是热证、虚证居多，虚实夹杂者亦不少见。热证以虚热为多，湿热为患则属实；虚证为精血亏虚，亦有气虚者；因虚不运，痰湿、死血、湿热、湿邪、积滞等，都可兼夹发生。

对于痿证的治疗，“治痿独取阳明”以及后来出现的“泻南方，补北方”是历代医家所推崇的。在《素问》的论述以及后世医家的补充中，可知所谓独取阳明，系指一般采用补脾胃、清胃火、祛湿热以补益后天、资养五脏为治疗痿证的基本原则。因脾胃为后天之本，肺之津液来源于脾胃，肝肾之精血有赖于脾胃的生化。若脾胃虚弱，受纳运化功能失常，津液精血生化之源不足，则肌肉筋脉失养；只有脾胃健运，津液精血之源生化，筋脉得以濡养，才有利于痿证的恢复。所谓“独取”，乃重视之意，不应理解为“惟独”之法。以此为依据，则针灸治疗痿证应以多气多血之阳明经为主。

“泻南方，补北方”。南方属火，北方属水，即指治痿病应重视滋阴清热，因肝肾精血不足，不独不能濡养筋脉，且阴虚则火旺，火旺则阴更亏，故滋阴可充养精血以润养筋骨，且滋阴有助降火，达到金水相生，滋润五脏的方法；外感热毒，当清热解毒，火清热去则不再灼阴耗精，有存阴保津之效。若属虚火当滋阴以降火。若湿热当清热化湿而不伤阴。

一、辨证论治

（一）肺热证

【症状】两足痿软不用，兼有发热，咳嗽，心烦，口渴，小便短赤，舌红苔黄，脉细数或滑数。

【理】温邪犯肺，故发热而咳；肺热伤津，则心烦，口渴，小便短赤，津液灼损，筋脉失养，故痿软不用。舌红苔黄，脉细数为热邪伤津之象，脉滑数主热盛。

感受温毒之邪，最易耗伤津液，若温邪犯肺或病后邪热未清，肺受热灼，不能布送津液以润泽五脏，遂成四肢肌肉筋脉失养，痿弱不用。此即《素问·痿论》“五脏因肺热叶焦，发为痿躄”之谓也。

【法】清肺热，调经气，濡养筋骨。

“治痿独取阳明”，取阳明经穴为主，多针患侧腧穴。毫针泻法。

【方】上肢：肩髃、曲池、合谷、外关、尺泽。

下肢：髀关、环跳、血海、梁丘、足三里、阳陵泉、解溪、悬钟。

随证配穴：肺俞。

【穴】本病的针灸治疗取穴以阳明经穴为主，是根据《内经》所说“治痿独取阳明”的意思。取筋会阳陵泉，髓会悬钟以增强濡养筋骨的作用，取肺俞、尺泽以清泻肺热。

肩髃、曲池、合谷均为手阳明大肠经穴。曲池为本经合穴，合谷为本经原穴。

外关，手少阳三焦经穴，络穴，八脉交会穴，通阳维脉。

尺泽，手太阴肺经穴，本经合穴。穴性属水，本经子穴，长于清泻肺热，又属上肢局部取穴，疏通局部气血。

【术】环跳：程氏三才法直刺地才（2~2.5寸），振颤催气，飞旋泻法。

阳陵泉：程氏三才法直刺地才（1.5~2寸），振颤催气，飞旋泻法。

肩髃：程氏三才法斜刺人才（0.8~1.2寸），振颤催气，飞旋泻法。

曲池、髀关：程氏三才法直刺人才（0.8~1.2寸），振颤催气，飞旋泻法。

尺泽、合谷、血海、梁丘：程氏三才法直刺人才（0.8~1.0寸），振颤催气，飞旋泻法。

外关、解溪、悬钟：程氏三才法直刺人才（0.5~0.8寸），振颤催气，飞旋泻法。

足三里：程氏三才法直刺人才（1~1.5寸），振颤催气，飞旋泻法。

肺俞：斜刺（0.5~0.7寸），飞旋泻法。

（二）湿热证

【症状】两足痿软或微肿，扪之微热，身重，胸脘痞满，小便赤涩热痛，舌苔黄腻，脉濡数。

【理】感受湿邪，积而不去，郁而化热，侵淫筋脉，以至筋脉弛缓不用，成为痿证；饮食不节，过食肥甘，以致湿热内蕴，壅于络脉，气血凝滞，亦可成痿。湿热蕴蒸，侵淫筋脉，气血阻滞，故两足痿软，湿热阻滞，故身重；湿热阻于胸隔，故胸脘痞满；湿热下注，则小便赤涩热痛。苔黄腻，脉濡数为湿热之象。

【法】通调经气，濡养筋骨。清热。

取阳明经穴为主。多针患侧腧穴。毫针泻法。

【方】【穴】上下肢穴同上证。

随证配穴：脾俞、阴陵泉。

随证取脾俞、阴陵泉以清利湿热。

【术】（1）上下肢穴同上。

（2）脾俞　斜刺（0.5~0.7寸），飞旋泻法。

（三）肝肾阴亏证

【症状】下肢痿弱不用，兼有腰背酸软，遗精早泄，带下，头晕，目眩，舌红，脉细数。

【理】宋医陈无择在《三因极一病证方论》中指出："内脏精血虚耗，荣卫失度……故致痿躄"，"痿躄证属内脏气不足之所为也"。久病体虚，房劳过度，肝肾精血亏损，肝藏血，主筋；肾藏精，主骨。精血不足，则筋骨失去濡养，致成本病。肝肾阴亏，精血不能濡养筋骨，故渐而成痿；腰为肾之府，肾主藏精，通于冲任，肾精不足，故腰背痿软，遗精，带下；肾阴虚，肝阳亢则头晕目眩。舌红，脉细数为肝肾阴虚之象。

【法】通调经气，濡养筋骨。

取阳明经穴为主。多针患侧腧穴。针刺毫针泻法。

【方】【穴】上下肢穴同上。

随证配穴：肝俞、肾俞。

随证取肝俞、肾俞以补肝肾之阴。

【术】(1) 上下肢穴同上。

(2) 肝俞：斜刺（0.5~0.7寸），飞旋泻法。

肾俞：程氏三才法直刺人才（0.8~1寸），振颤催气，飞旋泻法。

(四) 外伤

【症状】有外伤病史，肢体麻木，痿废不用，或有大小便失禁。脉缓或涩，舌苔薄白，舌质淡红或紫暗。

【理】跌仆损伤，经脉受损，使气血运行受阻，筋脉失去濡养，弛缓发为痿证。因外伤使经脉受损，经脉所伤之处，气血循行受阻，故使肢体麻木，渐而痿废不用；督脉主一身阳气，督脉受损，使脏腑气化不利，肾司二便，肾气失司，故可大小便失禁。脉涩，舌质紫暗为有瘀血之象。

【法】通调经气，濡养筋骨。

取阳明经穴为主。多针患侧腧穴。毫针平补平泻法。

【方】【穴】上下肢穴同上。

随证配穴：相应节段华佗夹脊穴。

小便失禁：中极、三阴交。

大便失禁：大肠俞、次髎。

【术】上下肢穴同上。

华佗夹脊穴：颈胸部直刺（0.5~0.8寸），腰部直刺（1.0~1.2寸），振颤催气，平补平泻。

中极：程氏三才法直刺地才（0.8~1.0寸），振颤催气，平补平泻。

三阴交、大肠俞：程氏三才法直刺人才（0.8~1.2寸），振颤催气，平补平泻。

次髎：程氏三才法直刺地才（1～1.5寸），振颤催气，平补平泻。

二、验案分析

李某，男，57岁。1995年7月9日就诊。

主诉：间断口干渴5年，双下肢痿软2日。

现病史：5年前无明显诱因出现口干，喜饮，乏力，尿量增多，查血糖正常，每天饮水量达5～6L，尿量增多，尿常规，血糖及肾功能均正常，间断服用中药汤剂治疗（具体不详），症状反复，未予系统诊治。1周前，因饮食不洁而恶心、呕吐，呕吐物为食物及咖啡色水样物，继而腹泻，水样便，一日5～6行，于当地卫生所治疗，予氧氟沙星等药物口服抗菌治疗，经治呕吐、腹泻等症状缓解。2天前双下肢突然自觉软弱无力，甚至不能站立，现为求系统诊疗而来我门诊。现患者自觉身重无力，胸脘痞满，两足痿软无力，不能站立，纳眠差，小便赤涩热痛，大便干。舌红苔黄厚腻，脉濡数。

辨证：湿热证。

立法：通调经气，濡养筋骨，清热祛湿。

处方：髀关、环跳、血海、梁丘、足三里、阳陵泉、阴陵泉、解溪、悬钟、脾俞。

刺法：脾俞、足三里针刺用平补平泻法，余穴针用泻法。

【理】湿热之邪浸淫经脉，气血不运而发生肌肉筋骨萎缩不用。而脾主化湿，患者因饮食不洁而损伤脾胃，湿热困脾使其化湿无力而加重病情。故其标在筋脉肌肉失于濡养不用，但本在五脏虚损、气血生化匮乏。

【法】清热祛湿，通调局部气血，同时补益脾胃，益气养血。

【方】本案中程老选择如下处方：

髀关、环跳、血海、梁丘、足三里、阳陵泉、阴陵泉、解溪、悬钟、脾俞。

【穴】中医认为痿证的病变部位虽然在筋脉肌肉，但根于五脏虚损，故取足三里、背俞穴之脾俞通调脾胃，益气养血。同时，脾主运化水湿，刺之可健脾和胃而化湿，因而脾俞作为脾脏经气输注之处，可通过调节脾之运化祛湿。髀关、梁丘、解溪为足阳明胃经穴，其中梁丘为该经之郄穴、解溪为经穴，而郄穴为经气深聚的部位，经穴为五输穴之一，“所行为经”，即经穴是经气正盛运行经过的部位，犹如水流较大，畅通无阻，早在《素问·痿论》就提出了“治痿独取阳明”的基本原则，即主要采取补益脾胃的方法治疗痿证，且阳明经为多血多气之经，故取足阳明胃经穴不仅能够疏通局部的经络之气，同样能够补益脾胃，补养气血，以濡养筋脉肌肉。环跳为足少阳、太阳两经之交会穴，取之可疏通二经经气，通经活络。阳陵泉为足少阳经合穴，同时又为“筋会”，悬钟为“髓会”，二者共同充髓壮骨。经血互根，血乃髓所生，故取血海养血填髓。

【术】标实者泻之，本虚补之或平补平泻，故脾俞、足三里针刺用程氏三才进针法，平补平泻，余穴针用泻法。

第三十节　月经不调

月经在古代也称为“月事”、“月信”等，呈现一种有规律的周期性变化。正如宋·陈自明著《妇人大全良方》所云：“所以谓之月事者，平和之气，常以三旬一见，以象月盈则亏也。”李时珍在《本草纲目》里也说：“女子，阴类也，以血为主，其血上应太阴，下应海潮，月有盈亏，潮有潮汐，月事一月一行，与之相符，故谓之月经。”

历代医家对月经不调有不同称谓，如“经候不匀”、“月使不调”、“月水不调候”。唐代孙思邈著《备急千金要方》，才首次定名为“月经不调”，并予专篇论述。

月经不调的症状，各家都有不同的见解，如《圣济总录》曰：“月水不调者，经血或多或少，或清或浊，或先期而来，或后期而至是也。”《丹溪心法》认为“经水或前或后，或多或少，或愈月一至，或一月再至，皆不调之故。”也有将经期错乱和闭经、倒经等混为一谈的，如清代林珮琴《类证治裁》中阐述“不调之中，有先期、有后期、有错乱、有痛经、有倒经、有居经、有淋漓不断、有枯闭不通”。

我们现代所指月经不调，是指月经的周期、经量、经色、经质发生异常改变，并伴有其他症状而言。常见的有经行先期、经行后期、经行先后无定期等。月经提前八九天，甚至一月两至，为经行先期，亦称“经早”；月经周期延后八至九天，甚至每隔四、五十日一至的称“经行后期”，亦称“经迟”；月经不按周期来潮，或先或后，称为“经行先后无定期”，又称“经乱”。

月经病的致病因素很多，或外感寒、热、湿邪，或内伤忧思郁怒，以及房事不节，产育过多等，均可导致气血失调，冲任损伤，酿成本病。

一、辨证论治

（一）经行先期

1. 血热证

【症状】月经先期，量多，色紫红，质稠黏，心胸烦闷，小便短赤，舌红苔黄，脉数有力。

【理】血得热则妄行，故经来量多；血为热灼，故色紫红稠黏；血分有热，累及心肝，故心胸烦闷；心热下移小肠，故小便短赤；苔黄，脉数均为内有邪热之象。

《傅青主女科》中"调经"章节中专门论述了"经水先期"："妇人有先期经来者，其经甚多，人以为血热之极也，谁知是肾中水火太旺乎！夫火太旺则血热，水太旺则血多，此有余之病，非不足之症也，似宜不药有喜。"并根据经水的多少分出"火有余"和"水有余"两种："先期者火气之冲，多寡者水气之验，故先期而来多者，火热而水有余也；先期而来少者，火热而水不足也。"《沈氏女科辑要》中引赵养葵言："经水不及期而来者，有火也……"，《万氏女科》中提到："如曾误服辛热暖宫之药者，责其冲任伏火也。"同时本书也说恼怒伤肝，郁而化热，火热下行而扰动血海而致月经先期来潮："如性急躁，多怒多妒者，责其气血俱热，且有郁也。"

【法】调理冲任、清热凉血。

女子以肝为先天，以血为本，故取任脉及足太阴、少阴经穴为主。针刺毫针泻法。

【方】曲池、血海、中极、水泉。

曲池为手阳明经合穴，血海为足太阴经穴，二穴合用，有清泄血热的作用；中极为任脉经穴，又是足三阴经的交会穴，有调理冲任、清泻下焦内热的作用；水泉为肾经郄穴，有益阴清热、调理经血的作用，诸穴相合，可达清热调经的目的。肝郁化火者，配行间清肝热，配然谷益阴清热、调理经血。

【穴】(1) 曲池、血海

血海，为足太阴脾经穴，本经合穴。本穴出自《脉经》，《针方六集》中说"一名血郄。"《经穴命名浅解》中说："本穴主治月经不调，血闭不通，崩血漏下，以及疮疡湿疹。针灸此穴有引血归脾之效，犹如江河下百川入归诸海之意，因名血海。"脾主统血，"太阴为多血少气之脏，又与多气多血之阳明为表里，故可以治血证见长"（《针灸穴名释义》）。本穴和曲池合用，能共奏清热凉血之功。

(2) 中极、水泉

①中极：为任脉穴，又是足三阴经的交会穴。《古法新解会元针灸学》说："中极者，腹脐下四寸中行，胞中内脏，阳经之气落入阴经，入胞中器之，而利阴窍，结灵根而生三奇经，故名中极。……主治……月事不调。"王冰在注释《黄帝内经》时说："冲为血海，任主胞胎。"中极为任脉重要穴位，可通过调任脉气血而调节月经。而且本穴从解剖结构看，深处对应的盆腔内，女性有小肠、膀胱、子宫和直肠，属于局部近治作用。故中极穴既能调理充任，又能清泄下焦

内热而调经。

②水泉：为足少阴经穴，本经郄穴。《针灸穴名解》言："水泉，本穴为足少阴之郄，人身泉穴多在于郄，犹水源处于地下也。其所治证，为月事不调，小便淋漓等证，诸关于泉水者，取本穴犹疏水之极源也，故名'水泉'。"有益阴清热，调理经血的作用。

（3）肝郁化火　行间，为足厥阴肝经穴，本经荥穴。叶天士在《临证指南医案》中说："女子以肝为先天"，而肝主藏血，肝郁化火则迫血妄行而致月经先期而至，故以荥穴来清泄肝经热邪、调理经血。

（4）阴虚内热　然谷，是足少阴肾经穴，本经荥穴。《医经理解》云："然谷，在足内踝前起大骨下陷中，挨骨而求。穴如火之燃于谷间也。"本穴穴性属火，阴经荥穴善清虚热，故本穴可益阴清热而调经血。《针灸聚英》、《针灸大成》等书中皆言其可"主……月事不调。"

【术】曲池：程氏三才法直刺天才（0.5~0.8寸），振颤催气，飞旋泻法。

血海：程氏三才法直刺人才（0.8~1.2寸），振颤催气，飞旋泻法。

中极：程氏三才法直刺人才（0.5~0.8寸），振颤催气，飞旋泻法。

水泉：程氏三才法直刺人才（0.3~0.5寸），振颤催气，飞旋泻法。

2. **气虚证**

【症状】月经超前，量多，色淡，质清稀，精神疲倦，心悸气短，自觉小腹空坠，舌淡苔薄，脉弱无力。

【理】脾主中气而统血，胞中经血全赖脾气以维持正常，若劳倦过度，饮食失调，脾气受伤，中气亏损，气虚则统摄无权，冲任因而不固，则见经行先期量多，色淡质稀；气虚则神疲，气短，小腹空坠；心悸，舌淡为血虚之征；脉弱无力，为气虚之候。故张景岳说："如脉证无火，而经早不及期者，乃心脾气虚，不能固摄而然。"

【法】益气固摄。

任脉起胞宫，脾胃为生血之本，脾统血摄血，故取任脉及足太阴、阳明经穴为主，毫针补法。

【方】气海、三阴交、中脘、足三里。

气海为任脉经穴，可调一身之气，气为血帅，气充则能统血；脾胃为生血之本，脾气旺则血有所统，故取三阴交、中脘、足三里以健脾益气，诸穴相配可达益气统血的作用。

【穴】（1）气海　为任脉经穴。《针灸穴名解》上说："本穴与肺气息息相关，为腹部纳气之根本。……故养生家以本穴为大气所归，犹百川汇海者，故名

‘气海’。又以本穴能助全身百脉之畅通，凡气之所至，血乃通之，故中医长云，气为血之帅。”可见此处为气之所聚，行补法可补一身之气，气充则能统摄血液，使胞宫之血当行则行。

(2) 三阴交、中脘、足三里　见【方】中论述。

【术】气海、中脘：程氏三才法直刺人才（0.8～1.2 寸），振颤催气，飞旋补法。

三阴交：程氏三才法直刺地才（1.2～1.5 寸），振颤催气，飞旋补法。

足三里：程氏三才法直刺人才（1～1.5 寸），振颤催气，飞旋补法。

（二）经行后期

1. 血虚证

【症状】经行后期，量少色淡，小腹空痛，身体瘦弱，面色萎黄，皮肤不润，头晕眼花，或心悸少寐，舌淡红，少苔，脉虚细。

【理】薛立斋在《女科撮要》中说：“夫经水，阴血也，属冲任二脉主，上为乳汁，下为月水。”冲任脉盛则血海满盈，月事以时下。若长期慢性失血，或久病体虚，或产乳过多，导致阴血受损；或饮食劳倦脾胃受伤，气血生化不足，营血衰少，，血海不能按时充盈，故月经后期，量少色淡；血虚胞脉失养，故小腹空痛；血既不足，又不能内充经脉，外润肌肤，故身体瘦弱，面色萎黄，皮肤不润；血虚不能养肝营心，则头晕、眼花，心悸、少寐；血虚不能上营于舌，分充于脉，故舌淡，脉虚而细。正如《丹溪心法》中所说：“妇人经水过期，血少也，四物加参、术；带痰，加南星、半夏、陈皮之类。”

【法】益气养血。

任脉通于胞宫，脾为气血生化之源，故取任脉及足太阴经输穴为主。毫针补法，并可灸。

【方】关元、气海、三阴交。

随证配穴：头晕眼花：百会。心悸少寐：神门。

关元属任脉经穴，通于胞宫，又是任脉与足三阴经的交会穴，合三阴交，补之可益气生血、调理冲任；更助以气海，调理气血，如此则冲任调和经血按时而行。头晕眼花者配百会以升提气血，濡养清窍；心悸少寐者配神门可宁心安神。

【穴】(1) 关元、气海、三阴交　①关元：该穴通于胞宫，补之可大补元气而生血，调理冲任。②气海：大补一身之气而生血，同时调理冲任，充盈血海。③三阴交：补之使脾能生血、肝能藏血、肾精充足而化生血液。

(2) 头晕眼花　百会，为督脉穴，位于巅顶，灸之可升提气血，濡养清窍。

(3) 心悸少寐　神门。

神门，为手少阴心经穴，本经输穴、原穴。《古法新解会元针灸学》云："神门者，手腕之骨相对，其形如门。支从郄回络归经，火生土化精和神，从经之神而安心主之神，故名神门。"血虚则心血亦亏，心神无所藏而心悸失眠，本穴有宁心安神之功。

【术】关元、气海：各取清艾条一根，点燃后悬于穴位之上，艾火距皮肤2~3cm，灸10~20分钟，灸至皮肤温热红晕，而又不致烧伤皮肤为度。

三阴交：程氏三才法直刺地才（1.2~1.5寸），振颤催气，飞旋补法。

百会：将艾条的一端点燃后，在距头顶约3~5cm的地方进行熏灼，连续灸5~10分钟，局部感到有温热感或发红为止。

神门：程氏三才法直刺人才（0.3~0.5寸），振颤催气，飞旋补法。

2. **血寒证**

【症状】经期延后，色暗而量少，小腹绞痛，得热稍减，肢冷畏寒，苔薄白，脉沉迟。

【理】《傅青主女科》曰："妇人有经水后期而来多者，人以为血虚之病也，谁知非血虚乎！盖后期之多少，实有不同，不可执一而论。盖后期而来少，血寒而不足；后期而来多，血寒而有余。"如外感寒邪或过食生冷之品，冒雨涉水等致寒邪乘虚搏于冲任，血为寒滞，运行不畅，故经行后期，量少而色暗；寒客胞宫，气血凝滞，故小腹绞痛，得热稍减；寒为阴邪，伤人阳气，故肢冷畏寒；苔薄白，脉沉迟均属寒象。

【法】温经散寒。

取任脉及足太阴经输穴为主。针用平补平泻，重用灸法。

【方】关元、气海、三阴交。

见"血虚证"。

【穴】【术】同"血虚"证。

3. **气滞证**

【症状】经期后延，色暗量少，小腹胀满而痛，精神抑郁，胸痞不舒，嗳气稍减，胁肋乳房作胀，舌苔薄白，脉象弦。

【理】女子以肝为先天，肝主疏泄，喜条达，恶抑郁。肝有藏血和调节血量的作用，除营养周身，还下注血海，故有肝为血海之称。而肝藏血和疏泄作用须相互协调，肝气条达则血脉流畅，经候正常；肝气郁结，血为气滞，故经行后期而少，小腹胀满而痛，气以宣达为顺，郁则不能宣达，故精神抑郁，胸痞不舒，得嗳则气机稍畅，故痞满稍减；肝经布于胸胁乳房，肝郁气滞，故胸胁乳房作胀；脉弦为肝郁气滞之征。故《素问·痿论》说："悲哀太甚则胞络绝。"《素问·腹中论》也说："气竭伤肝，故月事不来。"因此，素多忧郁，气机不利，气郁血滞，血行不畅，冲任受阻，血海不能按时充盈，以致经行后期。

【法】行气活血。

取足厥阴、阳明经穴为主。针刺毫针泻法。

【方】天枢、气穴、地机、太冲。

随证配穴：胸痞：内关。胁肋乳房胀痛：期门。

天枢属足阳明经，气穴属肾经，能行气活血，调理冲任；地机为血中之气穴，调血以行气；太冲为肝经原穴，可疏肝理气，诸穴相配可达行气调血的作用。胸痞者配内关以宽胸理气，胁肋乳房作胀者配期门以理气消胀。

【穴】（1）天枢、气穴、地机、太冲。

①天枢，大肠募穴。阳明多气多血，本穴位置处在胞宫附近，故可调理冲任气血。

②气穴，冲脉和足少阴之会穴，又名"胞门"和"子户"。《针灸穴名解》说："肾主纳气，穴下即为元气收藏之处。"故临床"主奔豚痛，妇人经不调（《针灸逢源》）"，能行气活血，调理冲任。

③地机，为足太阴脾经穴，本经郄穴。《经穴命名浅解》言："地机，变化为机。考该穴主治月事改常，精血不足，生殖不能。《百症赋》记载：'兼血海治妇人月事之改常。'针此穴可使气血充盛，生机畅旺，犹如大地得正气而生殖畅旺，化生万物，因名地机。"地机为血中之气穴，可调血以行气。

④太冲，为足厥阴肝经穴，本经输穴、原穴。《古法新解会元针灸学》中云："太冲者，大动脉通胞中冲任，托冲气行经脉而通营卫，由肾脉、阳明脉、太阴转下冲阳脉、太溪脉，而化太冲脉，三阴自冲而上，故名太冲。"而且女子以肝为先天，最易忧思抑郁，而肝主疏泄气机，气为血帅，本穴既能调理冲任，又能疏肝理气而行血，

（2）胸痞　内关：见昏厥"虚证"。

（3）胁肋乳房胀痛　期门，是足厥阴肝经穴，也是肝之募穴。穴位深处是膈肌，右侧穴位可达肝脏，乳房为肝经所过，"经脉所过，主治所及"，故本穴能疏肝理气而消除胁肋乳房胀痛。

【术】天枢、地机：程氏三才法直刺地才（1.2～1.5寸），振颤催气，飞旋泻法。

气穴：程氏三才法直刺地才（0.8～1.0寸），振颤催气，飞旋泻法。

太冲、内关：程氏三才法直刺人才（0.3～0.5寸），振颤催气，飞旋泻法。

期门：斜刺（0.3～0.5寸），飞旋泻法。

（三）经行先后不定期

1. 肝郁证

【症状】经期先后不定，经量或多或少，色紫红、质黏稠，经行不畅，胸胁乳房作胀，少腹胀痛，抑郁不乐，时欲叹息，苔薄白，脉象弦。

【理】郁怒伤肝，疏泄失常，气血逆乱，血海不宁，故经期先后不定，经量或多或少；肝郁气滞，气滞血凝，故经行不畅，胸胁乳房作胀，少腹胀痛；叹息可疏理气机，故时欲叹息；脉弦为肝郁之象。

故《傅青主女科》中说：“妇人有经来断续，或前或后无定期，人以为气血之虚也，谁知是肝气之郁结乎！夫经水出诸肾，而肝为肾之子，肝郁则肾亦郁矣；肾郁而气必不宣，前后之或断或续，正肾之或通或闭耳；或曰肝气郁而肾气不应，未必至于如此。”肝气郁结，或忿怒伤肝，肝气逆乱，藏血失调，以致冲任胞宫蓄溢失常，而肝为风脏，风性善行数变，故见经期先后不定。

【法】疏肝解郁，调理冲任。

取任脉、厥阴经穴为主。针刺用平补平泻法。

【方】气海、四满、间使、蠡沟。

随证配穴：胸胁乳房胀痛：膻中、期门。

抑郁不乐者：神门、太冲。

气海属任脉，四满属肾经，有行气血、调冲任的作用，间使、蠡沟属厥阴经穴，有疏肝解郁、理气调经的作用。如此，肝得疏泄，冲任调和，则经血自调。胸胁乳房胀痛者配膻中、期门疏肝理气；抑郁不乐者配神门、太冲以宁心解郁。

【穴】（1）气海、四满、间使、蠡沟

①四满，为足少阴肾经穴，会于冲脉。《古法新解会元针灸学》中说：“四满者，四肢百骸之精华皆朝于丹田化神，余精化髓入骨，会通八脉，精气血质常充满于此，故名四海。”《千金翼方》言“四满主月水不利……灸三十壮。”《古今医统大全》也谓本穴“主治积聚疝瘕……女人月经不调。”因此，四满穴配气海，有行气血、调冲任的作用。

②间使，为手厥阴心包经穴，本经经穴。《外台秘要》言：“若已灸脚而胸中气犹不下，满闷者，宜灸间使五十壮。”

③蠡沟，为足厥阴肝经穴，本经络穴。《针灸穴名解》谓“本穴治胀满……月水不调……即蠡沟之治意也，义在助阳气以抑阴邪。”

④间使、蠡沟均属厥阴经穴，二者配伍，有疏肝解郁，理气调经的作用。如此，肝得疏泄，冲任调和，则经血自调。

（2）胸胁乳房胀痛　膻中、期门，能共奏疏肝理气、消胀止痛的作用。

（3）抑郁不乐者　神门、太冲。

太冲为肝经输穴、原穴，配心经输穴、原穴神门，能起到行气解郁、宁心安神之效。

【术】气海：程氏三才法直刺地才（1.2～1.5寸），振颤催气，平补平泻。

四满：程氏三才法直刺地才（0.8～1.0寸），振颤催气，平补平泻。

间使：程氏三才法直刺地才（0.5～0.8寸），振颤催气，平补平泻。

蠡沟：向上斜刺（0.3～0.5寸），振颤催气（酸胀感可放散至膝），平补平泻。

膻中：平刺（0.3～0.5寸），平补平泻。

期门：斜刺（0.3～0.5寸），平补平泻。

神门、太冲：程氏三才法直刺人才（0.3～0.5寸），振颤催气，平补平泻。

2. **肾虚证**

【症状】经期先后不定，经血量少，色淡质稀，头晕耳鸣，腰膝痠软，夜尿较多，大便不实，舌淡苔薄，脉沉弱。

【理】肾气不足，冲任不调，而血海蓄溢失常，以致经行错乱，先后不定；肾气虚弱，精血不足，则经血量少，色淡质稀；肾主骨、生髓、开窍于耳，其经脉贯腰脊，肾虚则髓海不足，孔窍不利，腰脊失养，故头晕耳鸣，腰膝酸软；肾司二便，肾虚则不能制约，故尿频而大便不实。舌淡苔薄，脉沉弱，皆为肾阳不足之象。

《傅青主女科》中言："经水出诸肾"，若肾气虚衰，藏泄失司，血海蓄益失常则易致经期紊乱，如《景岳全书》中说："凡欲念不遂……致伤冲任之源，而肾气日消，轻则或早或迟，重则渐成枯闭。"多因早婚，房室不节，孕育过多，耗伤精血，以致肾气不固，闭藏失职，冲任失调，经期不定。

【法】补肾气、调冲任。

取任脉、足少阴经输穴为主。毫针补法，并用灸法。

【方】关元、肾俞、交信。

随证配穴：腰膝酸软：腰眼、阴谷。

头晕耳鸣：百会、太溪。

肾俞为肾脏的背俞穴，合关元、交信，培本固元，补益冲任，如此，则肾能闭藏、经血自调。腰膝酸软者配腰眼、阴谷补肾壮骨，头晕、耳鸣配太溪、百会补肾生髓，充养脑髓。

【穴】（1）关元、肾俞、交信

①关元穴：是任脉穴，小肠募穴，又是足三阴经和任脉的交会穴。关乎人体

元气之所，肾中元阴、元阳出入的地方，故可通过补元气而使肾气充盛。

②交信穴：是足少阴肾经穴，为阴跷之郄穴。《古法新解会元针灸学》曰："交信者，精气相交，去而复来，女子为经，故名交信。"而古代称月经为月信，按时而至，故本穴"主治月经不调、漏血不止"（《经穴命名浅解》）。

③肾俞穴为肾脏的背俞穴，合关元、交信，培本固元，补益冲任，如此，则肾能闭藏、经血自调。

（2）腰膝酸软　腰眼、阴谷。

①腰眼穴：在腰部，第四腰椎棘突下，旁开约3.5寸凹陷中。为经外奇穴，本穴出自《肘后备急方》。该穴正位于腰部，对腰膝酸软者，有局部近治作用。

②阴谷穴，为足少阴肾经穴，本经合穴。本穴属水，肾为水脏，是肾经气血充盛之处，既能补肾壮骨；因处于下肢膝盖之后，又有局部近治作用。

（3）头晕耳鸣　百会、太溪。

太溪穴是肾之原气的会聚之处，有滋阴益肾、填精补髓之能。参考哮喘的"肾虚证"。

百会穴在巅顶，灸之既有提升气血、充养脑髓而止晕、止鸣，又有局部近治作用。

【术】关元、肾俞、腰眼、百会：取清艾条一根，点燃后悬于穴位之上，艾火距皮肤2～3cm，灸10～20分钟，灸至皮肤温热红晕，而又不致烧伤皮肤为度。

交信、阴谷：程氏三才法直刺地才（1～1.2寸），振颤催气，飞旋补法。

太溪：程氏三才法直刺地才（0.8～1寸），振颤催气，飞旋补法。

二、验案分析

林某，女，28岁。

主诉：月经周期2～3月一次，有时间隔5～6月才一次。

现病史：患者月经失调已6年，常2～3月一次，有时间隔5～6月才一次。以往不好意思往医院就诊，只自行服用过几次益母草膏，效果不显。问月经量极少，色淡红，少腹空通，身体瘦弱，面色萎黄，时有头晕，舌淡红，少苔，脉虚细。

辨证：经行后期属血虚型。

立法：益气养血。

处方：关元、气海、三阴交、百会。

刺法：气海毫针补法，余穴用灸法。

治疗一个疗程后，患者即行经，但量不多，色亦淡，少腹疼痛减轻；后又治疗3个疗程，月经一月一行，但量仍偏少，嘱咐患者饮食中加补气血之品。第三个疗程后患者未再坚持治疗，随访半年经期正常。

【理】患者久病致气血亏虚，血海不能按时满溢，又未及时医治，而致经期后移。

【法】本案属气血皆虚，以补益气血为主。

【方】本案中程老选择如下穴位：关元、气海、三阴交、百会。

【穴】(1) 关元属任脉经穴，通于胞宫，又是任脉与足三阴经的交会穴，合三阴交，补之可益气生血、调理冲任；更助以气海，调理气血，如此则冲任调和经血按时而行。

(2) 头晕眼花者配百会以升提气血，濡养清窍；心悸少寐者配神门可宁心安神。

【术】虚则补之，辅以灸法可大补气血。

气海、三阴交、关元：程氏三才法直刺地才（1.2～1.5寸），振颤催气，飞旋补法。

第三十一节　痛　经

妇女在行经前后或月经期小腹及腰部疼痛，甚至剧痛难忍，并随着月经周期而发作者，称为“痛经”，又叫“经行腹痛”。痛经病位在冲任、胞宫，病变在气血。

痛经病因病机不外乎虚实两类，实者为各种因素引起冲任郁阻、胞宫气血不畅所致的“不通则痛”，以肝郁气滞和寒湿凝滞为主。无论肝郁气滞还是寒湿凝滞，最终都会导致血瘀胞宫，脉络受阻，不通则痛。

虚证则是气虚血少、胞宫、冲任失养所致的“不荣则痛”。气血是月经产生的物质基础，若气血虚，不能正常充养血海、濡养胞脉而致经行腹痛，正如《经效产宝》所言：“血气不足，经候欲行，身体尽痛。”朱丹溪在《格致余论》中也说：“来后作痛者，气血俱虚也。”

张介宾在《景岳全书》中则以经痛时间和是否抗拒按揉来辨虚实：“经行腹痛，证有虚实，……然实痛者，多痛于未行之前，经通而痛自减，虚痛者，于既行之后，血去而痛未止，或血去而痛益甚。大都可按可揉者为虚，拒按拒揉者为实”。临床上一般分虚实两类论治。

一、辨证论治

（一）实证

【症状】多在经前即开始小腹疼痛。如小腹胀痛，经行不畅，量少，色紫暗有块，血块排出后腹痛减轻，胸胁乳房作胀，舌边尖紫，或舌边有瘀点，脉沉弦者，为气滞血瘀证；如小腹冷痛，痛连腰脊，得热则缓，经行量少，色暗有块，苔白腻，脉沉紧者，为寒湿凝滞证。

【理】肝郁气滞则小腹、胸胁、乳房胀痛，经行量少而不畅；气滞则血瘀，故经色紫暗有块，血块排出后，瘀滞稍通，故疼痛减轻；舌有紫气或有瘀点，脉沉弦，均为气滞血瘀之象。寒湿客于胞宫，血被寒凝，故经行不畅，量少色暗有块，小腹冷痛，胞脉系于肾，故痛甚则连及腰脊；血得热则行，故得热而痛减。苔白、脉沉紧，均为寒湿内阻之象。

【法】调理气机，活血通经。

任主胞胎，脾为气血之源，且任脉和足太阴经行走腹前，故取任脉、足太阴经穴为主。毫针泻法，寒证针灸并用。

【方】中极、次髎、血海、地机、合谷、太冲。

配穴：小腹胀痛：四满、水道。

小腹冷痛：归来、大巨。

中极是任脉经穴，可通调冲任脉气；地机是脾经郄穴，与血海相配可活血通经；太冲是肝经原穴，可疏肝解郁，配合谷可调气行血，通经止痛；次髎是治疗痛经的经验效穴，小腹胀痛者配四满、水道，调理冲任、行瘀止痛；小腹冷痛者艾灸归来、大巨，可温经散寒。诸穴相配，行气化瘀，温经散寒，冲任调达则经痛可止。

【穴】(1) 中极、次髎

①中极：为任脉穴，足三阴经的交会穴，“主寒中腹痛”（《备急千金要方》）。

②次髎：为足太阳膀胱经穴，八髎穴之一。《经穴命名浅解》言：“髎指骨之郗（指凹陷之处），即骨空深处，穴当腰骶骨下第二空，因名次髎。”从解剖结构而言，本穴前方与胞宫相对，属局部取穴法，可起到从阴引阳的作用，散胞宫瘀血，通胞脉气机。

(2) 合谷、太冲

①合谷：是大肠经穴，本经原穴，《古法新解会元针灸学》谓本穴有“化生气，生新血”之功。

②太冲：为足厥阴肝经穴，本经输穴、原穴，长于疏肝解郁。合谷、太冲合用，是行气止痛、活血化瘀的一对要穴，痛经属实证者，用之无疑。

（3）血海、地机

①血海：为足太阴脾经穴，本经合穴。本穴又名“血郄”，是足太阴脾经所生之血聚集之处，乃调血要穴。《医学入门》谓其“主一切血疾及诸疮”，《脉经》言：“尺脉弦，小腹疼，小腹及脚中拘急……针血海泻之。”

②地机：为足太阴脾经穴，本经郄穴。郄穴是经脉气血深聚之处，主痛症，因此对于血瘀胞宫之痛经，《针灸聚英》、《普济方》等书皆言本穴可“主……腹中痛。”

（4）小腹胀痛　四满、水道。

①四满：为足少阴肾经穴，会于冲脉。冲为血海，五脏六腑之气血，皆归于冲脉，下注于胞宫而为月经；肾主生殖，藏精纳气，是月经产生的根本，故四满穴即可行气血以调冲任，又因位于下腹，有局部止痛作用。

②水道：为足阳明胃经穴。因其穴位于小腹，又有局部近治作用，故《采艾编翼》也用水道治疗“腹胀痛引阴。”

（5）小腹冷痛　归来、大巨。

①归来：是足阳明胃经穴。《千金翼方》中说：“阴冷肿痛，灸归来三十壮，三报之。”《外台秘要》谓本穴“主少腹痛，奔豚，卵上入痛引茎中痛，女人阴中寒。”又归来位居小腹胞宫附近，灸之可暖宫散寒。

②大巨：也是足阳明胃经穴。本穴位置又接近胞宫，有通经行气之功，故《针灸聚英》、《类经图翼》等书皆言本穴“主小腹胀满”。

【术】中极：程氏三才法直刺人才（0.5～0.8寸），振颤催气，飞旋泻法。

次髎、血海、地机、水道：程氏三才法直刺地才（1.0～1.2寸），振颤催气，飞旋泻法。

合谷：程氏三才法直刺人才（0.5～0.8寸），振颤催气，飞旋泻法。

太冲：程氏三才法直刺天才（0.3～0.4寸），振颤催气，飞旋泻法。

四满：程氏三才法直刺地才（0.8～1.0寸），振颤催气，飞旋泻法。

归来、大巨：可用程氏三才法直刺地才（1.0～1.2寸），振颤催气，飞旋补法，后将艾绒捻裹于针柄上燃烧，使针刺局部略感温灸，即温针灸10～15分钟。

（二）虚证

【症状】多在经行末期或经净之后小腹疼痛，痛势绵绵，喜暖喜按，经色淡而量少、质清稀，甚者见形寒怕冷，面色苍白，心悸，头晕等症，脉细无力。

【理】气血虚弱，血海不足，胞脉失养，故小腹绵绵作痛，得按则减；气血两虚，故月经量少，色淡质清稀；气血虚甚，心失所养则心悸，头面失其所荣则头晕面色苍白；久病伤阳，阳气不振，故见形寒怕冷。脉细无力为气血俱虚之象。

【法】调补气血，温养冲任。

取任脉和脾、肾俞穴为主。毫针补法，并用灸法。

【方】关元、肾俞、脾俞、足三里、三阴交。

关元是任脉与足三阴经交合穴，配以肾俞，灸之可暖下焦、益精血，以温养冲任，脾俞与足三里、三阴交相配可补脾胃而益气血。气血充足，胞脉得养、冲任调和，则痛经自止。

【穴】(1) 关元、肾俞

①关元：本穴为人身闭藏精气之处，《医经精义》谓“元阴元阳交关之所”，同时又是三焦之气所生之处，有培肾固本、补益元气之效。

②肾俞：是足太阳膀胱经穴，肾之背俞穴。肾藏精纳气，精血互化，肾气也是经血运行动力，故肾气足则气血充，荣养胞脉而不痛。

(2) 脾俞、足三里、三阴交

①脾俞：为脾之背俞穴。脾胃为后天之本，化水谷精微而为气血，气血充足则无淤血。

②三阴交：为足太阴脾经穴，也是足三阴经交会穴，通调肝、脾、肾三脏。《针灸聚英》说：“如经脉闭塞不通，泻之立通，经脉虚耗不行者补之，经脉益盛则通。”故临床有“妇科三阴交”之说，为治疗妇科疾病之要穴。

③足三里：足阳明胃经穴，本经合穴、下合穴。《扁鹊神应针灸玉龙经》说本穴“治男女百病，五劳七伤……诸疼痛。”且胃为水谷之海，而经血为水谷精气所化，本穴与三阴交穴合用，能共补后天之本，使气血生化有源，血海则能按时满溢，胞脉得气血濡养而“荣则不痛”。故《针经摘英集》中说：“小腹痛不可忍，针足阳明经三里。”

【术】关元、肾俞、脾俞：取清艾条一根，点燃后悬于穴位之上，艾火距皮肤 2~3cm，灸 10~20 分钟，灸至皮肤温热红晕，而又不致烧伤皮肤为度。

足三里、三阴交：程氏三才法直刺地才（1.0~1.2 寸），振颤催气，飞旋补法。

二、验案分析

张某，女，25 岁，文员。2001 年 3 月 2 日初诊。

主诉：痛经 8 年余。

现病史：一直有痛经的毛病，有 8 年多了，多在经行末期或经净之后小腹疼痛，痛势绵绵，喜暖喜按，月经色淡量少，质清稀，伴有腰酸腿软，手足不温。神疲乏力，面色蜡黄，食欲不佳，大便溏泻，小便清长等经中药、西药的治疗都不能断根。有时候疼得严重时，四肢冰凉，面色苍白，心悸，头晕，现脉细无力。

辨证：虚证。

立法：调补气血，温养冲任。

处方：关元、脾俞、肾俞、足三里、三阴交。

刺法：针刺用补法并加灸。

【理】本案例中患者由于气血虚弱，血海不足，导致胞脉失养，故小腹绵绵作痛，得按则减；或是由于气血两虚，故月经量少，色淡质清稀；如果患者是气血虚甚，则心失所养则心悸，头面失其所荣则头晕、面色苍白；也可能是由于久病伤阳，阳气不振，故见形寒怕冷。脉细无力为气血俱虚之象。

【法】补气养血，调冲任。

【方】在本案中程老选择了如下处方：关元、脾俞、肾俞、足三里、三阴交。

取穴如：脾俞、肾俞、足三里、三阴交可益气养血，关元是人体阴阳气血的关口，归任脉，可调理冲脉、任脉。

【穴】关元是任脉与足三阴经交合穴，配以肾俞，灸之可暖下焦、益精血，以温养冲任，脾俞与足三里、三阴交相配可补脾胃而益气血。气血充足，胞脉得养、冲任调和，则痛经自止。

【术】同“虚证”。

第三十二节　闭　经

发育正常的女子，一般在14岁左右，月经即应来潮。如超龄过久而月经未来，或曾来而又中断达3个月以上者，称为“闭经”。至于妊娠期，哺乳期的“停经”均属生理现象，不属闭经的范围。

闭经的病因病机，各家观点也不尽相同，《黄帝内经》主要从虚实论治，如虚者“二阳之病”而导致的“女子不月”，也有因失血、房劳等引起的“血枯”之病；实者有心火导致“气上迫肺，心气不得下通”的闭经等。东汉仲景在《金匮要略》则认为“妇人之病，因虚、积冷、结气，为诸经水断绝”；隋巢元方强调外邪和内脏虚损导致的冲任损伤是经水不行的根本原因；唐朝孙思邈把妇科病放在众病之首，并在《备急千金要方》中认为“女人嗜欲多于丈夫，感病倍于男子……所以为病根深，疗之难差”，且“妇人者，众阴所集，常与湿居，十四已上，阴气浮溢，百想经心，内伤五脏，外损姿颜，月水去留，前后交互，瘀血停凝，中道断绝，其中伤堕不可具论。”因此，在治疗闭经时要尤重七情损伤。明代万全有气郁、痰郁和血虚损的观点”；薛己更重视内脏的虚损和郁滞的关系，“有因脾虚而不能生血者”，治疗时应“调而补之”，分虚实寒热论治本病；明代医家张介宾认为“凡今妇人，十有九虚”，而妇人之病“虚者极多，实者极少”，因此，在妇科病上，提出“调经之要，贵在补脾胃以滋血之源，养肾所以安血之室”的观点，如果“脾肾大伤，泉源日涸，由色淡而短少，由短少而断绝，此其枯竭已甚也。”主张在治疗经闭时应以补脾、补肾为主；清朝傅青主主张心肝脾郁及肾虚观点；唐容川在《血证论》中将本病分为虚实寒热四种类型论治等等。

现代论述闭经，多将其病因分为虚实两种。虚者多为阴血不足，实者多为实邪阻隔，脉道不通，经血不得下行。

在临床上一般分血滞和血枯两类进行辨证治疗。

一、辨证论治

（一）血滞证

【症状】月经数月不行，少腹胀痛、拒按，或少腹有痞块，胸胁胀满，舌边紫暗或有瘀点，脉沉紧。

【理】忧思恚怒等七情内伤，导致气机郁滞，不能行血，胞脉阻闭则经闭不行；气以宣达为顺，气滞不宣，则少腹胀痛，胸脘胀闷；瘀血停滞，积于血海，阻碍经血下行，故腹痛拒按，少腹有痞块；舌边紫有瘀斑，脉沉弦为气滞血瘀之象。

【法】行滞通经。

任脉起于胞中，脾胃为气血生化之源，肝藏血、主疏泄气机，故闭经气血郁滞者取任脉、足太阴、足厥阴经穴为主。毫针泻法。

【方】中极、归来、血海、太冲、合谷、三阴交。

随证配穴：少腹痛拒按、有痞块：四满。

中极是任脉与足三阴经交会穴，能调理冲任而疏导下焦，归来是局部取穴，能疏通胞宫血滞，血海为足太阴经穴，太冲属足厥阴经穴，二穴能疏调肝气，行瘀化滞；合谷、三阴交调理气血，可使气血下行而达通经的目的。少腹痛拒按，有痞块者配四满以祛瘀通经。

【穴】（1）中极配归来

①中极：略。

②归来：是足阳明胃经穴。《古法新解会元针灸学》中说：“归者，轨道；

来，去而复来。男子妇人胃气归原，谷化阴精，精化阳气，气和化质，质和精血，如归去而又复来，故名归来也。”故《圣济总录》、《普济方》和《针灸聚英》等书中皆用本穴主治“妇人血脏积冷”。胃为水谷之海，气血充盛之腑，阳明胃经亦为多气多血之经，本穴一来可调理气血以通经脉，二来位处下腹部胞宫附近，亦属于局部取穴，能疏通胞宫血滞而通经。

（2）血海配太冲

①血海：为足太阴脾经穴。足太阴经从此处“上膝股内前廉，入腹”，《经穴释义汇解》中称本穴“为脾血归聚之海，具祛瘀血生新血之功能，属女子生血之海，故名血海。”因此，历代医书如《针灸甲乙经》、《医心方》和《备急千金要方》等书中都用本穴治疗“血闭不通”，有活血化瘀之能。

②太冲：为足厥阴肝经穴，本经输穴、原穴。清医唐容川在《血证论》中说：“运血者，即是气。”可见，气是血液运行的动力。而肝气最忌郁结，肝郁气郁，气郁则血不行，进而导致经血瘀滞不通。太冲为肝经输、原穴，能疏肝调气，行瘀化滞，气行血自行而胞脉得通。

（3）合谷配三阴交

①合谷：是大肠经穴，本经原穴，泻之能宣通气血而散瘀滞，《医学入门》谓此穴主“妇人通经下胎。”

②三阴交：为足太阴脾经穴，且气通肝、脾、肾三脏，故能调理冲任气血，使气血下行而达通经的目的。

（4）少腹痛拒按、有痞块　四满，是足少阴肾经穴，会于冲脉。功能祛瘀通经，《古今医统大全》谓本穴“主治积聚疝瘕”，且四海位于下腹部，亦有局部近治作用。

【术】中极、合谷：程氏三才法直刺人才（0.5～0.8寸），振颤催气，飞旋泻法。

归来、血海、三阴交：程氏三才法直刺地才（1.0～1.2寸），振颤催气，飞旋泻法。

太冲：程氏三才法直刺天才（0.3～0.4寸），振颤催气，飞旋泻法。

四满：程氏三才法直刺地才（0.8～1.0寸），振颤催气，飞旋泻法。

（二）血枯证

【症状】经期延后，经量逐渐减少以至闭止，日久则面色萎黄，精神不振，头目眩晕，食少，便溏，皮肤干燥，舌淡苔白，脉缓弱者为气血虚弱；如见头晕耳鸣，腰膝酸软，口干咽燥，五心烦热，潮热盗汗，舌淡苔少，脉弦细，为精血不足。

【理】脾主运化水谷而生血，脾虚不运则血虚，血虚冲任失养，血海不满；或失血之后，阴血亏损，血海无余，故经期延后，经量逐渐减少以至闭止；血虚不能荣于肌肤则面色萎黄，皮肤干燥，不能上荣于头则头目眩晕，精神不振；脾虚不运，故食少，便溏；舌淡苔白，脉缓弱均为血枯不荣之象；肾主骨髓，脑为髓海，肾虚则头晕耳鸣，腰膝酸软；阴虚生内热，则口干咽燥，五心烦热，潮热汗出，舌淡，脉弦细是精血不足之象。

【法】养血通经。

任脉起自胞宫，肝藏血、肾藏精生血、脾生血统血才能使血海正常满溢，故取任脉及肝、脾、肾的有关输穴为主。毫针补法，酌用灸法。

【方】关元、肾俞、肝俞、脾俞、足三里、三阴交。

脾为后天之本，主消化水谷，化精微而为气血，血源充足，则经血自行，故取脾俞、足三里、三阴交以健脾胃；肾为先天之本，肾气旺则精血自充，故取肾俞、关元以补肾气；肝主藏血，故取肝俞以补养肝血。脾能统血，肝能藏血，肾能藏精，冲任得养，则经闭可通。

【穴】(1) 关元、肾俞、肝俞

①关元：《经穴命名浅解》也说该处为“人的根原，男子以藏精，女子主月事”，古代医家用关元治疗月经病者甚多，如《圣济总录》和《医学入门》记载本穴主“月脉断绝”，《古今医统大全》和《类经图翼》等书中用此穴治疗“经水不通”，《针方六集》也有关元“治……妇结经事不来”的记载。另本穴位处下腹部胞宫之外，艾灸可补养元气而益气血。可参考泄泻“虚证”、痛经“虚证”。

②肾俞：是足太阳膀胱经穴，肾之背俞穴，其气通于肾，有大补肾气而利先天之本的作用。《灵枢·邪气脏腑病形》中曰：“肾脉微涩，为不月。”所以，肾俞与关元相配能使肾气旺而使精血自充，足以滋养胞宫以蓄血而下。

③肝俞：肝藏血，《傅青主女科》中有“经水出诸肾”之说，但精须化血藏于肝中，才能注于冲脉而转化为经血；且肝主疏泄，气机条达冲任二脉方能畅通无阻。刺肝俞能补养肝血、条畅肝气，使胞宫能正常蓄血而下。

(2) 脾俞、足三里、三阴交

①脾俞：脾的背俞穴，能补脾益胃而益气血之源。

②足三里：常用强壮穴之一。最能扶助中焦脾胃之气，是后天气血化源充足，而补血通经。

③三阴交：交通肝脾肾三脏经气，使肝能藏血、脾能统血、肾气充足则胞脉有所充养，血海按时满溢。

张介宾认为“男精女血，皆由前阴而降，此可见冲脉之血，又总由阳明水谷之所化，而阳明胃气又为冲脉之本也。故月经之本，所重在冲脉，所重在胃气，所重在心脾生化之源耳”（《景岳全书》）。故三穴配合可健脾补胃，使气血化源充足而经血自行。

【术】关元、肾俞、肝俞、脾俞：取清艾条一根，点燃后悬于穴位之上，艾火距皮肤 2～3cm，灸 10～20 分钟，灸至皮肤温热红晕，而又不致烧伤皮肤为度。

足三里、三阴交：程氏三才法直刺地才（1.0～1.2 寸），振颤催气，飞旋补法。

二、验案分析

姜某，女，32 岁，企业高管。2003 年 3 月 9 日初诊。

主诉：闭经 5 月余。

现病史：因半年前大发雷霆后，月经就一直没来，一直以来少腹胀痛、拒按，有时候感到少腹有痞块、结块，胸胁胀满，烦闷不舒。舌边紫暗或有瘀点，脉沉紧。

辨证：血滞证。

治则：行滞通经。

取穴：中极、归来、血海、太冲、合谷、三阴交。

随证配穴：少腹痛拒按、有痞块：四满。

治法：针刺用泻法。

【理】本案例中患者由于生气，引发肝气郁滞，导致气机升降失常，气机郁滞，不能行血，冲任不通，经闭不行；气以宣达为顺，气滞不宣，则少腹胀痛，胸院胀闷，淤血停积于血海，阻碍经血下行，故腹痛拒按，少腹有痞块。舌边紫有瘀斑，脉沉弦为气滞血瘀之象。

【法】活血化瘀，行滞通经。

【方】在本案中程老选择了如下处方：中极、归来、血海、太冲、合谷、三阴交。

随证配穴：少腹痛拒按、有痞块：四满。

取血海、太冲通调肝脾气机，合谷、三阴交调理气血，中极、归来调冲任，行滞通经。

【穴】【术】同“血滞证”。

第三十三节 胎位不正

胎位不正是指妊娠30周后，胎儿在子宫体内的位置不正，常见于经产妇或腹壁松弛的孕妇。胎位异常包括臀位、横位、枕后位、颜面位等。以臀位多见，而横位危害母婴最剧。

胎位不正原因很多，须详细检查，如因骨盆狭窄，子宫畸形等引起，应做其他处理。据报道，艾灸至阴穴成功率达80%以上，经产妇较初产妇效果为好。也有采用针刺的，但多数用灸法。

中医学文献中没有胎位不正这一病名，但可见于“难产”或“产难”疾病中，如唐代《经效产宝》续篇中记载了“横产”和“倒产”的病机：“产难者如何？答曰：其胎以或成形，为食实物后，十月足日，食有徐，遂有成块，呼为儿枕，欲生块破，遂血裹其子，故难产，但服乌金散，解其败血即自生，或横生逆生不下，并宜服之。”《十产论》是专门论述难产的书籍，对各种胎位不正不仅分析了原因，而且详述了实用的转胎手法。

清代的《保产要旨》提出“子横”和“子逆”是难产的八个原因：“难产之故有八，有因子横、子逆而难产者。”

西医学认为，胎位不正多见于经产妇、子宫内肌瘤或子宫先天异常及前置胎盘，亦可见于早产、多胞胎、羊水过多症、巨婴症、先天异常胎儿等类型。

凡产前检查发现胎位不正，如横位、臀位等均可采取针灸的方法来矫正胎位，一般于妊娠32周开始治疗效果较好，但要注意胎位转正后即可停止治疗。由于胎位异常将给分娩带来程度不同的困难和危险，故早期纠正胎位，对难产的预防有着重要的意义。

一、辨证论治

【症状】产妇本身多无自觉症状，经产科检查后才能明确诊断，常见的有臀位、横位等。

【理】宋朝妇科专著《妇人大全良方》指出：“妇人以血为主，惟气顺则血和；胎安则产顺。”若孕妇素体虚弱，正气不足，神疲肢软而无力促胎转正；或因平素过度安逸，或感受寒邪，寒凝血滞，气不运行，血不流畅，气滞血瘀；又因怀孕惊恐气怯，肝气郁滞，气机失畅，而致胎位不正。故治疗应调理气血，使气行则血行，血行则气畅，气血通畅而胎位自然转正。然胞脉者系于肾，补气血的同时固肾，则胎固气顺。

【法】升阳助运。

取足太阳经井穴，亦是临床矫正胎位之经验穴。用艾灸之法。

【方】至阴：具有疏通气血，调整阴阳，矫正胎位之功。

【穴】《经穴命名浅解》中说："至有尽、到的意思。穴当足小趾外侧去爪甲如韭叶。是穴为足太阳脉气终止处，由此交给足少阴肾经，表示阳气已尽，阴气将起，由此进入阴经，因名至阴。"

本穴是足太阳膀胱经井穴，膀胱经多气多血，灸其井穴可振奋阳气而"顺胎气"；又至阴亦是肾经起始处，《素问·奇病论》言："胞脉者，系于肾"，故本穴又可补益肾气，多用来主治难产、胞衣不下，后逐渐发展成矫正胎位要穴，且"其效如神"，如《太平圣惠方》等书中都记载了唐朝御医张文仲曾用艾灸此穴救治妇人横产之案，《神灸经纶》也云："治横逆难产在顷刻，符药不灵者，灸至阴穴三壮。"加上艾叶"能回垂绝之元阳，通十二经，走三阴，理气血，逐寒温，暖子宫"（《本草从新》），能通经活络而正胎。

【术】艾灸之法。

施灸时，孕妇可取坐位，脚踏凳上，解松腰带，坐在靠背椅上或仰卧床上，两腿伸直。取双侧用艾卷两支（长30cm），直径1.2cm，点燃后，术者双手执住分别在两侧至阴穴行温和灸，艾火距离穴位约为2~3cm，以不产生灼痛而有明显的温热感为度。每次施灸15~20分钟，每日灸治1~2次，连续5次为一疗程。至胎位转正后为止。

二、验案分析

患者，女，24岁。

主诉：妊娠32周，B超示：胎位不正（臀位）。

现病史：患者神疲乏力，时有腰酸，平素头晕目眩，纳可寐差，二便调，舌淡红，苔薄白，脉沉细。

辨证：气血亏虚。

立法：益气养血、升阳助运。

处方：双侧至阴、气海、关元。

刺法：行艾灸之法。

后行超声检查，胎位已转正常位。足月顺产一健康男婴。

【理】本案中患者为气血亏虚，转胎无力所致胎位不正。

【法】补益气血，气血充足则胎儿自能转回正常位。

【方】本案中程老选择了如下处方：至阴、气海、关元。

【穴】至阴具有活血行气、升阳助运之功，为胎儿运转提供动力。任主胞胎，配合任脉气海、关元以益气养血，以助胎位矫正。

【术】行艾灸之法。操作方法同上。

第三十四节 乳 少

乳少是指产后乳汁分泌量少，不能满足乳儿需要的一种临床常见症状。有的甚至全无乳汁，故古人又称为“缺乳”、“乳汁不行”、“乳汁不足”。

中医学认为乳汁为血所化生，而赖气以运行。气血源于脾胃水谷精微所化，气血充沛则乳汁充盈。缺乳病名始于隋朝《诸病源侯论》，名为“产后乳无汁候”，认为其病因“即产则水血俱下，津液暴竭，经血不足”。唐·《经效产宝》则认为“气血虚弱，经络不调”为缺乳病因。《妇人大全良方·产后乳汁或行或不行方论第十一》认为缺乳皆为“气血虚弱，经络不调所致”为本，其标尚有初产风热、经产亡津液等因素。

《傅青主女科》认为气血虚弱以致乳汁化源之不足或情志抑郁致肝气不舒影响乳汁生成，是导致乳汁缺乏的主要发病机制。

由上可知，产后缺乳主要分为两大类型：一是气血亏虚型，主要是由于脾胃素虚，气血生化乏源，或因分娩失血过多，气随血耗，气血衰少，影响乳汁的生成。二是肝郁气滞型，是由于产后情志抑郁，肝失调达，经脉壅滞，遂致乳汁不通；情志不舒，肝气郁结，气机不畅，以致经脉涩滞，阻碍运行而致乳汁少。故其治疗原则为补虚泻实、益气养血，同时《血证论》有言：“经云，中焦受气取汁，变化而赤，是为血。今且举一可见者言之：妇人乳汁，即脾胃饮食所化，乃中焦受气取汁也。妇人乳汁，则脉不行以此汁即从乳出，便不下行变血矣……盖血即乳也，知催乳法，便可知补血法，但调治脾胃，须分阴阳。”提出补血之法，且同时需调治脾胃。

乳少在针刺治疗的同时，须注意营养，多饮汤类，并纠正不正确的哺乳方法。

一、辨证论治

（一）气血虚弱证

【症状】产后乳汁分泌不足，甚至点滴不下，或哺乳期中日见减少，乳房无胀痛感，面色苍白，皮肤干燥，心悸，神疲，食少，便溏，舌淡苔少，脉虚细。

【理】乳汁为气血所化，气血虚弱，乳汁化源不足，无乳可行，故乳少而乳房不胀；气血衰少，故面色苍白、皮肤不润；血不荣心，故心悸；中气不足，脾失健运，则神疲倦怠，食少便溏，舌质淡，脉虚细，均为气血俱虚之象。

【法】补益气血以生乳。

乳汁的产生与气血的关系最为密切。脾为五脏之轴，胃为六腑之首，脾胃合为后天之本，气血生化之源，在气的生成过程中起着中流砥柱的作用。因而对于气血虚弱而致的乳少以足阳明经之经穴为主。毫针补法，并用灸法。

【方】乳根、膻中、少泽、脾俞、足三里、三阴交。

乳房为足阳明经所过，膻中为八会穴之气会，且位于胸中两乳之间，具有调理气机、通经活络、开窍活血通乳作用，为通乳之要穴；少泽为通乳之经验效穴；脾俞、足三里、三阴交有调补脾胃、生血化乳的功能。

【穴】（1）乳根、膻中、少泽　乳房为足阳明经所过，乳根穴属足阳明胃经，又在乳部，取之可疏通阳明经气而催乳。

膻中，任脉穴，八会穴之气会，《铜人腧穴针灸图经》中记载："膻中治妇人乳汁少"，且位于胸中两乳之间，针之对胸部进行局部刺激，具有调理气机、通经活络、开窍活血通乳作用，为通乳之要穴。

少泽为通乳之经验效穴。本穴为手太阳小肠经的井穴。井穴是十二经脉中位于手足之端的穴位，《灵枢》将其喻作水之源头，是经气所出的部位。《灵枢·根结篇》中又将井穴称之为"根"，更有脏腑、经气之根本的含义。可见，井穴对周身脏腑、气血、经脉之气的调节有着十分重要的作用。又因小肠有分清泌浊的作用，故针刺少泽可以使水谷精微由脾转运至全身，补充气血之不足，气血足则乳汁足。小肠与心相表里，心主血脉，乳血同源，针刺少泽穴，能调心气，促排乳，如此则经脉得通，气血得养，乳少自愈。

（2）脾俞、足三里、三阴交　共同配伍，能补益气血，气血生化有源则乳汁得化。

【术】乳根、膻中、少泽、脾俞：取清艾条一根，点燃后悬于穴位之上，艾火距皮肤 2～3cm，灸 10～20 分钟，灸至皮肤温热红晕，而又不致烧伤皮肤为度。

足三里、三阴交：程氏三才法直刺地才（1.0～1.2 寸），振颤催气，飞旋补法。

（二）肝郁气滞证

【症状】产后乳汁不行，乳房胀满而痛，精神抑郁，胸闷胁痛，胃脘胀满，食欲减退，舌淡红，脉弦。

【理】肝主疏泄，性喜条达。《儒门事亲》说："或因啼、哭、悲、怒、郁、结，以致乳脉不行。"产后情志抑郁，肝气不疏，气机郁滞，导致乳汁不行；肝郁气滞，故乳房胀痛，胸闷胁痛；木郁克土，胃气失和，故胃脘胀满，食欲减退，脉弦亦属肝郁气滞之象。

【法】疏肝解郁，通络催乳。

足阳明经过乳房，肝主疏泄气机，故取足阳明及足厥阴经穴为主。针刺用泻法或平补平泻法，酌用灸法。

【方】乳根、膻中、少泽、期门、内关、太冲。

乳根、膻中、少泽同上证；期门、太冲可疏肝解郁，配内关以宽胸理气而通乳。

【穴】(1) 乳根、膻中、少泽　同上证。

(2) 期门、内关、太冲

①期门，是足厥阴肝经穴，也是肝之募穴。穴位深处是膈肌，右侧穴位可达肝脏，肝经也过乳房，故本穴既能疏肝理气，又能通利乳房气血。

②内关，为手厥阴心包经穴，本经络穴，八脉交会穴，通阴维脉。《六总穴歌》言“心胸内关谋”，故本穴可宽胸理气。

③太冲，为足厥阴肝经穴，本经输穴、原穴。女子以肝为先天，最易忧思抑郁，而肝主疏泄气机，气为血帅，本穴可既能调理冲任，又能疏肝理气而行气血。

【术】乳根、膻中、少泽：同上证。

期门、太冲：程氏三才法斜刺天才（0.3～0.4寸），振颤催气，飞旋泻法。

内关：程氏三才法直刺人才（0.4～0.6寸），振颤催气，平补平泻法。

二、验案分析

赵某，女，25岁。

主诉：乳汁减少1周。

现病史：患妇产后月余，1周前因与爱人争吵，乳汁突然减少，乳房胀痛，胸胁胀满，胃脘不适，嗳气不畅。心烦易怒，头晕目眩。余检查正常。舌质红，苔薄白，脉弦。

辨证：肝郁气滞。

治法：疏肝解郁，通络催乳。

处方：乳根、膻中、少泽、期门、内关、太冲。

刺法：针刺用平补平泻法。

针刺得气后即有少量乳汁，乳房胀痛减轻。后连续治疗1周，乳汁恢复正常，哺乳期奶水充足，无其他不适。

【理】《良方论》曰：“心、小肠二经相为表里，上为乳汁，下为月水”。虽然乳汁、月经两者不同，但均由饮食精微所化。在哺乳期间，天癸闭止而分泌乳汁属正常现象。若产妇出现乳汁不行，则主要责成于气血不足或肝气郁结、乳络壅塞不通之因。

【法】在本案中，产妇诸症均示该情况的出现归因于肝气郁结，故从疏肝解郁、通络催乳为治。

【方】本案中程老选择如下处方：乳根，膻中，少泽，期门，内关，太冲。

【穴】乳房为足阳明经所过，乳根穴属足阳明胃经，又在乳部，取之可疏通阳明经气而催乳；气会膻中，可理气通乳；少泽为通乳之经验效穴，脾俞、足三里、三阴交有调补脾胃，生血化乳的功能；期门、太冲可疏肝解郁，配内关以宽胸理气而通乳。

【术】肝郁气滞本应清肝行气，但妇人产后多虚，故采用平补平泻法。

期门、太冲：程氏三才法斜刺天才（0.3～0.4寸），振颤催气，平补平泻。

内关：程氏三才法直刺人才（0.4～0.6寸），振颤催气，平补平泻。

乳根、膻中、少泽：取清艾条一根，点燃后悬于穴位之上，艾火距皮肤2～3cm，灸10～20分钟，灸至皮肤温热红晕，而又不致烧伤皮肤为度。

第三十五节　小儿惊风

小儿惊风是儿科常见病证，以临床出现频繁抽搐和意识不清为主症。又名“惊厥”，俗名为“抽风”。任何季节均可发生。一般以1～5岁的小儿多见。本病是小儿时期常见的一种急重病证，如《东医宝鉴·小儿》说：“小儿疾之最危者，无越惊风之证”。《幼科释谜·惊风》也说：“小儿之病，最重惟惊”。本病相当于西医学的小儿惊厥，可见于多种疾病如高热、乙型脑炎、流行性脑膜炎、原发性癫痫等。

惊风又称“惊厥”，有搐、搦、颤、掣、反、引、窜、视等惊风八候之说，是儿科常见的疾病，也是中医儿科四大要症（痘、疹、惊、疳）之一。针灸疗法对治疗小儿惊风有特效，具有简便、验廉、安全有效的特点。八候的出现，表示惊风已在发作。但惊风发作时，不一定八候全部出现。由于惊风的发病有急有缓，证候表现有虚有实，惊风又分为急惊风、慢惊风。凡起病急暴，属阳属实者，统称急惊风，最为多见；凡病势缓慢，属阴属虚者，统称慢惊风，较为少见。其中急惊风属阳为实证，慢惊风属虚或为虚实夹杂。惊风的病因一般认为是风、热、痰、食，故清代夏禹铸在其《幼科铁镜》中提出了治急惊风“疗惊必先豁痰，豁痰必先祛风，祛风必先解热，解热必先祛邪”，治慢惊风“惟补脾虚”等治疗大法，即治疗惊风的五大基本方法为清热、豁痰、镇惊、息风与固本补虚。

急惊风病位主要在心、肝，病理性质以实为主；慢惊风病位在肝、脾、肾，病理性质以虚为主。《景岳全书·小儿则·惊风》：“惊风之要领有二：一曰实证、一曰虚证而尽之矣。盖急惊者阳证也，实证也，乃肝邪有余而风生热，热生痰，痰热客于心膈间则风火相搏，故其形证急暴而痰火壮热者是为急惊，此当先治其标，后治其本。慢惊者阴证也，虚证也，此脾肺俱虚，肝邪无制，因而侮脾生风，无阳之证也，故其形气病气俱不足者是为慢惊，此当专顾脾肾以救元气。虽二者俱名惊风而虚实之有不同，所以急慢之名亦异。凡治此者不可不顾其名以思其义。”

一、辨证论治

（一）急惊风

【症状】神志昏迷，两目上视，牙关紧急，颈项强直，角弓反张，四肢抽搐，脉弦数。如兼见发热，头痛，咳嗽，咽干，口渴，烦躁者为外感温邪。如兼见发热，纳呆呕吐，脘腹胀痛，喉间痰鸣，便闭或大便腥臭者为痰热惊风。如不发热，四肢欠温，夜卧不宁或昏睡不醒，醒后哭啼易惊，时有抽搐者为惊恐惊风。

【理】小儿肌肤薄弱，腠理不密，极易感受风邪，由表入里，从火而化。小儿肝常有余，所以热邪最易引动肝风，风火相煽，则见神昏抽搐等证。或外感温邪，内陷心包，热邪灼津而成痰，蒙闭清窍，发为神昏抽搐之证。或是乳食不节，积滞胃肠，气机阻塞，生热化痰，痰热生风，酿成本病。亦或是暴受惊恐，小儿神气怯弱，元气未充，如乍见异物，乍闻怪声，可致气血逆乱，神志不宁，亦可引起惊厥的发生。温邪入里，内传心包，故发热神昏，烦躁不宁，肝常有余，热邪引动肝风，风火相助，肝风内动，则两目上视，牙关紧急，颈项强直，痰热湿浊蕴结肠胃，气机不利，则见纳呆呕吐、脘腹胀痛、便闭等症。惊则伤神，恐则伤志，故见哭啼易惊。

【法】开窍、清热、息风。

本证需从阳脉之海的督脉来清热。从心肝论治，来宁心安神、息风。取督脉、足厥阴经穴为主。毫针泻法。

【方】印堂、水沟、太冲。

随证配穴：外感温热：大椎、曲池、十二井穴。

痰热惊风：瘈脉、中脘、合谷、丰隆。

惊恐惊风：四神聪、劳宫、涌泉。

印堂能定惊安神；水沟可通调督脉，醒脑开窍；泻太冲可平肝息风。

热邪盛者取大椎、曲池以泄热；取十二井穴可清泄诸经之热，并具有启闭开窍之功；痰热重者取中脘、丰隆、合谷调理脾胃，清化痰热，配瘈脉泻三焦经热，镇惊止痉；惊恐者取四神聪以镇静安神，配劳宫、涌泉宁心定志，救急止痉。

【穴】(1) 主穴为印堂、水沟、太冲

①印堂为奇穴。本穴最早记载于《素问·刺疟论》中，别称曲眉。《针灸大成》云“印堂一穴，在两眉中间陷中是穴。针一分，灸五壮，治小儿惊风”，泻之能通督泻热而定惊安神、疏风清热，是治疗抽搐痉挛等动证之常用穴，尤长于治疗动证。小儿惊风抽搐发作之前，此处常见色青，为治疗小儿惊风之要穴。

②水沟为督脉之经穴。清·岳含珍《经穴解》中有“诸风邪病，上取百会，下取人中，维俱督经之穴，而百会乃太阳会督之所，人中乃阳明会督之所，两经皆血气有余之经，与督会则阳愈盛，故取此穴以泄之。”故取水沟可通调督脉，醒脑开窍。

③太冲为足厥阴肝经之输穴、原穴。风动则摇，肝主风，故泻之可平肝息风。

(2) 随证配穴

①外感温热：热邪盛者取大椎、曲池以泄热；取十二井穴可清泄诸经之热，并具有启闭开窍之功。

②痰热惊风：痰热重者取中脘、丰隆、合谷调理脾胃、清化痰热，配瘈脉泻三焦经热，镇惊止痉。

③惊恐惊风：取四神聪以镇静安神，配劳宫、涌泉宁心定志，救急止痉。

【术】水沟：向上斜刺(0.3~0.5寸)，振颤催气，飞旋泻法。

十二井穴：直刺0.1寸，飞旋泻法。可点刺放血。

瘈脉：横刺(0.3~0.5寸)，振颤催气，飞旋泻法。

四神聪：横刺(0.5~0.7寸)，振颤催气，飞旋泻法。

太冲、劳宫、涌泉：程氏三才法直刺天才(0.3~0.4寸)，振颤催气，飞旋泻法。

印堂：程氏三才法横刺天才(0.3~0.4寸)，振颤催气，飞旋泻法。

曲池：程氏三才法直刺地才(1.3~1.5寸)，振颤催气，飞旋泻法。

大椎：程氏三才法向上斜刺入人才(0.5~0.8寸)，振颤催气，飞旋泻法。

中脘、合谷：程氏三才法直刺人才(0.5~0.8寸)，振颤催气，飞旋泻法。

丰隆：程氏三才法直刺人才(0.5~0.7寸)，振颤催气，飞旋泻法。

(二) 慢惊风

【症状】形体消瘦，面色苍白，神疲，昏睡露睛，时而抽搐，四肢清冷，大便溏薄或完谷不化，小便清长，脉沉弱无力。

【理】慢惊风起病缓慢，多因虚而致，或因久痢不愈，或因吐泻过多，或过服寒凉攻伐药物，使脾胃受戕，化源不足，阴血亏损，肝失所养，以致虚风内动，筋脉拘急而成，亦有因急惊风失治迁延日久而成本病者。久病脾胃受伤，纳运失职，则形体消瘦，面色苍白，神疲；化源不足，阴血亏损，肝失所养，则虚风内动，故昏睡露睛，时而抽搐；病久及肾，脾肾阳虚，则大便溏薄或完谷不化，小便清长，四肢清冷；脉沉弱无力为脾肾阳虚之象。

【法】调整阴阳、镇惊、止痉。

慢惊风的治疗，以补虚治本为主。土虚木旺，治以健脾平肝；脾肾阳虚，治以温补脾肾；阴虚风动，治以育阴潜阳。治疗过程中，可结合活血通络，化痰行瘀之法。取任脉、督脉经穴为主。毫针补法，并用灸法。

【方】百会、神庭、关元、三阴交、足三里。

随证配穴：脾肾阳虚：脾俞、肾俞、中脘；阴血亏损：太冲、然谷。

慢惊风属虚，取百会、神庭以镇惊安神；取关元、三阴交、足三里以扶正、止痉。取脾俞、中脘调补脾胃，以益生化之源；配肾俞补肾壮阳，以消阴寒；取太冲、然谷以益阴养血、息风止痉。

【穴】(1) 百会配神庭　百会穴是人体阳气最充盛的部位。所以称之为百会穴，又称为天满穴、天蒲穴。百会穴在督脉之上，督脉又内络脑窍、为阳气之海。脑为髓海，肾主骨生髓，精髓充足，则髓海得养，而功能正常。精为阴，气为阳，阴精为物质基础，阳气为推动大脑功能正常运作的动力。即阴为形，阳为用。故属于督脉、位于人体最上部的百会穴，就对人的髓海－大脑的功能，有重要的调节作用，对全身功能状态的调节也具有举足轻重的作用。慢惊风属虚，取百会、神庭以镇惊安神。

(2) 关元、三阴交、足三里

关元：又称玄关，意指闭藏元气的地方。

三阴交、足三里，见消渴“上消证”。

三穴合用以扶正、止痉。

(3) 脾肾阳虚　取脾俞、中脘调补脾胃，以益生化之源，配肾俞补肾壮阳，以消阴寒。

(4) 阴血亏损　取太冲、然谷以益阴养血、息风止痉。

【术】神庭：向下横刺（0.3～0.4寸），振颤催气，飞旋补法。

关元、中脘：取清艾条一根，点燃后悬于穴位之上，艾火距皮肤2～3cm，灸10～20分钟，灸至皮肤温热红晕，而又不致烧伤皮肤为度。

三阴交、足三里：程氏三才法直刺地才（1.0～1.2寸），振颤催气，飞旋补法。

脾俞：程氏三才法向内斜刺地才（0.6～0.7 寸），振颤催气，飞旋补法。

肾俞：程氏三才法直刺地才（0.8～1.0 寸），振颤催气，飞旋补法。

太冲：程氏三才法直刺天才（0.3～0.4 寸），振颤催气，飞旋补法。

然谷：直刺（0.3～0.5 寸），振颤催气，飞旋补法。

百会：将艾条的一端点燃后，在距头顶约 3～5cm 的地方进行熏灼，连续灸 5～10 分钟，局部感到有温热感或发红为止。

二、验案分析

澄明，男，2 岁。

主诉：睡梦中不自觉的抽搐 1 年余。（父母代说）

现病史：患儿在睡梦中不自觉的抽搐 1 年多了，经常腹泻，形体消瘦，面色苍白或萎黄，无精打采，昏昏欲睡，嗜睡，睡觉的时候睁眼，四肢发冷，大便清稀、舌淡，脉沉弱无力为脾肾阳虚之象。

辨证：慢惊风。

治则：温补脾肾、调整阴阳、镇惊、止痉。

取穴：百会、神庭、关元、三阴交、足三里。

随证取穴：脾肾阳虚：脾俞、肾俞、中脘。

治法：程氏三才法，补法加灸。

【理】本案例中，患儿因禀赋不足，脾肾素亏，长期腹泻，阳气外泄，先则脾阳受损，继则伤及肾阳，而致脾肾阳虚，虚极生风，即所谓“纯阴无阳”之慢脾风证。凡面色苍白或萎黄，精神萎倦，嗜睡，四肢发冷，舌淡苔薄者为虚寒；肢体颤振，手足搐搦为血虚；若患儿仅有形神疲惫，面色萎黄，肢体抽搐，大便稀溏，四肢不温，小便清稀、舌淡、脉细无力，则病在肝脾肾。慢惊风病位在肝、脾、肾，病理性质以虚为主。《景岳全书·小儿则·惊风》：“……慢惊者阴证也，虚证也，此脾肺俱虚，肝邪无制，因而侮脾生风，无阳之证也，故其形气病气俱不足者是为慢惊，此当专顾脾肾以救元气……。”

【法】温补脾肾、调整阴阳、镇惊、止痉。

【方】在本案中程老选择了如下处方：百会、神庭、关元、三阴交、足三里。

随证取穴：脾肾阳虚：脾俞、肾俞、中脘。

【穴】慢惊风属虚，取百会、神庭以镇惊安神，取关元、三阴交、足三里以扶正、止痉。取脾俞、中脘调补脾胃，以益生化之源，配肾俞补肾壮阳，以消阴寒，益阴养血、息风止痉。

【术】神庭：程氏三才法横刺天才（0.3～0.4 寸），振颤催气，飞旋补法。

中脘、关元：取清艾条一根，点燃后悬于穴位之上，艾火距皮肤 2~3cm，灸 10~20 分钟，灸至皮肤温热红晕，而又不致烧伤皮肤为度。

三阴交、肾俞：程氏三才法直刺地才（0.8~1.0 寸），振颤催气，飞旋补法。

足三里：程氏三才法直刺地才（1.0~1.2 寸），振颤催气，飞旋补法。

脾俞：程氏三才法向内斜刺地才（0.6~0.7 寸），振颤催气，飞旋补法。

第三十六节　小儿疳积

疳积，是以形体干枯羸瘦，头发稀疏，腹部胀大，青脉暴露，饮食异常，精神疲惫为特征的一种儿科病证。古人把本病视为小儿“恶候”，列为儿科四大证之一。

疳积是疳症和虫积的总称。疳症是指因喂养不当，脾胃受伤，影响生长发育的病证，相当于营养障碍的慢性疾病。积滞是由乳食内积，脾胃受损而引起的肠胃疾病，临床以腹泻或便秘、呕吐、腹胀为主要症状。古人有“无积不成疳”、“积为疳之母”的说法。

宋代儿科之圣钱乙在《小儿药证直诀》中云：“五藏六府，成而未全……全而未壮”，故小儿喂养当“乳贵有时，食贵有节”。但是小儿自制能力较差，又多贪食，食无定时，易酿成食积，即《幼科发挥》中所说的“小儿乳少者，父母尝以他物饲之，儿之性只求一饱，或食太多，或食太少，所以脾胃受损，生此疳病也。”所以饮食不节是小儿疳积的直接原因，故《活幼心书》中说：“疳之为病，皆因过餐饮食，于脾家一脏，有积不治，传之余脏。”

明代儿科医生万全认为小儿五脏中“肝常有余，脾常不足，此却是本脏之气也”（《幼科发挥》），而且“血气未充……肠胃脆弱……神气怯弱”（《育婴家秘》），脾胃运化失职，水谷精微不能吸收，易致气液内亏而成疳证，正如《诸病源候论》所言：“由哺食过度，而脾胃尚弱，不能消磨故也，哺食不消，则水谷之精减损，无以荣其气血，致肌肉消瘠。”

因寄生虫等使脾胃功能受损，耗损津液，不能消磨水谷，久之积滞生热，迁延而成疳积。虫积腹中，扰于胃肠，故见饮食异常，或嗜食异物等证。症见饮食异常或饥饱无度，或嗜食异物者，多属虫积证。或善食易饥、大便下虫。或嗜食生米、泥土等异物。

本病起病缓慢，病程越长，病情亦随之加重，严重影响小儿的正常生长发育，甚则危及生命。

一、辨证论治

【症状】发病缓慢，初起身有微热，或午后潮热，口干腹膨，便泻秽臭，尿如米泔，烦躁啼哭，不思饮食；继则积滞内停，腹大脐突，面色萎黄，形体消瘦，肌肤甲错，毛发稀疏，舌苔浊腻或光剥，脉象虚弱者属脾胃虚损证。如症见饮食异常或饥饱无度，或嗜食异物者，多属虫积证。

【理】乳食积滞，郁久化热，则身有微热或午后潮热，烦躁啼哭；脾失健运，则湿热易于蕴郁，故便泻秽臭，尿如米泔，口干腹膨；脾胃受伤，故不思饮食；若积滞日久，则腹大脐突；脾胃虚弱，不能运化水谷精微，脏腑、气血、肌肤、毛发的濡养均受影响，故见面色萎黄，形体消瘦，肌肤甲错，毛发稀疏；舌苔浊腻，为积滞内停；若津液耗伤，则苔见光剥；脉象虚弱为脾胃虚损。虫积腹中，扰于胃肠，故见饮食异常，或嗜食异物等证。

【法】健脾消积。

疳积的病机，不外乎脾胃运化失常所致。脾胃为后天之本，如脾胃机能旺盛，则食积得以化除，生化之源可以恢复，故取足太阴、阳明经穴为主。毫针浅刺不留针。

【方】四缝、下脘、脾俞、胃俞、足三里、太白、百虫窠。

四缝是治疗疳积的有效奇穴；下脘和胃肠而清热；取脾俞、胃俞，以振奋脾胃之气，恢复其健运功能；足三里为胃腑下合穴，可扶土以补中气；太白为脾经的输土穴，健脾而化积消滞；百虫窠是治虫积的有效穴位。

【穴】(1) 四缝　位置在第二至五指掌侧，近端指关节的中央，一侧 4 穴。本穴是治疗小儿疳积的经验效穴，奇穴有奇效，可消疳除积。

(2) 下脘、胃俞、脾俞、足三里、太白

①下脘：为任脉穴，亦是足太阴和任脉交会穴。《医经理解》言："脘，胃府也。下脘……是胃之下口也。"穴位深处对应横结肠和胃，古有清肠和胃的作用，因此《针灸甲乙经》和《外台秘要》等书云："食饮不化，入腹还出，下脘主之。"《西方子明堂灸经》说本穴"主腹胃不调，腹内痛，不能食，肠坚，腹痛，胃胀，痞块，脉厥厥动，日渐瘦羸，六腑气寒，谷食不转。"

②胃俞：属足太阳膀胱经穴，胃之背俞穴。背俞穴是脏腑经气在背部的转输之处，胃为水谷之海，该穴近胃腑，有消谷和胃之效，《针灸甲乙经》言："食多身体羸瘦，腹中满而鸣，腹䐜胀……胃俞主之。"

③脾俞：属足太阳膀胱经穴，脾之背俞穴。脾俞与脾相应，《针灸穴名释义》云："内通脾脏，可以积精禀气，助胃化食也……用于水谷不化，精气失荣，是其本职。"

④足三里：为足阳明经穴，胃的合穴及下合穴。“四总穴歌”言：“肚腹三里留”，凡胃肠疾病皆可用本穴治之。

⑤太白：为足太阴脾经穴，本经五输穴中输穴、原穴。本穴能补益脾土，使其恢复运化之能而消食化积。

（3）虫积配百虫窠　百虫窠，又名百虫窝，经外奇穴，治疗虫积效验穴。屈膝时，在大腿内侧，髌底内侧端上3寸，即血海上1寸。百有众多的意思，本穴因有驱虫止痒的功效，故以此命名之。

【术】四缝穴：采用挑刺法，洗净患儿手掌，术者先用2%碘酊涂擦，稍干后再用75%酒精将患儿掌面第2、3、4、5指腹侧第一、二指间关节横纹处由中心向外周擦拭消毒。用消毒三棱针挑刺上述横纹中心，对准挑点，快速地向中心方向斜刺一分深度，稍提摇，术者以左手在第一指节腹面向针尖方向按准，随即出针，针口可见少许黏黄液体（也有清稀液体渗出量多），用指挤压，使液尽出，见血为度，再用消毒干棉球拭去。患儿两手8指均一一挑刺，血出则用干棉球压之，嘱患儿（或家长帮助）捏紧双拳，以压迫止血。隔日或隔2~3日针挑1次，一般挑刺3~5次，直至无黏液，仅见血为止。

下脘、足三里：程氏三才法直刺人才（0.5~0.7寸），振颤催气，飞旋泻法，不留针。

胃俞、脾俞：程氏三才法向内斜刺人才（0.5~0.6寸），振颤催气，飞旋泻法，不留针。

太白：程氏三才法直刺天才（0.3~0.4寸），振颤催气，飞旋泻法，不留针。

二、推拿法

（1）患儿仰卧位，家长用掌根摩中脘5分钟，揉脐5分钟。

（2）按揉足三里穴2分钟。

通过中医的小儿推拿，帮助宝宝缓解刺激和过敏，镇静宝宝情绪，推拿一段时间后，以达到治疗效果。

三、捏脊法

让患儿裸背俯卧，选择从长强至大椎穴之督脉及膀胱经。操作方法以两手指背横压在长强穴部位，向大椎穴推进。同时以两手拇指与食指合作，将皮肤肌肉捏起，交替向上，推至大椎，此为一次。连续推捏5次。

四、验案分析

患儿，男，3岁半。

主诉：纳差，腹胀半月余。

现病史：自幼纳食一般，惟喜饮代装牛奶，每天4包。查：患儿体瘦，面黄肌瘦，精神萎靡，纳差，腹胀，大便稀薄，舌淡苔薄白，指纹淡。曾中西医调治近2个月效果不佳。粪检未发现有蛔虫。

辨证：脾胃虚损。

立法：健脾消积。

处方：下脘、胃俞、脾俞、足三里、四缝、太白。

刺法：四缝挑刺，其余几穴皆用毫针浅刺不留针。

3个月后随访，患儿面色红润，其母告之患儿体重增加，食欲、睡眠均正常。

【理】疳积的病机，不外乎饮食不节，损伤脾胃。小儿乳贵有时，食贵有节，若乳食无度，恣啖肥甘生冷，壅滞中州，脾气不运，往往形成积滞。积滞日久，脾胃受伤，乳食之精微无从运化，脏腑气血缺乏充养，渐至身体羸瘦，气液亏损，而成疳积；或喂养不当，喂养食物若不适合幼儿需要，难以消化，日久便致营养不良，身体日趋羸瘦，气液虚衰，发育障碍；或因久病之后，失于调养，发为疳积。

【法】脾胃为后天之本，如脾胃机能旺盛，则食积得以化除，生化之源可以恢复，故以健脾消积为治法。

【方】本案程老选如下处方：下脘、胃俞、脾俞、足三里、四缝、太白。

【穴】(1) 四缝，是临床治疗疳积有效奇穴。

(2) 下脘和胃，足三里、太白扶助中土而化积消滞，脾俞、胃俞以振奋脾胃之气，恢复其健运功能。

注意：本病关键在于注意平时饮食，切莫过饥过饱，适当饮食为佳。如已患该疾，则应改进哺乳和喂养方法，定时定量喂养，节制饮食。注意及时添加辅食。应以熟、热、细软、少油、少渣、容易消化的食物为主。伤乳停食者早期给予清淡素食即可，已有疳积者，宜注意补养，扶正而“积”自除。多接触阳光，保持室内空气新鲜、温度适宜，注意皮肤清洁及食具卫生。

【术】同上。

第三十七节　小儿瘫痪

小儿瘫痪属于“痿证”范围。本篇所述为“小儿麻痹后遗症”。以受累肌群明显萎缩，肢体变形，骨骼发育受阻为主要特征。发生本病的原因，为外感时疫邪毒，损伤经络所致。

小儿瘫痪的发生主要与肾、肝、心、脾四脏有关。本病主要由于先天胎禀不足，肝肾亏虚；后天脾胃亏虚，气血乏源；或因产时脑部损伤，导致先天禀赋不足，胎育不良所致。

临床表现早期类似感冒，如发热、呕吐、腹泻等。发生麻痹前期多有面赤，咽红，出汗，全身肌肉疼痛拘急，四肢颤震等。若病毒深入，可见嗜睡，昏迷，抽搦，项强或喘促，吞咽困难等症。后期则出现以麻痹为主的症状，瘫痪可发于身体各部，常见于四肢，尤以下肢为多见。本病迁延日久，则致精血亏损，病及肝肾，筋骨肌肉枯萎，故病变后期可出现筋软骨痿，肌肉萎缩及骨骼畸形等症。

西医学本病多为小儿麻痹后遗症，亦称脊髓灰质炎后遗症，它是脊髓灰质炎急性期所出现的瘫痪未得到积极的治疗所造成的。

本病应及早治疗，并配合功能锻炼，可提高疗效。

一、辨证论治

【症状】本病主证为瘫痪，表现为肢体痿软，肌肉弛缓，皮肤发冷。可发生于身体的任何部位，最常见的为四肢，尤以下肢为多。腹肌瘫痪者，啼哭时可见腹部显著膨隆。若病久不愈，则患部肌肉逐渐萎缩，躯干各部发生畸形，形成顽固性瘫痪。

【理】人体的四肢百骸，均赖气煦血濡，而气血的运行，则借经络为通道。如病毒侵扰经络，营卫气血失于循行，筋脉肌肉失养，故见肢体瘫痪，肌肉清冷不温；如病久不愈，耗伤精血，病及肝肾，肌肉久失气血的濡养，可致肌肉萎缩，肝主筋，肾主骨，肝肾两伤，筋骨失养，筋痿则弛纵不收，骨枯则畸形变异，故难趋恢复。

本病病机为邪犯经络，伤精耗血而致筋骨失于濡养。

【法】通调经气，濡养筋骨。

脾胃为气血生化之源，阳明经多气多血，“治痿独取阳明”，故取手、足阳明经穴为主。针刺根据病情选择补泻之法，一般取患侧腧穴，但疗程较长，也可适当用缪刺法，先针健侧，后刺患侧。

【方】【穴】上肢瘫痪：肩髃、曲池、合谷、外关、大椎、天柱。

下肢瘫痪：髀关、足三里、解溪、环跳、阳陵泉、悬钟、三阴交、昆仑、腰部夹脊穴。

腹肌瘫痪：梁门、天枢、带脉、关元。

随证配穴：①膝屈曲：阴市。②膝反屈：承扶、委中、承山。③内翻足：风市、申脉、丘墟。④外翻足：照海、太溪。⑤手内外旋困难：阳池、阳溪、后溪、四渎、少海。⑥腕下垂：四渎、外关。

本方根据《黄帝内经》“治痿独取阳明”之意，故取阳明经为主，阳陵泉为筋会、悬钟为髓会，可增强濡养筋骨的作用；其他穴皆为近部取穴，以疏通经气；夹脊穴为经外奇穴，有调节脏腑、疏通经络的作用，亦属近部取穴范畴。

【术】针刺根据病情选择补泻之法，一般取患侧腧穴，但由于疗程较长，也可适当用缪刺法，先针健侧，后刺患侧。

申脉、照海、太溪、阳池、阳溪、悬钟：程氏三才法直刺天才（0.3~0.4寸），振颤催气，飞旋泻法；补法直刺人才（0.5~0.6寸）。

梁门、阴市、委中、阳陵泉：程氏三才法直刺地才（0.8~1.0寸），振颤催气，飞旋泻法；补法直刺地才（0.8~1.0寸）。

天枢、关元、风市：程氏三才法直刺地才（1.0~1.2寸），振颤催气，飞旋泻法；补法直刺地才（1.0~1.2寸）。

肩髃：程氏三才法直刺地才（1.2~1.5寸），振颤催气，飞旋泻法；补法直刺地才（1.2~1.5寸）。

曲池、髀关、承扶、腰部夹脊穴：程氏三才法直刺地才（1.3~1.5寸），振颤催气，飞旋泻法；补法直刺地才（1.3~1.5寸）。

环跳：程氏三才法直刺地才（2.0~2.5寸），振颤催气，飞旋泻法；补法直刺地才（2.0~2.5寸）。

天柱：程氏三才法向上斜刺地才（0.5~0.8寸），振颤催气，飞旋泻法；补法直刺地才（0.5~0.8寸）。

大椎：程氏三才法向上斜刺人才（0.5~0.8寸），振颤催气，飞旋泻法；补法直刺地才1.0寸。

解溪、带脉、丘墟、后溪：程氏三才法向上斜刺人才（0.5~0.6寸），振颤催气，飞旋泻法；补法直刺地才（0.7~0.8寸）。

足三里：程氏三才法直刺人才（0.5~0.7寸），振颤催气，飞旋泻法；补法直刺地才（1.0~1.2寸）。

昆仑、颈胸部夹脊穴、四渎、少海：程氏三才法直刺人才（0.5~0.7寸），振颤催气，飞旋泻法；补法直刺地才（0.8~1.0寸）。

合谷、外关：程氏三才法直刺人才（0.5~0.8寸），振颤催气，飞旋泻法；

补法直刺地才（0.8～1.0寸）。

三阴交：程氏三才法直刺人才（0.5～0.8寸），振颤催气，飞旋泻法；补法直刺地才（1.0～1.2寸）。

【其他治疗方法】

（1）穴位注射　维生素B注射液，维生素B_1 100mg×1支，维生素B_{12} 100μg×1支，混合配好，5号注射器注入。用于肌肉轻度萎缩，臂或腿细无力，瘫痪程度较重者。每次选3～4穴，其中主穴3穴，配穴2穴。进针行短促提插刺激，待得气后，注入药液，每穴0.5～0.8毫升，每周2次。

（2）电刺激　可采用直流感应电疗机或点送电疗机。本法适宜于无肌肉痿缩之瘫痪肢体。每次选3～4穴。用圆柱形电极上包3～4层纱布，用生理盐水湿润后，进行放电刺激，刺激量不宜过强。每日或隔日1次，穴位可轮用。

（3）推拿按摩疗法　按摩以头皮、躯干及四肢为主，降低肌张力，缓解痉挛施以轻缓手法，增强肌肉活动及力量施展强重手法，同时配合牵伸及关节活动。对弛缓型、徐动型给予强刺激，以轻缓到重快手法按摩，大关节部位制动并稳定肢体在功能位、对症按摩，针对不同的局部表现进行按摩，采取揉、拿、搓、提等手法以疏通经络，活利气血，改善局部血循环，使筋脉、肌肉得其濡，缓解筋脉的挛缩。将推拿按摩贯穿在功能训练中，每天1次，每次20分钟，10次为1疗程，每周6次。

二、验案分析

患儿，男，2岁半。

主诉：肢体痿软，2岁仍不能独立行走。

现病史：患儿四肢痿软，肌肉弛缓，皮肤发冷，大便溏薄，舌淡苔薄，指纹淡。其母自述该患儿为难产儿。

辨证：先天不足，后天失养。

立法：补肾充髓，通调经气。

处方：百会、肩髃、曲池、合谷、外关、大椎、天柱、髀关、足三里、环跳、阳陵泉、悬钟、三阴交、昆仑、照海、太溪、梁门、天枢、气海、关元、肾俞、腰夹脊穴。

刺法：针刺双侧足三里、梁门、天枢、太溪、照海、悬钟用补法，余穴平补平泻，每日1次，每次30分钟。

【理】本案患者属先天不足，气血亏虚，无力濡养筋骨所致。

【法】肾为先天之本，先天不足故需补肾充髓以通调经气。

【方】本案中程老选择处方为：百会、肩髃、曲池、合谷、外关、大椎、天柱、髀关、足三里、环跳、阳陵泉、悬钟、三阴交、昆仑、照海、太溪、梁门、天枢、气海、关元、肾俞、腰夹脊穴。

【穴】百会为督脉腧穴，是调节大脑功能的要穴，针刺督脉经穴，能通达阴阳脉络，连贯周身经穴，对于调节机体的阴阳平衡起着重要的作用，因而针刺百会穴可以使气血和、益髓补脑，脑髓得充，神窍得开，以达到醒脑宁神开窍之功。肩髃、曲池、合谷、肾俞、阳陵泉、悬钟等为阳明经穴，因阳明经为多气多血之经，而阳明经络通路长，由手、足至面，贯通全身，各穴能互相呼应，作用于全身，促使全身气血融汇贯通，促进脑细胞代谢增强。肾俞补肾生精充髓，取督脉穴大椎以益智充脑，再配合相应症状取穴，诸穴合用可达到补肾荣脑、养心益智、调养肝脾、裨养五脏精气之功。从而使经络气血运行畅旺，精气上荣脑府，五脏功能协调。

【术】虚则补之，故先天不足者应用补法。针刺双侧足三里、梁门、天枢、太溪、照海、悬钟用补法，余穴平补平泻，每日 1 次，每次 30 分钟。

百会：程氏三才法横刺天才（0.3~0.5 寸），振颤催气，平补平泻法。

太溪：程氏三才法直刺天才（0.4~0.6 寸），振颤催气，飞旋补法。

带脉：程氏三才法直刺地才（0.7~0.8 寸），振颤催气，飞旋补法。

肾俞：程氏三才法直刺地才（0.7~1.0 寸），振颤催气，平补平泻法。

阳陵泉：程氏三才法直刺地才（0.8~0.9 寸），振颤催气，平补平泻法。

天枢：程氏三才法直刺地才（1.0~1.2 寸），振颤催气，飞旋补法。

梁门：程氏三才法直刺地才（0.8~1.0 寸），振颤催气，飞旋补法。

关元、气海：程氏三才法直刺地才（0.8~1.2 寸），振颤催气，平补平泻法。

肩髃：程氏三才法直刺地才（1.0~1.5 寸），振颤催气，平补平泻法。

曲池、髀关、足三里：程氏三才法直刺地才（1.0~1.2 寸），振颤催气，平补平泻法。

腰部夹脊穴：程氏三才法直刺地才（1.3~1.5 寸），振颤催气，飞旋补法。

环跳：程氏三才法直刺地才（1.5~1.8 寸），振颤催气，平补平泻法。

大椎、天柱：程氏三才法向上斜刺人才 0.5 寸，振颤催气，平补平泻法。

外关：程氏三才法直刺人才（0.5~0.6 寸），振颤催气，平补平泻法。

照海、悬钟：程氏三才法直刺人才（0.5~0.6 寸），振颤催气，飞旋补法。

解溪：程氏三才法向上斜刺人才（0.5~0.6 寸），振颤催气，平补平泻法。

合谷、三阴交、昆仑：程氏三才法直刺人才（0.5~0.7 寸），振颤催气，平补平泻法。

第三十八节 风 疹

风疹是临床上常见的疾患。皮肤上发疹，形如麻疹或大如豆瓣，成块成片，遇风易发，消退后不留任何痕迹为临床特征，故名“风疹块”，或称“疹瘤”。又因时隐时现，所以又名“瘾疹”。有些可以反复发作，缠绵数月或数年不能根治。本病一年四季均可发病，老幼都可罹患。“瘾疹”一名，最早见于《素问·四时刺逆从论》，其云“少阴有余，皮痹瘾疹。”《金匮要略·水气病脉证并治第十四》云“风气相搏，风强则为瘾疹，身体为痒，痒为泄风”，又《金匾要略·中风厉节篇》亦云“邪气中经，则身痒而瘾疹。”

对于瘾疹发病的病因病机，中医学认为主要是由于人体正气虚弱，致营卫不和，风邪从外侵入所致。

风疹即西医学中的荨麻疹，又名“瘾疹”、“风疹块”、“风团”。中医学认为本病病因病机为风邪致病，因为其时起时伏、瘙痒剧烈的特点符合“风邪善行而数变”的特性。其致病有外风、内风之分，外风常与其他外邪相合致病，如风寒、风热、风湿之邪侵袭，客于皮肤腠理，营卫失和而发生风团；内风多由食入腥膻、辛辣发物，肠胃蕴湿动风，内不得疏泄，外不得透达，郁于皮肤腠理之间而发为风团；或因气血不足，卫外不固，风邪侵入，与气血相搏而发生。

一、辨证论治

（一）风热证

【症状】疹色红赤，痒甚，脉浮数。

【理】由于湿郁肌肤，复感风热，与湿相搏，郁于肌肤皮毛腠理之间，发为风疹。红赤属热，痒甚属风。脉浮数为风热之征。

【法】疏风止痒，清热祛湿。

取手阳明大肠经、足太阴脾经为主。毫针泻法。

【方】曲池、委中、大椎、合谷、血海、三阴交。

本病主要因风、热、湿邪遏于肌表，或湿热蕴于肠胃所致，故取手阳明经穴曲池、合谷疏通肌表，清泻阳明；配血海、委中清泄血中之热；配三阴交以利湿。大椎为阳经之会，泻之可以加强泻热作用。

【穴】（1）大椎、曲池、委中

委中：《针灸甲乙经》：“热病，侠脊痛，委中主之。”委中，别名为血郄，为足太阳膀胱经之合穴，刺之可活血化瘀。

大椎：见中暑“轻证”。

温热之邪伤及气分，多侵犯手足阳明经，曲池为大肠经合穴，养阴生津，又是清热要穴；督脉为阳脉之海，大椎为督脉经穴，又属诸阳之会，取之以散阳邪而解热。委中、大椎配曲池泻之能清肺气而退热。

（2）合谷、血海、三阴交

①血海出自《脉经》“尺脉弦，小腹疼，小腹及脚中拘急，……针血海泻之”。血海为足太阴脾经之穴，首见于《针灸甲乙经》，“人有四海，十二经水者皆注于海。有髓海，有血海，有气海，有水谷之海。”海，水之归也，如江河百川入归大海，血海则是指该处为血液汇聚之处。《针灸学简编》：“主治女子崩漏，……湿疹，荨麻疹、脚气、逆气、贫血等。”《医宗金鉴·刺灸心法要诀》“血海主治诸血疾，兼治诸疮病自轻”。

②合谷穴，在太阴与阳明结合处。开则如谷，合则如山也。

③三阴交出自《针灸甲乙经》，三阴交为足厥阴肝经、足太阴脾经、足少阴肾经之交会穴，肝、脾、肾均为阴经，且肝主藏血、脾主运化及统血、肾主藏精而可化血，故三脏对血液的生成有着巨大的作用，而三阴交作为这三条经脉之交会穴，刺之可健脾益气、滋补肝肾而补养气血。

合谷和血海配三阴交可使体内的气血阴阳平衡，有清泻血中热毒之功，健脾除湿、祛风清热之功，喻含“治风先治血，血行风自灭”之意。

【术】曲池：程氏三才法直刺地才（1.3～1.5寸），振颤催气，飞旋泻法。

血海：程氏三才法直刺地才（1.0～1.2寸），振颤催气，飞旋泻法。

合谷：程氏三才法直刺人才（0.5～0.8寸），振颤催气，飞旋泻法。

委中：程氏三才法直刺地才（0.8～1.0寸），振颤催气，飞旋泻法。

大椎：程氏三才法斜向上刺人才（0.5～0.8寸），振颤催气，飞旋泻法。

三阴交：程氏三才法直刺地才（1.0～1.2寸），振颤催气，飞旋补法。

（二）风湿证

【症状】皮疹色白或微红，兼有身重，脉浮缓，苔白腻。

【理】疹色白或微红，身重为风湿郁于肌肤。苔白腻，脉浮缓均为风湿之征。

【法】散风祛湿。取手阳明大肠经、足太阴脾经为主。毫针泻法。

【方】曲池、委中、阴陵泉/合谷、血海、三阴交。

本病主要因风、热、湿邪遏于肌表，或湿热蕴于肠胃所致，故取手阳明经穴曲池、合谷疏通肌表，清泻阳明；配血海、委中清泄血中之热；配三阴交以利湿；取阴陵泉以利湿。

【穴】（1）曲池、委中、阴陵泉

①阴陵泉，见肥胖之“脾虚湿阻证”。

②取曲池、委中泄热（同上），配阴陵泉清热利湿。

（2）合谷、血海、三阴交　同上证。

【术】曲池：程氏三才法直刺地才（1.3～1.5寸），振颤催气，飞旋泻法。

血海：程氏三才法直刺地才（1.0～1.2寸），振颤催气，飞旋泻法。

合谷、三阴交：程氏三才法直刺人才（0.5～0.8）寸，振颤催气，飞旋泻法。

委中：程氏三才法直刺人才（0.5～0.7寸），振颤催气，飞旋泻法。

（三）胃肠积热证

【症状】由于肠胃积热，复感风邪，内不得疏泄，外不得透达，郁于皮毛腠理之间而发病。疹色红赤，兼见脘腹疼痛，大便秘结或泄泻。苔薄黄，脉多数。

【理】色红属热，脘腹疼痛，大便秘结，为腑气不通，胃肠积热。脉数，苔黄为里热见证。

【法】疏风解表，通腑泄热。

根据该病的病因病机，在治疗上需要疏风解表、通腑泄热、祛湿止痒，同时中医有“治风先治血，血行风自灭”的论述，故本病取手阳明大肠经、足太阴脾经为主。毫针泻法。

【方】曲池、委中、合谷、血海、三阴交、足三里、天枢。

本病主要因风、热、湿邪遏于肌表，或湿热蕴于肠胃所致，故取手阳明经穴曲池、合谷疏通肌表，清泻阳明；配血海、委中清泄血中之热；泻足三里、天枢可通导胃肠积热。

【穴】曲池、委中、合谷、血海、三阴交、足三里、天枢。

（1）曲池、合谷、委中、血海、三阴交同上。

（2）足三里、天枢。

（3）天枢为足阳明胃经穴、大肠募穴，足三里为足阳明胃经合穴，二者共同调理胃肠，理气合营。诸穴共同作用即可达到疏风解表、通腑泄热之效。

【术】曲池：程氏三才法直刺地才（1.3～1.5寸），振颤催气，飞旋泻法。

血海、天枢：程氏三才法直刺地才（1.0～1.2寸），振颤催气，飞旋泻法。

合谷、三阴交：程氏三才法直刺人才（0.5～0.8）寸，振颤催气，飞旋泻法。

委中、足三里：程氏三才法直刺人才（0.5～0.7寸），振颤催气，飞旋泻法。

二、验案分析

李某，男，39岁。户外摄影师。

主诉：不明原因的脖子突然出现红色疹子并迅速蔓延全身。

现病史：从户外回来后，脖子就不明原因地出现了大量红色的疹子，并且迅速向全身蔓延。皮疹大小不一，或成块成片，有的呈丘疹样，此起彼伏，疏密不一，伴有皮肤异常瘙痒，遇冷减轻或遇热加剧。兼身重如裹，苔黄腻，脉浮数。

辨证：风热证。

治则：泻热疏风。

取穴：曲池、合谷、委中、血海、三阴交、大椎。

治法：程氏三才进针法，泻法。局部点刺出血。

【理】本案例中由于因湿郁肌表，复感风、热之邪，与湿相搏，郁于肌肤皮毛腠理之间，发为风疹。《金匮要略·中风历节篇》说："邪气中经，则身痒而瘾疹。"

【法】泻热疏风。

【方】在本案中程老选择了如下处方：曲池、合谷、委中、血海、三阴交、大椎。本病主要因风、热、湿邪遏于肌表，故取手、足阳明经穴为主，在局部可点刺出血泻热。

【穴】曲池、合谷疏通肌表，清泻阳明；配血海、委中清泄血中之热，配三阴交以利湿。大椎为阳经之会，泻之可以加强泻热作用。

【术】程氏三才进针法，泻法。

曲池：程氏三才法直刺地才（1.0~1.2寸），振颤催气，飞旋泻法。

血海：程氏三才法直刺地才（0.8~0.9寸），振颤催气，飞旋泻法。

合谷：程氏三才法直刺人才（0.5~0.6寸），振颤催气，飞旋泻法。

委中：程氏三才法直刺地才（0.8~1.0寸），振颤催气，飞旋泻法。

大椎：程氏三才法斜向上刺人才（0.5~0.6寸），振颤催气，飞旋泻法。

三阴交：程氏三才法直刺地才（0.8~1.0寸），振颤催气，飞旋补法。

第三十九节　缠腰火丹

患处皮肤红润，兼见水泡累累如串珠，每多缠腰而发，故名缠腰火丹。

本病相当于西医学之带状疱疹。由水痘带状疱疹病毒引起的皮肤疱疹和神经根炎。初次感染此病毒后不一定马上发病，病毒进入皮肤神经末梢内，长期潜伏于脊神经或脑神经的神经节细胞中，当机体受外伤、感染、过劳等诱发因素时，则被激活而引起受侵部位的神经节和皮肤产生炎症并引起疼痛。

在《医宗金鉴》中有“缠腰火丹”的记载，亦称此症蛇串疮。疱疹有干、湿不同，红黄之异，皆如累累串珠形，干者色红赤，形如云片，上起风粟，作疼发热。湿者色黄白，水疱大小不等，戳破流水，较干者多疼，表如蛇串，故名蛇串疮。《外科启玄》中亦有其形如蜘蛛疮的记载。《外科正宗》亦云：“艾火拔引郁毒，透通疮窍，使内毒有路而外发”，记载了艾灸之温热力作用，可引热邪外发，泻热解毒，温经通脉，助气血运行，消散瘀滞的治疗方法。

本病总病机多为湿热内蕴。病因多为情志内伤，肝气郁热，化火生风，郁于肌肤；或因饮食失调，脾经湿热内蕴，搏于肌肤；或因正气不足，外受毒邪侵袭，毒邪化火，湿热搏结，浸淫肌肤而成。发疹前可有低热，全身不适，食欲不振，疲倦等前驱症状；患处有神经痛，可出现在发疹前1~4天，或伴随皮疹出现，疼痛可持续到皮疹消退后2~3月或更久；好发部位是肋间神经、三叉神经、臂丛神经及坐骨神经支配区域的皮肤；皮疹为红斑基础上簇集性粟粒至绿豆大水疱，疱液常澄清，常单侧分布，一般不超过躯干中线；头面部带状疱疹可累及眼耳部，引起疱疹性角膜结膜炎或面瘫等；病程有自限性，约2~3周，愈后很少复发。本证常发生于春、秋两季，伴有剧烈的局部灼痛，在皮疹消失后，有些病例疼痛仍持续较长时间。

一、辨证论治

【症状】患处皮肤红润，兼见水疮累累如串珠，每多缠腰而发。

热盛型兼见局部皮损鲜红，疱壁紧张，灼热刺痛。自觉口苦咽干、口渴，烦闷易怒，食欲不佳。小便赤，大便干或不爽。舌质红，舌苔薄黄或黄厚，脉弦滑微数为主证。湿盛型兼见皮肤颜色较淡，疱壁松弛，疼痛略轻，口不渴或渴而不欲饮，不思饮食，食后腹胀，大便时溏，女性患者常见白带多。舌质淡体胖，舌苔白厚或白腻，脉沉缓滑为主症。

【理】本证多由湿热内蕴，肝胆火盛，外感邪毒所致，夹风邪上窜头面而发；或夹湿邪下注，发于阴部及下肢；火毒炽盛者多发于躯干。情志内伤，肝气郁久化热，化热则生风，郁于肌肤，湿热相搏，兼感毒邪，发为疱疹，为热甚弄；或因饮食失调，脾失健运，脾经湿热内蕴，兼感毒邪，搏于肌肤，发为疱疹，为湿甚型；或因正气不足，外受毒邪侵袭，毒邪化火，湿热搏结，浸淫肌肤而成。

【法】清热解毒，利湿止痛。

本病的治疗，多以疱疹局部为主，配合督脉、足厥阴、足太阳、少阳经穴位，辨证施治。督脉与足太阳膀胱经脉之间，具有调节督脉、足太阳膀胱经脉乃至全身阳气的作用。围刺患处阿是穴可达到局部活血化瘀、疏通经络、迅速止痛的效果。三棱针局部点刺出血，余穴毫针泻法。

【方】疱疹局部/曲池、委中、阳陵泉、太冲、血海。

三棱针局部围刺，点刺出血，可清泻邪毒；曲池疏风解热；血海、委中清血中之热；阳陵泉、太冲可清泻肝胆湿热。

【穴】（1）曲池、委中、阳陵泉、太冲

①委中：最早见于《灵枢·本输》，为足太阳膀胱经的“合穴”。《素问·骨空论》王冰注：‘腘谓膝解之后曲褶之中。’此穴在腘窝横纹中央，正当屈曲之中，故穴因其所在部位而名委中。”《针灸大成》云：“委中……主膝痛痛及拇指，腰侠脊沉沉然，遗溺，腰重不能举体，小腹坚满，体风痹，髀枢痛，可出血，痼疹皆愈。伤寒四肢热，热病汗不出，取其经血立愈。委中者，血郄也。大风发眉堕落，刺之出血。”

②曲池：见中暑“轻证”。

③阳陵泉：见肥胖“肝郁气滞证”。

④太冲：见中风“闭证”。

（2）血海　见消渴“下消”、风疹“风热证”。

【术】本病的治疗，首先辨清头尾，起病处为尾，向前延伸部为头。用三棱针在局部围刺，先在距疱疹头部约5分处点刺5针，然后在尾部距疱疹5分处点刺5针，疱疹两侧亦应酌情点刺数针，微出血为宜。

曲池：程氏三才法直刺地才（1.3~1.5寸），振颤催气，飞旋泻法。

血海、阳陵泉：程氏三才法直刺地才（1.0~1.2寸），振颤催气，飞旋泻法。

委中：程氏三才法直刺人才（0.5~0.7寸），振颤催气，飞旋泻法。

太冲：程氏三才法直刺天才（0.3~0.4寸），振颤催气，飞旋泻法。

二、验案分析

车某，男，52岁。

主诉：右侧胸胁、背部疼痛6天，起红色水泡2天。

现病史：1周前因与家人生气，发怒，第二日开始感右侧胸胁、背部疼痛，未予任何治疗，2天前右侧胸胁、背部皮肤开始出现粟米状小水泡，随后水泡变大，并大量密集分布于右侧胸胁和背部，查体，未过正中线，疱疹色红，疱壁紧张发亮，灼热刺痛，以致夜不能眠，口苦咽干，烦躁易怒，大便干结，小便黄，舌红，苔黄，脉弦数。

辨证：肝胆湿热型。

治则：清利肝胆，通络止痛。

取穴：疱疹局部为主，取天枢、梁门、水道、胸乡、大包、期门、日月，配合太冲、合谷、阳陵泉、血海、曲池。

治法：本病的治疗，首先辨清头尾，起病处为尾，向前延伸部为头。

施针时，用三棱针在局部，点刺出血，在疱疹局部酌情点刺数针，微出血为宜。

毫针刺法，针刺局部各穴，针尖刺向疱疹中心区呈10°～30°角横刺，选太冲、合谷、阳陵泉、血海、曲池等穴，直刺进针均用针刺泻法，留针20分钟。

【理】本案例中患者因生气，属于情志内伤，肝气郁久化热，肝经气滞，气郁化火，肝火内蕴，与体内湿邪结合，郁于体内，湿热蕴蒸，浸淫肌肤、脉络而发为疱疹；湿热毒邪阻遏经络，不通则痛，遂发为剧烈疼痛。郁于肌肤，湿热相搏，兼感毒邪，发为疱疹。

【法】清泻肝胆湿热，通络止痛。

【方】在本案中程老选择了如下处方：疱疹局部为主，取天枢、梁门、水道、胸乡、大包、期门、日月，配合太冲、合谷、阳陵泉、血海、曲池。

在疾病之初及时采用局部围针，可迅速阻断对神经的进一步损害，阻止邪气的扩散，疏导局部经脉，使邪有所去，营卫通畅，通则不痛。另取与病变部位相应的局部腧穴及远道经穴，以配合局部围针，发挥整体的协同作用。局部腧穴及远道经穴疏泄疱疹周围经气，使募集于胸腹部之邪去。

【穴】取天枢、梁门、水道，可疏导三焦气机，胸乡、大包、期门、日月，可拮抗亢奋的肝阳，配合太冲、合谷、阳陵泉、血海、曲池，可清肝火利湿止痛。

【术】本病的治疗，首先辨清头尾，起病处为尾，向前延伸部为头。施针时，用三棱针在局部，点刺出血，在疱疹局部酌情点刺数针，微出血为宜。

毫针刺法：针刺局部各穴，针尖刺向疱疹中心区呈10°～30°角横刺；

胸乡、日月、大包：程氏三才法斜刺天才（0.3～0.4寸），振颤催气，飞旋泻法。

太冲：程氏三才法直刺天才（0.3～0.4寸），振颤催气，飞旋泻法。

天枢：程氏三才法直刺地才（0.7～1.0寸），振颤催气，飞旋泻法。

梁门：程氏三才法直刺地才（0.8～0.9寸），振颤催气，飞旋泻法。

曲池、水道：程氏三才法直刺地才（1.0～1.2寸），振颤催气，飞旋泻法。

血海、阳陵泉：程氏三才法直刺地才（0.8～1.0寸），振颤催气，飞旋泻法。

委中：程氏三才法直刺人才（0.5～0.7寸），振颤催气，飞旋泻法。

期门：程氏三才法斜刺人才（0.5~0.7寸），振颤催气，飞旋泻法。

第四十节　耳鸣、耳聋

耳鸣、耳聋都是听觉异常的症状，耳鸣以自觉耳内鸣响为主症，如闻潮声，或细或暴，妨碍听觉，而周围环境并无相应的声源；耳聋以听力减退或听觉丧失为主症，妨碍交谈，甚至影响日常生活。

对耳鸣、耳聋的记载，文学著作要早于医学，早在《山海经》中就记载了三种能治疗耳聋的动植物：《南山经》中“又东三百七十里……其中多玄龟，其状如龟而鸟首虺尾，其名曰旋龟，其音如判木，佩之不聋”。“耳鸣”的记载见于《黄帝内经》，《素问·五常政大论》云：“厥阴司天……目转耳鸣”。

因耳鸣、耳聋均属听力异常，且很多耳聋患者都是由耳鸣发展而来，《医学入门·卷五》谓：“耳鸣乃聋之渐也”，而耳鸣者日久也多表现出听力下降，甚至不闻声响，因此二者在病因病机及治法方面大致相同，故常合并论述。《黄帝内经》认为耳鸣、耳聋有外感、内伤两大原因：《素问·热论》有“伤寒三日，少阳受之……故胸胁痛而耳聋”；《素问·气交变大论》指出时气太过，如暑邪、燥邪皆可导致耳聋：“岁火太过，炎暑流行，金肺受邪，民病……耳聋”。

内伤方面，则主要责之肝胆和肾。肝气上逆和肝胆火旺：《素问·六元正纪大论》篇中“木郁之发……甚则耳鸣眩转”，其“木郁”即肝郁，久而化火，上扰清窍致耳鸣眩转。肾虚精亏是耳鸣、耳聋发病的另一病机。耳为肾之官窍，其听声辨音功能的发挥依赖于肾中精气的充养，故《素问·阴阳应象大论》说：“年四十而阴气自半也，起居衰矣；年五十，体重，耳目不聪明矣。”这里的“阴气自半”指的就是肾精虚弱。

耳鸣、耳聋的治疗以疏通少阳经气、开窍通耳为主，肝胆火旺者辅以清肝泻火，外感风邪则辅以祛风解表，肾虚者则需填精益髓。

西医学中神经性耳鸣、耳聋和梅尼埃综合征、老年性耳鸣、耳聋、听神经瘤及聋哑症等可参照本篇。

一、辨证论治

明代医家张景岳指出：“耳鸣当辨虚实（《景岳全书·卷二十七》），一般来说，暴发耳鸣、耳聋，耳中轰响且按之不减者为实；而耳鸣、耳聋逐渐起病，耳中有如蝉鸣、按之鸣减者为虚。实证以清火通窍为主，虚证以补肾填精为主。

（一）实证

【症状】暴病耳聋或耳中觉胀，鸣声不断，按之不减。肝胆火旺多见面赤、口干，烦躁易怒，脉弦有力；如因外感，则多见头痛，脉浮等证。

【理】肝胆火旺，循经上扰，故耳聋耳鸣，头痛目赤，口苦咽干；肝旺则易怒，热扰心神则烦躁；脉弦而有力属肝胆实证。风邪袭表，壅遏清窍而见耳聋、耳鸣，头痛等症；脉浮为外感风邪之征。

【法】清肝泻火，祛风通窍。

耳鸣、耳聋实证多由肝胆火旺、风火之邪上扰耳窍，致耳窍不通，故治疗时取与耳联系密切的足少阳经穴以清肝泻火、手少阳经穴以祛风通窍。毫针泻法。

【方】翳风、听会、侠溪、中渚。

随证配穴：①肝胆火盛：行间足临泣。②外感风邪：外关、合谷。

人体十二经脉与耳皆有联系，有通过本经直接循行至耳者，有络于耳中者，也有通过经筋、经别等联系于耳者。

据《灵枢·经脉》中记载，足阳明经、手足太阳经和手足少阳经本经都循行至耳周，手阳明络脉则入于耳中：

“胃足阳明之脉，起于鼻……上耳前，过客主人……”

“小肠手太阳之脉……至目锐眦，却入耳中……”

“膀胱足太阳之脉……其支者，从巅至耳上角……”

“三焦手少阳之脉……其支者……上项系耳后，直上出耳上角……其支者，从耳后入耳中，出走耳前……”

“胆足少阳之脉……上抵头角，下耳后……其支者，从耳后入耳中，出走耳前……”

“手阳明之别，名曰偏历……其别者，入耳，合于宗脉……”

《灵枢·经别》曰：“手心主之正……出耳后，合少阳完骨之下……”

由上可见，虽然多条经脉都和耳有所联系，但是关系最密切的还是手足少阳经，一来两条经脉均有两条支脉过耳，且“从耳后入耳中，出走耳前”，与耳之表里共同联系；二来少阳经循行于人体的侧头部，正好是耳朵所在部位，对耳病有直接治疗的作用。所谓“经脉所过，主治所及”，这也是临床治疗耳病多取少阳经的依据。

本方取手少阳经之中渚、翳风，足少阳经之听会、侠溪，以疏导少阳经气。患部两穴，远道两穴，正是远近配穴法。

配行间、足临泣以清泄肝胆之火，起通上达下的作用；配外关、合谷以疏解风邪。

【穴】（1）翳风配听会　《百症赋》云：“耳聋气闭，全凭听会、翳风”。翳风配听会，为临床治疗耳鸣、耳聋常用组穴。首先二者均位于耳朵局部，一前一后，刺之能加强局部经脉气血，有助开启耳窍，所谓“穴位所在，主治所及”，属针灸治疗中局部取穴之法，发挥近治作用。其次，两穴都是少阳经穴，少阳与耳的关系我们在前面已详述，二穴配合能共奏清热散邪，聪耳开窍之功。

①翳风：本穴位置在耳垂后方，当乳突与下颌角之间的凹陷处。《杨甲三取穴经验》在乳突的高点与下颌角连线的中间取穴。因张口而明显，故说“开口有空”。翳风出自《针灸甲乙经》，历代医家对穴位命名的观点类似，皆认为两耳如翳，穴在耳后陷中，有遮掩风邪并兼驱风的作用。

翳风处前有耳垂，后有完骨，下邻颊骨，虽是防风、驱风要穴，但因本穴为三焦经本穴，又是手足少阳交会穴，三焦经为“耳脉”，且两经皆“从耳后入耳中，出走耳前”，加之穴在耳后陷中，重按耳中有感，因此无论从经脉所过来说，还是从局部选穴来看，翳风穴都是治疗耳疾的主穴。故《针灸甲乙经》说：“聋，翳风及会宗下空主之”。

②听会：听会，又名“耳门”、“听河”、“后关”，为足少阳胆经穴。位置在面部，当耳屏间切迹的前方，下颌骨髁突的后缘，张口有凹陷处，故《针灸甲乙经》谓“张口得之，动脉应手。”

听会之名，明显关乎耳及听力，古人认为此处为会聚听觉之所，如《医经理解》说：“听会者，听之会”。《针灸甲乙经》言本穴为“少阳脉气所发”，是胆经之气入耳中、出耳前之处，疏通耳部经气、调节耳部气血运行之气颇强，是治疗各种耳疾之要穴。因此，历代医家治疗耳鸣、耳聋时，听会多为必选穴，《针灸大成》说“耳聋之症不闻声，痛痒蝉鸣不快情……宜从听会用针行”。

（2）侠溪配中渚　耳鸣、耳聋的治疗中，侠溪和中渚也是最常用的一组配穴。二者一在手，一在脚，位置相似，皆处四、五掌（趾）骨之间，侠溪为胆经荥穴，属水；中渚则为三焦经输穴，属木，同名经五输穴配合，共奏泄少阳之火、通窍止痛之功；且二者皆远离耳朵，《素问·五常政大论》说：“病在上，取之下”，属于针灸治则中的远道选穴，以经络为媒介，通过刺激四肢末端经气，借以疏通病变处所气血。

①侠溪：本穴取名侠溪主要因位置处于两趾骨夹缝中，穴处狭窄，故《医经理解》说本穴为“少阳所溜，盖两指相侠间也”。

侠溪对于耳鸣、耳聋的治疗，一是由于足少阳胆经穿耳而过，所谓“上病下取”，属远端取穴法；二是本身为荥水穴，五输穴中，荥主身热，对各种热病中热邪上扰耳窍引起的耳鸣、耳聋，有泄热通窍的作用，因此临床多用于耳鸣、耳聋有热有痛者，《针灸甲乙经》说“膝外廉痛，热病汗不出……耳鸣聋……侠溪主之”。这又是特定穴的特殊作用。

②中渚：《医学入门》言中渚取穴时应“握拳取之”，本穴凹陷处用力按压，会有力量脱落的感觉。

本穴出自《灵枢·本输》：“三焦者……注于中渚。”《医经理解》云：“小洲曰渚。指腕中间，其陷者有如渚焉，故谓中渚”。

中渚为手少阳三焦经的输注部位，脉气较为强盛，有清热开窍的作用，临床上除了用来治疗上肢局部病变，对于头面部的疾病也多有涉及，而耳鸣、耳聋则多用于治疗有热有痛者：《针灸甲乙经》中以本穴治疗“耳聋，两颞颥痛”；《外台秘要》用于“热病汗不出，头痛，耳鸣……头眩耳聋”。

（3）肝胆火旺　行间和足临泣，一为肝经荥穴，一为胆经输穴，五输穴配合使用，能共泄肝胆实火，疏利肝胆气机，既为远端取穴，又属上病下取，以奏通上达下之功。

①行间：《外台秘要》谓行间“在足大指间动脉应手陷者中”，本穴位处为趾背动脉经过之处，故针刺时应避开动脉。

和侠溪一样，行间也属五输穴中荥穴，穴性属火，临床上属于肝胆火旺、气机逆乱所致耳鸣、耳聋，配行间穴有清肝泻火、行气开郁之效。且行间为肝经“子穴”，实者泻其子，本穴用泻法，能从根源上解除病因，引肝胆之火下行，耳窍畅通。

②足临泣：足临泣为五输穴中的输穴，是足少阳经气输注的部位，胆经过耳窍，上病下取，发挥远治作用，故《杂病穴法歌》道：“耳聋临泣与金门”。对于肝胆风火或外感实邪，闭阻少阳所致的耳鸣、耳聋，均可以足临泣为主，配局部穴位治疗。

（4）外感风邪　外关、合谷。

见感冒“风热证”。

【术】翳风：张口取穴，程氏三才法直刺人才（0.5～0.6寸），振颤催气（局部酸胀感，可向咽部扩散），飞旋泻法。

听会：张口取穴，程氏三才法直刺人才（0.5～0.6寸），振颤催气，飞旋泻法。

侠溪、中渚、足临泣：程氏三才法直刺天才（0.3～0.4寸），振颤催气，飞旋泻法。

行间：程氏三才法逆经斜刺天才（0.3～0.4寸），振颤催气，飞旋泻法。

外关、合谷：程氏三才法直刺地才（0.8～1.0寸），振颤催气，平补平泻。

（二）虚证

【症状】久病耳聋，或耳鸣时作时止，劳则加剧，按之鸣减，多兼有头昏、腰酸、遗精、带下、脉细弱等症。

【理】肾虚，精气不能上充清窍，故耳聋、耳鸣、头昏；腰为肾之府，肾虚则腰酸；肾气不固，或阴虚火旺扰动精室，则遗精；肾失收摄，带脉不固，则带下不止。脉细弱为虚证征象。

此证为肾虚精亏，耳窍失养。

耳与五脏六腑皆有联系，但从脏腑和官窍的对应关系来看，历代医家大都支持《黄帝内经》"肾开窍于耳"的观点。《素问·阴阳应象大论》云："北方生寒……肾主耳……在脏为肾……在窍为耳"，宋代严用和的《济生方》也设"耳论治"一节："夫耳者肾之所候……肾乃宗脉之所聚，其气通于耳"；明代王肯堂的《证治准绳》也认为："肾为耳窍之主"。

《医学心悟》言："耳者，肾之外候。"观察耳部的变化可测知肾脏的盛衰情况，根据耳位高低、厚薄来推演体内肾的高低和偏正，并据此论述相应疾病的发生与否。

耳能闻声的另一个重要原因就是肾气充足。《灵枢·脉度》言："肾和则耳能闻五音矣"；《仁斋直指方·耳聋》也说："肾通乎耳，所主者精。精气调和，肾气充足，则耳闻而聪。"肾中精气的充实是耳朵能听到声音的物质基础，肾中精气上通于耳，耳窍得到滋养，则功能健忘而听觉聪敏。

因此，肾主先天生长发育的功能对听觉系统起到了支配和控制作用，若先天之精不足，则导致先天性听功能障碍；若后天之精不足，也可致后天听力下降。

肾虚则精少，精亏则气虚，其对耳的影响有直接和间接两个途径。

一是直接影响。肾中藏精，是全身生命活动的物质基础，包括耳的听觉；肾气由肾精所化，是肾的功能活动的表现。肾精足则肾气盛，听觉聪敏。若肾精不足，一来无法上荣耳窍，致耳窍失养，故《灵枢·决气》云："精脱者，耳聋"；二来不能化生肾气，无法维持耳听音辨声的正常功能，或耳中蝉鸣、时作时止，或听力逐渐减退，甚至不闻声响，《太平圣惠方》言"耳无所闻……则是肾气不足之候也"。

第二种影响则是通过脑的功能，间接影响耳窍。《灵枢·海论》言："髓海不足则脑转耳鸣，胫酸眩冒"。

补肾填精是治疗虚证耳鸣、耳聋的不二法则。

【法】耳鸣、耳聋虚证虽以肾虚为主，但从经脉来说，手足少阳经与耳联系最为密切，故治疗时依然以疏通少阳经气为主，毫针补法，并可配合灸法。

【方】翳风、听会、侠溪、中渚。

随证配穴：肾虚：肾俞、命门、太溪。

手足少阳经均循行耳部，故取中渚、翳风、听会、侠溪，以疏导少阳经气。

患处两穴配远道两穴，属远近配穴法。再辅以肾俞、命门、太溪以补益肾之精气。

【穴】(1) 主穴　同实证，但操作手法须行补法。

(2) 肾虚　精气不能上充耳窍，治疗时需配肾俞、命门、太溪以补肾益精。

肾俞：为脏腑背俞穴中肾的背俞穴，有益肾助阳、强腰利水的作用。肾精充，肾气足则耳闻聪敏。

命门：补命门穴可补肾培元，填精益髓，精足则脑髓得充，耳窍得养，听觉无碍。可参考消渴“阴阳两虚证”。

太溪：见消渴“上消证”。

【术】翳风：张口取穴，程氏三才法直刺地才（0.6~0.8 寸），振颤催气（局部酸胀感，可向咽部扩散），飞旋补法。

听会：张口取穴，程氏三才法直刺地才（0.6~0.7 寸），振颤催气，飞旋补法。

侠溪、中渚、太溪：程氏三才法直刺人才（0.4~0.5 寸），振颤催气，飞旋补法。

命门：取清艾条一根，点燃后悬于命门穴位之上，艾火距皮肤 2~3cm，灸 10~20 分钟，灸至皮肤温热红晕，而又不致烧伤皮肤为度。

肾俞：取清艾条一根，点燃后悬于肾俞穴位之上，艾火距皮肤 2~3cm，灸 10~20 分钟，灸至皮肤温热红晕，而又不致烧伤皮肤为度。亦可用程氏三才法直刺地才（1.0~1.2 寸），飞旋补法，后将艾绒捻裹于针柄上燃烧，使针刺局部略感温灸，即温针灸 10~15 分钟。

二、验案分析

刘某某，男，65 岁。

主诉：左侧耳鸣 1 周。

现病史：患者于 1 周前因生气致左侧耳鸣，声音尖细，按之不减，时轻时重，缠绵不绝，伴口干烦躁，经西医诊断为“神经性耳鸣”，服药暂无明显效果。问平素脾气急躁易怒，血压偏高，服药控制较为平稳，但眠浅易醒。查舌瘦暗红，中后有细小裂纹，脉弦细略数。

辨证：肝肾阴虚为本，肝胆火旺为标，本虚标实，虚实夹杂。

立法：急以治标，缓以治本，病起 1 周，以清肝泻火为主，辅以滋阴降火。

处方：翳风、听会、侠溪、中渚、行间、耳尖、太溪、照海。

刺法：太溪补法，照海平补平泻，余穴行泻法，耳尖点刺出血。

治疗 3 次，耳鸣程度减轻，仍时断时续，但血压正常，眠安。治疗 8 次，耳鸣完全消失，惟余左耳轻微鼓胀感，患者未再坚持治疗。

【理】此医案中，患者体虚在先，暴怒在后，故肝胆火旺、上扰耳窍为标，肝肾阴虚、耳窍失养为本，应为虚实夹杂之证。临床中，实多此类错综复杂之证，需要结合患者年龄、体质、病程等具体情况，综合判断，分清主次，辨证施治。

【法】既然患者表现为虚实夹杂，本虚而标实，那么相应的治则治法就应该标本同治，既清肝泻火，又滋补肝肾之阴。但由于治疗时正处急性期，起病刚刚1周，肝胆之火正盛，故急以治标，以清肝泻火为主，以滋阴降火为辅。

【方】在本案中程老选择了如下处方：翳风、听会、侠溪、中渚/行间、耳尖/太溪、照海。

【穴】(1) 翳风、听会、侠溪、中渚　先手足少阳经穴为主，两耳周局部穴配合两循经远端穴，为治耳鸣、耳聋的基础组方。

(2) 行间、耳尖　行间清肝泻火，针对病之标。耳尖为经外奇穴，辅用以泻热降压。

(3) 太溪、照海　太溪滋补肾阴，照海清降虚火，两穴配合，共收滋阴降火之功。

【术】针对本病虚实夹杂的特点，手法上亦补泻结合，清肝泻热针用泻法，滋阴降火针用补法，标本同治，不足10次而愈。

耳尖放血：先用手按摩耳廓，使耳尖充血；耳尖和三棱针常规消毒，折起耳廓，用三棱针迅速在耳尖点刺，然后医者用手（事先消毒）挤压耳尖使出血，边挤边用酒精湿棉球擦拭，约出8~10滴血即可，再用干棉球压迫止血。

翳风：张口取穴，程氏三才法直刺人才（0.5~0.6寸），振颤催气（局部酸胀感，可向咽部扩散），飞旋泻法。

听会：张口取穴，程氏三才法直刺人才（0.5~0.6寸），振颤催气，飞旋泻法。

侠溪、中渚：程氏三才法直刺天才（0.3~0.4寸），振颤催气，飞旋泻法。

行间：程氏三才法逆经斜刺天才（0.3~0.4寸），振颤催气，飞旋泻法。

太溪、照海：程氏三才法直刺人才（0.4~0.5寸），振颤催气，飞旋补法。

第四十一节　目赤肿痛

目赤肿痛为多种眼部疾患的一个急性症状，多因外感风热时邪，侵袭目窍，郁而不宣，或因肝胆火盛，循经上扰，以致络脉闭阻，血壅气滞，骤然发生。俗称“红眼”，或“火眼”。古代文献根据发病原因、症状急重和流行性，又称

“风热眼”、“暴风客热”、“天行赤眼”等。

《灵枢·口问》篇说：“目者，宗脉之所聚也。”《灵枢·邪气脏腑病形》篇说：“十二经脉，三百六十五络，其血气皆上于面而走空窍，其精阳气上走于目而为之睛。”说明了经络在连接贯通眼睛与脏腑之间有着重要作用，由于经络密集地分布在眼的周围，源源不断地输送气血，保证了眼与脏腑在物质和功能上的密切联系。《素问·五脏生成》谓：“诸脉者，皆属于目。”肝、胆、心、胃等经，皆与目相关，肝热则肿，心热则移，火盛则痛。足阳明经又旁纳太阳之脉至目内眦，今脏腑、经脉积热，又复感疫毒，故眼部症状颇重。络破血溢，则白睛赤肿、赤丝满布。病及风轮，肝目受损，则黑睛生翳。头痛、心烦、口渴、便秘尿赤、舌红、苔黄、脉数等全身症状，皆里热实证之象。治疗时，清热泻火，散邪解毒。

本证多因外感风热，致经气阻滞，郁而不宣；或因肝胆火盛，循经上扰，以致经脉闭阻，血瘀气滞而成。目赤肿痛常见于西医学的急性结膜炎、假性结膜炎以及流行性角膜炎等。

一、辨证论治

（一）风热证

【症状】目赤肿痛，羞明流泪，眵多而目难开。兼见头痛，发热，脉浮数，为风热证。

【理】风为阳邪，具有升发、向上、向外的特性，风热之邪，上犯于目，故见目赤肿痛，畏光流泪，眵多难睁。头痛、发热、脉浮数，均为风热外感之象。“火曰炎上”，具有燔灼向上的特性，故侵犯人体多表现上部症状比较突出。

【法】疏风清热。

目为肝之窍，阳明、太阳、少阳经脉均循行目系。故取少阳、阳明、太阳经脉之穴和眼周局部输穴。毫针泻法。

【方】睛明、太阳、风池、行间、合谷。

随证配穴：外关。

肝开窍于目，少阳、阳明、太阳经脉均上达眼部，故取风池、合谷调节阳明、少阳经气以疏风清热；睛明为太阳、阳明经会穴，能宣泄患部之郁热；行间为肝经荥穴，能引导厥阴经气下行，以泻肝热；太阳邻近患部，点刺出血，可以泄热消肿；配外关可宣散风热、清利头目。

【穴】睛明、太阳、风池、行间、合谷、外关。

（1）睛明配太阳　睛明，《古法新解会元针灸学》：“睛明者，诸阳气上行而达目，明者五脏六腑之精华，乘阴跷之升冲而返光，如天气之晴朗，癸生日光；地气之阴精，而化月光，日月如天地之双睛，人自有二，亦可谓日月，人之双睛能明者，被五脏六腑之精华反射，诸阳发光而能明，故名睛明。”

位置在目内眦角上方一分凹陷处。本穴位的解剖：有内眦动、静脉，深层上方为眼动、静脉本干。分布着滑车上、下神经，深层为动眼神经和眼神经。因此，刺灸法嘱患者闭目，医者左手轻推眼球向外侧固定，右手持针，紧靠眶缘，缓慢进针，直刺0.3～0.7寸。不做大幅度捻转、提插，出针后按揉针孔片刻，以防出血。本穴禁灸。

《眼科新法》云：“左曰精气所聚，右曰血气所聚。”《中国针灸学》“主治：目赤肿痛，眦痒，迎风流泪，夜盲，色盲，目眩，近视。”《经穴命名淡解》“穴在目内眦，主治两目红肿，怕目羞明，一切目疾。有明目之效，因名睛明。”睛明为膀胱经的井穴，“井主身热”，又在眼周，属局部取穴，故临床常用于治疗热症。

太阳，位置在眉梢与目外眦之间向后约一寸处凹陷中，为经外奇穴，和睛明一样，在眼周，属于局部取穴，相配可疏风清热。

（2）风池配行间　行间，见肥胖“肝郁气滞证”。

风池，见眩晕“肝阳上亢证”。

因胆与肝相表里，故风池配行间，可清泄肝胆经风热，起到平肝潜阳的作用。

（3）合谷配外关　参见耳鸣、耳聋之“实证”。

【术】睛明：嘱患者闭目，医者左手轻推眼球向外侧固定，左手缓慢进针，紧靠眶缘直刺人才（0.5～0.7寸）。不捻转，不提插（或只轻微地捻转和提插）。出针后按压针孔片刻，以防出血。

太阳：医者用拇指由前额向外捋三次，然后用拇指同食指揪起太阳穴处皮肤，用三棱针点刺使出血，挤出10滴左右即可。

合谷、外关：程氏三才法直刺人才（0.5～0.8寸），振颤催气，飞旋泻法。

风池：程氏三才法向鼻尖方向刺入人才（0.5～0.6寸），振颤催气，飞旋泻法。

行间：程氏三才法逆经斜刺人才（0.3～0.5寸），振颤催气，飞旋泻法。

注：取眼眶内穴位时，针具应严格消毒，以防止感染；进出针须缓慢，轻捻转不宜提插，出针时用棉球按压数秒钟，以防止出血。

（二）肝胆火旺

【症状】目赤肿痛，畏光流泪，眵多而目难开，口苦，烦热，便秘，为肝胆火盛。并兼有口苦、烦热、大便秘结、脉弦滑。

【理】肝开窍于目，胆经起于目锐眦，肝胆火盛，循经上扰，则目赤肿痛，口苦心烦，脉弦为肝病之征。

《灵枢·脉度》说："肝气通于目"。本证多因肝胆火盛，肝气上逆，循经上扰，以致经脉闭阻，血壅气滞而成。《素问·五脏生成篇》："目冥耳聋，下实上虚，过在足少阳、厥阴，甚则入肝"。

【法】清肝利胆。

目为肝之窍，肝经胆经相互表里，故取少阳、阳明、太阳经脉之穴和眼周局部输穴。

【方】睛明、太阳、行间、风池、合谷。

随证配穴：太冲。

肝开窍于目，少阳、阳明、太阳经脉均上达眼部，故取风池、合谷调节阳明、少阳经气以疏风清热；睛明为太阳、阳明经会穴，能宣泄患部之郁热；行间为肝经荥穴，能引导厥阴经气下行，以泻肝热；太阳邻近患部，点刺出血，可以泄热消肿；肝经原穴太冲，以清泻肝胆之火。

【穴】睛明、太阳、行间、风池、合谷、太冲。

（1）主穴同上证。

（2）肝胆火盛，循经上扰，则目赤肿痛，治疗时需配合肝经原穴太冲来疏理气机，使过亢之气能够得到制约。

【术】（1）主穴同上。

（2）太冲：程氏三才法直刺天才（0.3~0.4寸），振颤催气，飞旋泻法。

注：取眼眶内穴位时，针具应严格消毒，以防止感染；进出针须缓慢，轻捻转不宜提插，出针时用棉球按压数秒钟，以防止出血。

二、其他治疗方法

（1）挑刺法　可在肩胛间按压过敏点，或大稚两旁2cm处选点挑治。本法适用于急性结膜炎。

（2）耳针法　选眼、目1、目2、肝。毫针刺，留针20分钟，间歇运针；亦可在耳尖或耳后静脉点刺出血。

三、验案分析

叶某，男，42岁。

主诉：双眼充血发红5日。

现病史：近2月以来经常双眼充血发红，有轻度灼热感，微痛，微痒不舒，有时流泪，初始二目较轻，未予重视。发现双目充血与情绪有一定关系，每当情绪不佳时就感觉双目红肿发痒。平素情绪较急躁，易怒。舌边尖红，苔黄，脉弦数。

辨证：肝胆火盛。

治则：清泻肝胆，泻火解毒。

取穴：睛明、风池、太阳、合谷、行间、太冲、期门、日月、阳陵泉。

治法：毫针刺法，采用0.25mm×25mm长毫针。合谷、太冲等穴直刺进针，行泻法，留针30分钟；少商、太阳、上星采用点刺放血疗法，局部常规消毒后，用三棱针点刺放血；睛明取穴方法，让患者端坐位仰首，令患者紧闭双眼，术者以左手拇食指固定患者眼球，右手持针避开血管，直刺睛明穴约2~3分深；每日1次。

【理】本案例中患者双眼充血发红，多因肝胆火盛，循经上扰，以致经脉闭阻、血壅气滞而成。肝开窍于目，胆经起于目锐眦，肝胆火盛，循经上扰，则目赤肿痛，口苦心烦，脉弦为肝病之征。又肝藏血，血虚肝旺，因肝开窍于目，肝旺化火，上乘于双目而致目赤肿痛。

【法】清肝利胆。

【方】在本案中程老选择了如下处方：以睛明、风池、太阳、合谷、行间、太冲、为主，配以期门、日月、阳陵泉，旨在清泄风热、肝胆之火，消肿定痛。

【穴】肝开窍于目，少阳、阳明、太阳经脉均达于眼部，故取合谷调阳明经气，疏散风热，太冲通导厥阴经气，泄火疏肝，四穴相配名曰“开四关”，以疏散一身热邪。睛明为太阳、阳明经会穴，能宣泄患部之郁热，通络明目；行间为肝经荥穴，能引导厥阴经气下行，以泻肝热；太阳邻近患部，点刺出血，可以泄热消肿。肝胆火盛者，取肝经原穴太冲，以清泻肝胆之火。

【术】针刺用程氏三才进针法，泻法。

睛明：嘱患者闭目，医者左手轻推眼球向外侧固定，左手缓慢进针，紧靠眶缘直刺人才（0.5~0.7寸）。不捻转，不提插（或只轻微地捻转和提插）。出针后按压针孔片刻，以防出血。

太阳：医者用拇指由前额向外捋三次，然后用拇指同食指揪起太阳穴处皮肤，用三棱针点刺使出血，挤出10滴左右即可。

合谷：程氏三才法直刺人才（0.5~0.8寸），振颤催气，飞旋泻法。

风池：程氏三才法向鼻尖方向刺入人才（0.5~0.6寸），振颤催气，飞旋泻法。

行间：程氏三才法逆经斜刺人才（0.3~0.5寸），振颤催气，飞旋泻法。

太冲、期门：程氏三才法直刺天才（0.3~0.4寸），振颤催气，飞旋泻法。

日月：程氏三才法斜刺天才（0.3～0.4寸），振颤催气，飞旋泻法。

阳陵泉：程氏三才法直刺地才（0.8～1.0寸），振颤催气，飞旋泻法。

第四十二节 近视

近视是以视近清楚，视远模糊为主症的眼病。近视与远视、散光同属于屈光不正的一类眼病。

近视病因古人也早有认识，如孙思邈在《千金要方》中说："数看日月，夜视星火，夜读细书，月下看书，抄写多年，雕镂细作，博弈不休，……丧明之本"；宋元时期的眼科专著《秘传眼科龙木论》亦说："抄写雕镂，刺绣博弈，……皆能目病"；而明代眼科专家傅仁宇也认为若"竭视劳瞻，而不知养息(《审视瑶函》)"，都会损伤目中气血而生近视。因此，先天禀赋不足、劳心伤神等，使心肝肾气血阴阳受损，睛珠形态异常；不良用眼习惯，如看书、写字目标太近，坐位姿势不正以及光线的强烈或不足等，使目络瘀阻，目失所养，导致本病。

一、辨证论治

（一）肝肾不足证

【症状】视近物正常，视远物模糊不清。兼见失眠健忘，腰酸，目干涩，舌红，脉细。

【理】肝藏血，开窍于目，肾虚精血不能上荣于目，导致目精失养，故视远物模糊不清；肝肾不足，水火不济则失眠；肾虚不能上承，髓海不足故健忘；腰为肾之府，肾虚而见腰酸；肝开窍于目，血虚目失所养故干涩；舌红、脉细皆为肝肾亏虚之象。

【法】补益肝肾，通络活血。

肝肾同源，肝开窍于目，肾藏精化血上荣于目，故以足阳明、足太阳、足少阳经穴为主，毫针补法，配合灸法。

【方】承泣、睛明、风池、翳明、光明。

配穴：肝俞、肾俞。

承泣、睛明为局部选穴，可疏通眼部经络。翳明、光明为治疗眼病的经验效穴。风池疏导头面气血，加强眼区穴位的疏通经络作用。肝俞、肾俞为肝肾之背俞穴，可补肝肾而明目。

【穴】承泣、睛明、风池、翳明、光明

（1）承泣　为足阳明胃经穴，阳跷、任脉和足阳明之会穴。《经穴命名浅解》曰：“承指受，泣指哭。当人泣时泪滴是处，此处承受，而针此穴则泪有收受之所，因名承泣。”《针灸穴名解》谓其可“治诸般目疾。”《针灸甲乙经》、《备急千金要方》等书皆说在治疗“目不明，泪出，目眩瞀……远视䀮䀮……刺承泣。”

（2）睛明　为足太阳膀胱经穴，会于足阳明经。临床上本穴为治目病之要穴，而足太阳膀胱经“起于目内眦”，本穴为膀胱经起始穴，故《经穴命名浅解》谓此穴“主治……一切目疾，有明目之效。”承泣、睛明两穴皆为局部选穴，疏通眼部经络而明目。

（3）风池　为足少阳胆经穴，会于阳维脉。胆经“起于目锐眦”，目系上属于脑，而胆经从此处入脑，因此本穴有清头开窍、明目益聪的作用，故《铜人腧穴针灸图经》用本穴主治“目不明”。又胆与肝相表里，肝开窍于目，该穴又可疏通肝胆经气，使气血调和而眼目自明。

（4）翳明　在项部，当翳风后1寸。经外奇穴，翳，本义为遮盖，后引申为昏暗、暗淡之意；明，是清楚、清晰的意思。奇穴有奇效，本穴是专门治疗目疾之验穴，能使视物昏暗变得视物清晰。

（5）光明　足少阳胆经穴，本经络穴。《古法新解会元针灸学》说：“光明者，从少阳络肝，肝之精华注于目，仗少阳络脉相交，阳气与阴气通照而发光，目因是能明，故名光明。”足少阳经起于目锐眦，络穴交通肝胆表里两经，肝在窍为目，所以本穴能通眼部气血而明目，《席弘赋》中云：“睛明治眼未效时，合谷光明不可缺。”

（6）肝俞配肾俞

①肝俞：该穴内应肝脏，肝开窍于目，足厥阴肝经“从目系”，故本穴可调节肝经气血，《秘传眼科龙木论》中说肝俞可“治目上视，目眩，头痛，目䀮生白翳。”《备急千金要方》中亦说：“肝虚目不明，灸肝输二百壮，小儿斟酌可灸二七壮。”

②肾俞：该穴内通肾脏，主治“目视䀮䀮，五劳七伤（《秘传眼科龙木论》）。”《西方子明堂灸经》和《普济方》皆用本穴“主五劳七伤……目䀮䀮不明。”

【术】承泣：左手推动眼球向上固定，右手持针沿眶下缘缓慢刺入人才（0.5～0.6寸），不宜提插、捻转，以防刺破血管引起血肿。

睛明：嘱患者闭目，医者左手轻推眼球向外侧固定，左手缓慢进针，紧靠眶缘直刺人才（0.5～0.7寸）。不捻转，不提插（或只轻微地捻转和提插）。出针后按压针孔片刻，以防出血。

风池：程氏三才法针尖微下，向鼻尖方向斜刺地才（0.6～0.8寸），振颤催气，飞旋补法。

翳明：程氏三才法直刺地才（0.6～0.8寸），振颤催气（耳后酸胀），飞旋补法。

光明：程氏三才法直刺地才（0.8～1.0寸），振颤催气，飞旋补法。

肝俞、肾俞：取清艾条一根，点燃后悬于穴位之上，艾火距皮肤2～3cm，灸10～20分钟，灸至皮肤温热红晕，而又不致烧伤皮肤为度。

（二）心脾两虚证

【症状】视近物正常，视远物模糊不清。兼见神疲乏力，纳呆便溏，头晕心悸，面色不华或白，舌淡，脉细。

【理】火在目而为神光，心阳虚衰瞳神难以远视，故视近物正常，远则不清；脾虚气血化源匮乏，目窍失养则视远模糊；气虚血少，则神疲乏力；脾虚运化无权，水湿内停故纳呆；湿邪阻滞气机，清浊不分而便溏；血不养心，心气不宁故心悸；气血无力上荣头面，故头晕、面色不华或白；舌淡、脉细皆为气血两虚之象。

【法】健脾养心，通络活血。以足阳明、足太阳、足少阳经穴为主。毫针补法，配合灸法。

【方】承泣、睛明/风池、翳明、光明。

配穴：心俞、脾俞、足三里。

主穴同上。心俞、脾俞补益心脾，足三里健胃补脾，三穴合用共补气血以充养目精而明目。

【穴】

（1）主穴同上。

（2）心俞、脾俞、足三里

①心俞：足太阳膀胱经穴，心之背俞穴。《经穴命名浅解》认为“穴近心脏，为心脏脉气转输之处，主治心脏疾患，因名心俞。”该穴能补益心气，振奋心阳，故《针灸甲乙经》说：“目𥇦𥇦，泪出悲伤，心俞主之。”《针灸聚英》谓此穴“主……目昏……”

②脾俞：足太阳膀胱经穴，脾之背俞穴。《穴名释义》谓此穴“位近于脾，为脾气处于背部之处，是诊治脾病的重要腧穴，故名脾俞。”脾俞能补益脾胃，益气血生化之源，目得气血濡养而能视物清晰。

③足三里：为足阳明经穴，胃的合穴及下合穴。胃为水谷之海，气血生化之本，可健脾补胃而补气血；又此处为阳明脉气会合之处，阳明经多气多血，气血

虚弱者可补之；故《外台秘要》中云："凡人过三十以上，能灸此穴，则热气下，眼目增明。"而《古今医统大全》中说足三里可"主……目不明。"

【术】承泣、睛明、风池、翳明、光明同"肝肾不足证"。

心俞、脾俞：取清艾条一根，点燃后悬于穴位之上，艾火距皮肤 2～3cm，灸 10～20 分钟，灸至皮肤温热红晕，而又不致烧伤皮肤为度。

足三里：程氏三才法直刺地才（1.0～1.2 寸），振颤催气，飞旋补法。

二、梅花针疗法

皮肤针又叫"梅花针、七星针"，由 5～7 个不锈钢针集束而成。梅花针穴位扣刺结合耳穴贴敷，可通过穴位疗法改善眼周及眼部的血液循环、组织供氧，提升视神经兴奋性、提高视觉细胞敏锐度，从而提高视功能，使视物变清晰，视力提高。

取穴：基础穴位：合谷、外关、颈夹脊、风池、视区、百会、四神聪；配穴：养老、增视、目窗。

体位：先采取正坐位，治疗手部穴位；再采取趴位，治疗颈部和脑后部穴位；以上穴位叩刺完毕后，再恢复正坐位，治疗头顶部穴位。叩刺头部穴位时，要求完全暴露穴位，以免影响疗效。

方法：皮肤针，轻刺激强度叩刺。

注意事项：

（1）梅花针叩刺时，要掌握好穴位的准确度，以免叩刺处出血。叩刺头部穴位时，血管丰富，经常有出血现象，操作中要注意叩刺力度。发现出血时，用干棉球药棉按压止血，用酒精棉进行消毒，防止感染。

（2）如皮肤有溃疡、红肿或破损处不宜叩刺，可以变换穴位。

（3）叩刺头部穴位时，要求完全暴露穴位，针对头发较多或梳辫的患儿，要嘱其治疗前，做好准备，方便治疗。

（4）对于体质衰弱或贫血患者，初始操作宜速，选穴宜少，而后逐渐增加，叩刺次数不宜过多。

（5）叩刺后，应嘱患者闭目休息片刻，以便充分调整机体和眼部的功能，进一步提高疗效。

（6）个别患儿在治疗过程中不配合，医生应稳定患儿情绪，避免由于患儿不配合造成穴位叩刺不准确。

（7）医生在叩刺过程中，采用正确的刺法，应避免采用如压刺、斜刺，或叩刺时将皮肤钩住的带刺等不正确的方法。

（8）医生在操作中应随时注意患者有无异常反应。一旦发现患者有头晕、面色苍白、出汗等晕针症状时，应立即停止针刺。先让患者安静，并平躺于床上，或给患者喝些温开水。

三、验案分析

石某，男，12岁，初一学生。

主诉：视远处物体模糊不清3月余。

现病史：因准备会考考试，挑灯夜读1个月，之后看东西老觉得模糊不清，必须拿到眼前看才行，但休息会儿，揉揉眼，又能看得清。兼见神疲乏力，纳呆便溏，头晕心悸，面色不华或白，舌淡，脉细。去医院检查视力：裸眼视力：R 0.15、L0.2，矫正视力：R1.0^{+3}、L1.0^{-2}，配镜屈光度：R－3.25DS－1.00DC×179° L－2.50DS－1.00DC×174°

辨证：近视，心脾两虚型。

治则：健脾养心，通络活血。

取穴：承泣、睛明、风池、翳明、光明、心俞、脾俞、足三里。

治法：心俞、脾俞艾灸法，取清艾条一根，点燃后悬于穴位之上，艾火距皮肤2～3cm，灸10～20分钟，灸至皮肤温热红晕，而又不致烧伤皮肤为度。

承泣：左手推动眼球向上固定，右手持针沿眶下缘缓慢刺入0.3～0.7寸，不宜提插、捻转，以防刺破血管引起血肿。

睛明：嘱患者闭目，医者左手轻推眼球向外侧固定，左手缓慢进针，紧靠眶缘直刺0.3～0.7寸。不捻转，不提插（或只轻微地捻转和提插）。出针后按压针孔片刻，以防出血。

风池、翳明、光明、足三里：程氏三才之地才法，补法。

【理】在本案例中，石某因考试压力及看书劳累引起了心气虚弱，脾失健运。心主血脉，眼部血脉亦为心所主，血不养心，心气不宁故心悸；气血无力上荣头面，故头晕、面色不华或白；脾虚气血化源匮乏，目窍失养则视远模糊；气虚血少，则神疲乏力；脾虚运化无权，水湿内停故纳呆；湿邪阻滞气机，清浊不分而便溏。

【法】健脾养心，通络活血。

【方】在本案中程老选择了如下处方：承泣、睛明、风池、翳明、光明、心俞、脾俞、足三里。

因眼与经络有千丝万缕的联系，《灵枢·口问》说："目着，宗脉之所聚也。"而"十二经脉，三百六十五络，其血气皆上于面而走空窍，其精阳气上走于目而为睛"（《灵枢·邪气脏腑病形》）。其中足太阳膀胱经"起于目内眦"，足少阳胆经"起于目锐眦"……足阳明胃经多气多血经脉，可补气养血，如《外台秘要》中云："凡人过三十以上，能灸此穴，则热气下，眼目增明。"而《古今医统大全》中说足三里可"主……目不明。"故治疗时以足阳明、足太阳、足少阳经穴为主。

【穴】承泣、睛明为局部选穴，可疏通眼部经络。翳明、光明为治疗眼病的经验效穴。风池疏导头面气血，加强眼区穴位的疏通经络作用。心俞、脾俞补益心脾，足三里健胃补脾，三穴合用共补气血以充养目精而明目。

【术】心俞、脾俞艾灸法，取清艾条一根，点燃后悬于穴位之上，艾火距皮肤2~3cm，灸10~20分钟，灸至皮肤温热红晕，而又不致烧伤皮肤为度。

承泣：左手推动眼球向上固定，右手持针沿眶下缘缓慢刺入0.5~0.7寸，不宜提插、捻转，以防刺破血管引起血肿。

睛明：嘱患者闭目，医者左手轻推眼球向外侧固定，左手缓慢进针，紧靠眶缘直刺0.5~0.7寸。不捻转，不提插（或只轻微地捻转和提插）。出针后按压针孔片刻，以防出血。

风池：程氏三才法针尖微下，向鼻尖方向斜刺地才（0.6~0.8寸），振颤催气，飞旋补法。

翳明：程氏三才法直刺地才（0.6~0.8寸），振颤催气（耳后酸胀），飞旋补法。

光明：程氏三才法直刺地才（0.8~1.0寸），振颤催气，飞旋补法。

足三里：程氏三才法直刺地才（1.0~1.2寸），振颤催气，飞旋补法。

第四十三节　鼻　渊

鼻渊是鼻流浊涕、鼻塞不闻香臭的一种病证，因流浊涕不止，如泉如渊，故名鼻渊。常伴头痛、鼻塞、嗅觉减退，鼻窦区疼痛，久则虚眩不已，是鼻科常见病、多发病之一。亦有"脑漏"、"脑砂"、"脑崩"、"脑渊"之称。

肺开窍于鼻，鼻渊的发生，与肺经受邪有关。外感风寒，蕴而化热，或感受风热，而致肺气失宣，邪气上扰清道，壅于鼻窍，则发为鼻渊。本病是临床上的常见、多发病，男女老幼均可患病，而以青少年多见。相当于西医学之化脓性鼻窦炎。鼻窦是上颌窦、额窦、筛窦、蝶窦的总称，各窦均有开口且与鼻腔相通。它们既可以单独发生病变，也可多个或全部出现炎症，通称为鼻窦炎。本病相当于西医学之慢性鼻炎及慢性副鼻窦炎等病。

一、辨证论治

【症状】鼻塞不闻香臭，时流浊涕，色黄腥秽，或兼有咳嗽，头额隐痛，脉数，舌红，苔薄白而腻。

【理】热郁于肺，失于宣降，热邪上壅于鼻，则鼻塞，热邪灼津则为痰为涕，故时流浊涕，色黄腥秽，肺气不降，故上逆为咳；肺胃热盛，上扰清窍，则头额胀痛。舌红脉数均为肺热之象。

【法】宣肺祛风、清热通窍。

取手太阴经穴为主。肺开窍于鼻，鼻的通畅与否与肺的功能正常与否有很大的关系。配以肝胆脾胃经穴。针用泻法，以宣肺祛风、清热通窍。

【方】列缺、合谷/鼻通、印堂/迎香。

列缺宣肺气，祛风邪，手阳明与手太阴经相表里，其经脉上挟鼻孔，故取合谷、迎香以通调手阳明经气，清泄肺热，印堂邻近鼻部，鼻通位于鼻之两侧，二穴有通鼻窍、清鼻热的作用。

【穴】(1) 合谷、列缺　详见感冒之“风寒证”。相配有清热解表之功。

(2) 印堂、鼻通　印堂位于两眉头连线的中点。主治头痛，头重，鼻衄，鼻渊，小儿惊风，一前额疼痛，失眠。鼻通位于鼻唇沟上端尽处。主治鼻渊，鼻塞，鼻部疮疖。印堂、鼻通都是经外奇穴，具有活络疏风、镇痉安神之功，其位在督脉，而督脉进入脑，上行巅顶，沿前额下行鼻柱，取之符合近部选穴原则。

(3) 迎香　迎香在与鼻翼外缘中点平齐的鼻唇沟里取之。

迎香出自于《素问·气府论》“鼻空外廉项上各二（谓迎香、扶突各二穴也）。”《春秋傅》曰：‘黍稷馨香’，凡香物统谓之香。本穴在鼻翼旁五分，主治鼻窍不利，窒洞闭塞。《玉龙歌》载：‘不背香臭徒何治，迎香雨穴可堪攻。’盖肺开窍与鼻，大肠为肺之府，本穴属大肠而位近鼻窍，有宣肺通窍之功。《灵枢·脉度》载：‘肺气通于鼻，肺和则鼻能知香臭矣’，故穴名迎香”（《穴名释义》）。

【术】列缺：程氏三才法向上斜刺天才（0.3～0.4 寸），振颤催气，飞旋泻法。

合谷：程氏三才法直刺人才（0.5～0.8 寸），振颤催气，飞旋泻法。

鼻通、印堂、迎香：程氏三才法向内上方横刺天才（0.3～0.4 寸），振颤催气，飞旋泻法。

二、其他治疗方法

穴位注射法：选用迎香、鼻通以通鼻塞、太阳、头维以治头痛，还可选用印堂、合谷、风池、曲池、阳白等，每次 2～3 穴，注以鱼腥草注射液 0.5ml/穴，隔日 1 次。

三、验案分析

钟某，女24岁，于1987年9月初诊。

主诉：鼻渊病史2年。

现病史：鼻塞重而持续，鼻涕黄浊而量多，不辨香臭，头晕头重，头痛以前额较重，伴有神疲倦怠，脘闷纳呆，舌红苔黄，脉滑数。

辨证：脾胃郁热。

治则：健脾胃，祛湿热。

取穴：列缺、合谷、鼻通、印堂、迎香、足三里、三阴交。

治法：泻法，留针20分钟，期间每隔10分钟行针1次，每日1次。

4个疗程后涕止鼻通而愈。

【理】本案例中，患者由于脾胃热盛，久而化热，热郁于肺，失于宣降，邪热循经上蒸，热邪上壅于鼻，犯及鼻窍则鼻塞，则鼻涕黄浊而量多，不辨香臭，热邪灼津；肺胃湿热，上扰清窍，则头晕头重，头痛以前额较重，伴有神疲倦怠，脘闷纳呆，舌红苔黄，脉滑数。

【法】健脾胃，祛湿热。

【方】在本案中程老选择了如下处方：列缺、合谷、鼻通、印堂、迎香、足三里、三阴交。

本病与肺、胆、脾脏腑关系密切，故取肺经、肝经、督脉等经脉穴。

【穴】合谷及迎香可疏散手阳明经气，清泻肺热，列缺为肺经络穴，可宣肺气、祛风邪；鼻通、印堂为经外奇穴，具有活络疏风、镇痉安神之功，其位在督脉，而督脉进入脑，上行巅顶，沿前额下行鼻柱；迎香，取之符合近部选穴原则。三阴交、足三里为合穴，强壮之要穴，可增强免疫能力。

【术】所有穴位均留针20分钟，期间每隔10分钟行针1次，每日1次。

列缺：程氏三才法向上斜刺天才（0.3～0.4寸），振颤催气，飞旋泻法。

合谷、足三里、三阴交：程氏三才法直刺人才（0.5～0.7寸），振颤催气，飞旋泻法。

鼻通、印堂、迎香：程氏三才法向内上方横刺天才（0.3～0.4寸），振颤催气，飞旋泻法。

第四十四节　牙　痛

牙痛为口腔疾患中常见的症状。根据病因的不同，又有风火牙痛、胃火牙痛、虚火牙痛、龋齿牙痛之分。

中医认为，人是一个有机的整体，牙齿既是局部器官，又是整体的一部分。牙齿的生理功能及病理变化与脏腑经络关系密切，脏腑经络的生理及病理变化，常反映在其所主的不同部位的牙齿。牙齿归经，从中医整体观念出发，结合阴阳、脏腑、经络学说，认为牙齿各有所属。《灵枢·经脉》篇曰："大肠手阳明之脉……是动则病齿痛"。十二经脉中，手阳明之脉入下齿，足阳明之脉入上齿。

《景岳全书》对牙痛的病因病机及相应的治法有详尽的记载，认为"齿牙之病有三证：一曰火，二曰虫，三曰肾虚。凡此三者，病治各有不同，辨得其真，自无难治之齿病矣。"

现代解剖学将牙齿分为切牙、尖牙、前磨牙、磨牙，形态和功能的不同，决定了各部位牙齿所属脏腑不同。清·陈士铎《辨证录》认为"同一齿痛，何以别之？不知各经在齿牙之间，各有部位也。两门牙上下四齿，同属心包也，门牙旁上下四齿，属肝也，再上下四牙乃胃也，再上下四牙乃脾也，再上下四牙乃肺也，再上下之牙乃肾也。大牙亦属肾"。

针灸治疗牙痛以因火、肾虚而致者为主，其治疗时不仅需分经施治，而且还需从"火"论。针灸对牙痛有显著的治疗效果，实证牙痛一般一次即可止痛或痊愈，虚火牙痛要针治数次。

一、辨证论治

（一）胃火牙痛

【症状】牙痛甚剧，兼有口臭，口渴，便秘。舌苔黄，脉洪数等。

【理】胃肠积热，结于大肠则便秘；胃热熏蒸则苔黄、口臭；热伤津液则口渴；胃热循经脉上炎，故牙痛甚剧。脉洪数亦为胃火见证。

【法】泄热止痛。

手阳明大肠经入下齿中，足阳明胃经入上齿中，故本证取手阳明经及足阳明经穴位，以泄热止痛。毫针泻法。

【方】合谷、内庭、颊车、下关。

合谷（左痛取右，右痛取左）以疏散手阳明之热邪；内庭为胃经荥（水）穴，以清降阳明胃火；下关、颊车疏泄足阳明经气以止痛。

【穴】（1）合谷配内庭　合谷为手阳明经之原穴，"面口合谷收"，能够上通头面诸窍，泻之能泄阳明热邪、通降胃肠，且为全身镇痛之要穴，善于治疗急性热病、外感表证及头面诸窍之疾。下齿为手阳明所主，故下牙疼取合谷，循经远刺疏风清热以泻其邪，且《马丹阳天星十二穴治杂病歌》中有"合谷在虎口，两指岐骨间。头痛并面肿，疟病热还寒，齿龋鼻衄血，口噤不开言。针入五分深，令人即便安”的记载，《杂病穴法歌》亦云“牙风面肿颊车灵，合谷临泣泻不数。”

上齿为足阳明所主，下取本经荥穴内庭，因“荥主身热”，且该穴穴位属水，故刺内庭有清热泻火、以水抑火、引气下行之功，同时《马丹阳天星十二穴治杂病歌》认为“内庭次指外，本属足阳明。能治四肢厥，喜静恶闻声，瘾疹咽喉痛，数欠及牙疼，疟疾不能食，针着便惺惺。”，牙痛皆为火证，《难经·六十二难》》中提出“荥主身热”，故取足阳明胃经之荥穴内庭，调理胃肠、疏风清热，泻脏腑之火，去除牙痛之因。同时《素问·五常政大论》指出“气反者，病在上，取之下；病在下，取之上：病在中，傍取之”，即言疾病的症状、部位与病机不相一致时，当求其本而治之，因而取下部内庭穴也是宗此意。

故合谷、内庭两穴不仅属于阳明经之穴，又同时为治疗牙痛的经验效穴，相配可加强通络止痛的作用。

（2）颊车配下关　颊车为足阳明经之穴，位于面部，当咀嚼时咬肌隆起时按之凹陷处，正当耳下面颊端牙车骨处，该骨总载诸齿，转关开合，为上下牙之运动枢纽，穴当其处，为治疗口眼歪斜、牙痛、口噤之要穴，泻之具有疏风清热，开关通络之功。

下关位于面部颧弓之下，为足阳明、少阳二经交会穴，又为足阳明经筋所结之处，功善通利牙关，是治疗头面、口齿疾病之常用穴。诸穴合用，辨证施治，共奏泄热止痛之效。

下关、颊车为局部取穴，可调畅局部气血，有催气通络止痛之功效。

【术】合谷：程氏三才法直刺人才（0.5～0.8寸），振颤催气，飞旋泻法。

内庭、颊车、下关：程氏三才法直刺天才（0.3～0.4寸），振颤催气，飞旋泻法。

（二）风火牙痛

【症状】牙痛甚而龈肿，兼恶寒发热，脉浮数等。

【理】风为百病长，风邪为患易与火热邪相合而为病。风邪侵袭阳明经络，郁而化火，故见齿龈肿痛；外邪侵犯，邪正相争于肌表，故有恶寒发热之表证。脉浮数为风火之象。

【法】疏风清热。

取阳明、手少阳经穴为主。毫针泻法。

【方】液门、风池、合谷、颊车、下关。

液门是手少阳三焦经荥穴，配风池可疏风清火；合谷、颊车、下关通手足阳明经气，泄热止痛。

【穴】(1) 液门配风池　液门出于《灵枢经·本经》:“溜与液门。液门，小指次指之间也，为荥。”《经穴命名浅解》:“液，指水之精，是处为三焦经荥水穴；荥，指小水。脉气由此始发，转入与海，因名液门。”《针灸穴名解》:“本穴治咽痛，耳聋，牙痛，寒热，狂疾、及伤津而致干燥之症。”

风池穴出自《灵枢·热病》，为足少阳胆经穴，足少阳和阳维脉的交会穴。因穴位似池，又是“风邪易于流连和为治风之所当取处”(《针灸穴名解》) 而名风池，无论外风和内风，本穴都是祛风要穴。阳维主阳主表，故取足少阳与阳维交会穴风池，以疏风祛邪解表。

液门为手少阳三焦经之荥穴，阳经之荥穴穴性属水，且“荥主身热”，与足少阳胆经之风池相配，疏风清火。

(2) 合谷、颊车、下关　同上证，通手足阳明经气，泄热止痛。

【术】液门：程氏三才法向掌骨间斜刺入天才 (0.3~0.4 寸)，振颤催气，飞旋泻法。

风池：程氏三才法针尖微下，向鼻尖方向斜刺人才 (0.5~0.6 寸)，振颤催气，飞旋泻法。

合谷：程氏三才法直刺人才 (0.5~0.8 寸)，振颤催气，飞旋泻法。

颊车、下关：程氏三才法直刺天才 (0.3~0.4 寸)，振颤催气，飞旋泻法。

(三) 肾虚牙痛

【症状】隐隐作痛，时作时止，口不臭，牙齿浮动，舌质红，脉细数。

【理】肾主骨，而“齿为骨之余”，故牙齿的坚实与否，和肾也有密切关系。肾衰则齿豁，精固则齿坚。肾主骨，齿为骨之余，肾虚不能固齿，故牙齿浮动；虚火上炎则隐隐作痛；胃无积滞，故口不臭。阴虚生热则脉见细数、舌质红等症。

【法】益阴降火。

取足阳明、少阴经穴为主。毫针平补平泻法。

【方】颊车、下关、太溪。

齿属肾，又为阳明经脉所过，故取太溪以益肾阴而降虚火；取颊车、下关以通经气而止痛。

【穴】(1) 颊车配下关　颊车、下关为局部取穴。同上。

(2) 太溪　太溪穴出自于《灵枢·本输》，为足少阴肾经之原穴、输穴，可调补肾气、滋补肾阴。《会元针灸学》云“：太溪者，山之谷通于溪，溪通于川。肾藏志而喜静，出太深之溪，以养其大志，故名太溪。”《通关指要赋》指出“牙齿痛，吕细堪治”。吕细有二，太溪别名吕细，内踝尖之经外奇穴亦名吕细，同主牙疼及喉痛，足少阴之脉虽不入齿中，仅挟喉循舌本，其主牙疼是上病下取与滋阴降火之力。内踝尖之吕细用于上下牙痛甚效，在内踝骨尖端细心按摸，于微凹处进针，约分许，略施旋捻，感应迅即向头部传导，痛止后即可出针，效果较之太溪更为显著，两吕细皆可采用。

【术】下关、颊车、太溪：程氏三才法直刺人才（0.4~0.5 寸），振颤催气，平补平泻法。

二、验案分析

赖某，男，25 岁。

主诉：右上牙痛 5 天，加重 3 天。

现病史：自诉 5 天前无明显诱因出现右上牙痛，呈触电样疼痛，并向同侧口角放射，不能触摸，且觉口中微有臭气，近 1 个月来大便 2~3 日一行、质干。诊见右上齿龈红肿。舌红苔薄黄燥，脉数。

辨证：胃火牙痛。

治则：泄热止痛。

取穴：合谷、颊车、内庭、下关。

治法：针刺用泻法。

留针 20 分钟起针后，患者即觉牙痛消失。因考虑该患者大便不正常，故嘱患者饮食清淡，并隔天复诊解决便秘之扰。后牙痛未再复发。

【理】本证患者不明原因出现牙痛，且口臭、便秘，属于胃肠积热，结于大肠则便秘，胃热熏蒸则苔黄、口臭，热郁化火，火热循经脉上炎，故牙痛。脉洪数亦为胃火见症。

【方】在本案中程老选择了如下处方：合谷、颊车、内庭、下关。

手阳明大肠经入下齿中，足阳明胃经入上齿中，故本证取手阳明经及足阳明经穴位，以泄热止痛。

【穴】（1）合谷为手阳明经之原穴，“面口合谷收”，能够上通头面诸窍，泻之能泄阳明热邪、通降胃肠，且为全身镇痛之要穴，善于治疗急性热病、外感表证及头面诸窍之疾。

（2）颊车为足阳明经之穴，位于面部，当咀嚼时咬肌隆起时按之凹陷处，正当耳下面颊端牙车骨处，该骨总载诸齿，转关开合，为上下牙之运动枢纽，穴当其处，为治疗口眼歪斜、牙痛、口噤之要穴，泻之具有疏风清热、开关通络之功。

（3）牙痛皆为火证，《难经·六十二难》》中提出“荥主身热”，故取足阳明胃经之荥穴内庭，调理胃肠、疏风清热，泻脏腑之火，去除牙痛之因。同时《素问·五常政大论》指出“气反者，病在上，取之下；病在下，取之上：病在中，傍取之”，即言疾病的症状、部位与病机不相一致时，当求其本而治之，因而取下部内庭穴也是宗此意。

（4）下关位于面部颧弓之下，为足阳明、少阳二经交会穴，又为足阳明经筋所结之处，功善通利牙关，是治疗头面、口齿疾病之常用穴。诸穴合用，辨证施治，共奏泄热止痛之效。

【术】合谷：程氏三才法直刺人才（0.5～0.7寸），振颤催气，飞旋泻法。

内庭、颊车、下关：程氏三才法直刺天才（0.3～0.4寸），振颤催气，飞旋泻法。

成才之路

他是我国著名的针灸学家，他在民国时期开始学医，并考取过国民政府的行医执照；他是新中国第一批具有学历的针灸学员，也是第一批针灸教师；他是中国针灸科研与教学事业的先行者与领导者，也是中国针灸国际培训事业的开拓者。他的人生轨迹始于旧时代，但更经历了新中国医药事业特别是针灸事业的发展轨迹；他不仅见证了针灸发展史上几乎每一个令人激动的事件，更重要的是，作为一个主要的成员，他参与创造了历史，成就了光荣。他就是中国针灸界第一位中国工程院院士——程老。

一、6 岁朦胧涉入杏林

程老，原名希伊，出生于江苏淮阴（今淮安市）一个知识分子家庭。程家祖籍安徽歙县，后祖上迁至江苏淮阴，世代业儒。程家十代出 27 名秀才，是书香门第的旺族。其高祖程师点，曾祖程大镛，均系一代名儒，叔祖程振六是当地名举人，并将程家所居水渡口寓所的巷子易名为“集贤巷”，父亲程序生为清朝末期最后一次科举的秀才，是当地有名的私塾先生，门人弟子很多，当时淮阴大多的士绅名流多出自其门下。程老是“麒麟贵子“，其父五十得子。按家规，程老 6 岁时即开始接受文化教育，由父亲亲自讲授《四书》、《五经》等书，并在父亲要求下开始悬臂端肘习练书法。10 岁时，父亲守“原为良医”的训言，且认为医能济事活人，亲自教读《医学三字经》、《药性赋》、《汤头歌诀》、《脉诀》、《内经》、《难经》、《本草纲目》、《本经疏证》等中医典籍，并给他取名“希伊”，希望他能像伊尹一样“不为良相，便为良医”。根据这个名字，一位王姓世伯给他取了号“莘农”（取意“有莘之野”）。若干年后，他们这些美好的愿望都实现了，程老成为了一个未作良相的名医，程氏家门中出了中国针灸界第一位工程院院士。

二、16 岁拜师研习中医

程老的父亲虽通中医学，但因临证少，所以程老在16岁时花了500块大洋拜了淮阴当地最有名的医生陆慕韩为师。陆氏三代均为治疗温病的专家，声震一方。原陆老已关山门，因念程门是名儒之后，便破例收下未成年的程老。不料想，这名徒儿刚叫几声师傅，便能将《黄帝内经》背得滚瓜烂熟，又有一手好书法，两眼灵秀，出语不凡，陆老连连称奇："怪哉乎！孺子可教！未来将知道徒名而未知师名者，此小儿也！"陆老带徒很有章法，他让学生先为病人诊脉，然后自己再亲诊一遍，告诉学生如何对的，如何错的；开药方，他只报出药名，剂量由学生自己定，他再过目，将不适当的剂量删改；门诊结束，他规定出晚课，习某某篇章，第二天就会对该方面提出问题，借以督促学生习而学之。程老在陆家学医期间，白天随师出诊，晚上攻读医典。很快，陆老就放手让程老独立开方，他们师徒时而相随应诊，时而结伴坐堂，形影不离。陆老对他倾囊而教，尽传其技。在陆老的精心栽培下，程老打下了扎实的中医临证基本功，同时还继承了陆氏治疗内科、妇科温病的丰富经验。从此，程老变成了程家第一位艺承家学师门，医文同源小才子。陆老在治疗温病时尤其注重舌诊，治病时断其证十分灵验，著有《验舌辨证歌括》一卷，后经崔金哲收集其病案百十则，最后经程老整理为《养春草堂方案偶存》一卷。

三、19 岁挂牌应诊，悬壶济世

陆老辞世后，只有19岁的程老于1939年开始独立挂牌行医。当时因其师许多患者为程老侍诊，因此陆氏去逝后患者多愿续邀程治疗。每日应诊者常有二三十人，当时人均称其为"小程先生"。于是水渡口程家便又多一帧"程氏医室"的匾牌。程老随师临证三年半，学陆氏习性，尽量做到一切以病人健康为重。友人因此送了一块"陆慕韩亲授程老先生医道"的牌匾，端端正正挂于程宅的堂屋。从此，年仅19岁的小程大夫正式踏上了悬壶济世的医道了。

当时因为年轻尚不能使人心悦诚服。有一位故人张石逸（曾拜过程老的父亲学文），患一较疑难的病症，请程老为其治疗，服数剂药而愈。张氏病愈后写一感谢信，信中有一句话："居然收回春之效"。用"居然"二字实含有轻视之义。虽然如此，但是程老仍虚心应诊，博览群书，请益智者。程老用陆氏化温的方法，在一年中治疗温病（暑温）初期的患者约二三百人。程老曾治疗一位温病患者，刚痊愈后因食一大盘饺子二复病，中医名为"食复"，肠出血不止，延程诊治，程用犀角地黄汤加减一剂药而血止，连服数剂调理而痊愈。又曾治一位"破伤风"患者，已严重到角弓反张，伏地不起，他除用治疗破伤风药物以外，还重用“青黛”，数剂药而痊愈。其他如用陆氏原方治疗血崩症以及慢性咽炎，随症配方，疗效甚好。熟悉陆老药性的病友惊呼：“怪喱，陆老显灵喽!”

个人的努力加老师的名气和家族的声望，使程老业医的起点高于常人，一出道就被吸收入中医师公会，并担任了清江市（淮阴）卫生工作者协会秘书股股长，这是他担任社会工作之始。

民国期间，考试院成立考选委员会，办理中医师考试，程老参加了考试，经审查合格，1947 年获得了中华民国考试院颁发的医师证书。

四、意外转行，专攻针灸

新中国成立后，程老成为了淮阴专区卫生院的保健干事，但他心中念念不忘的还是他喜爱的中医事业，于是他向领导提出要求继续从事中医、继续学习的要求，1953 年 6 月进入“清江市（淮阴）中西医进修班”学习新知识。1955 年 3 月 13 日，江苏省中医进修学校在南京市朱雀路邀贵井 14 号举行了学校成立大会和第一期中医进修班、针灸专修班开学典礼。程老知道这个消息时，第一批中医进修班的 60 名中医已经选拔完毕，于是学校将包括政治、中医基础、方剂、中药等在内的试卷寄往卫生院对其进行单独考试。对这一段历史，程老记忆犹新，他回忆说：“那天我刚下班，院长就推门进来通知我晚上加班考试。”就这样，在没任何准备的情况下，他只用了一个晚上便答完了所有试卷，顺利地通过了考试，被录取为第 61 名学员，据说阅卷的老师在看过他的答题后，曾拍案叫绝：“想不到苏北还有这等人才!”

第二学期，学校作为师资培养，将大部分学员各自分成专科，搞专科培养，针灸教学研究组由江南针灸名师李春熙、孙晏如教授等带教。程老被分配到针灸组，并作为优秀生担任了学生小组组长。从此，他与针灸结下了不解之缘。

然而当时的观念认为中医药与针灸大夫虽都穿白大褂，但针灸大夫却站着像剃头匠，蹲着像脚行师傅，扎扎戳戳，明显低人一头。受这种观念影响，程老亦认为针灸是小道耳，程内心不以为然，服从组织，抱着艺多不压身的想法，及安心于转攻针灸。程老过去以用药为主，固而对针灸疗效如何并不十分清楚。后随孙晏如老师临证见针灸疗效甚高，有的甚至超过中西药品，遂急请益于孙老，孙老称程老通中医医道，处方用穴的穴性与用药的药理一样，并不困难。因此，程老坚定了转攻针灸的信念。

一切从头开始，于是程老专攻《内经》、《难经》、《针灸甲乙经》、《铜人针灸腧穴图经》、《针灸大成》等针灸专籍，只要学校图书馆有的，他都一部不落的通读或摘录加强针灸知识与技能。在攻读十四经腧穴时（三百六十一个），经穴记忆须循行不能错乱由于岁数较大，记忆力较差，读经穴歌时记忆仍感困难，于是程将经穴歌，变为京剧唱腔，沿京剧清唱不久就记熟记全了。在校期间，程老或孙、李二位师长教诲不浅。孙晏如先生的针灸方法精确细腻，李春熙先生的五行配穴惟妙惟肖。程老跟随李春熙老师学习点穴，南京的冬天是非常寒冷的，为切身感受，程老仍脱光衣服，让李老师在他身上点穴。同时他还受到了孙晏如老师的亲身教诲，吸收了孙老师的诸多临床经验。仅通过半年的学习便由学生转为老师，担任针灸学科教研组组长，成为了他由“用药”到“用穴”的转折点。这次意外转行，使中医界少了一位开药方的大夫，而针灸界却多了一位学术泰斗，并为后人留下一段学习针灸腧穴的佳话。

同时她非常重视临床技能的提高，积极向尚经验的医生学习，博采众长，提高临床技能。他平时所用的一些经验针灸处方，多数学自其他老中医。他曾先后求教焦励斋大夫用后溪、申脉穴治疗周身关节病，杨永璇大夫用肩峰阿是穴治疗肩周炎，单玉堂先生用郄门穴治疗疔疮等。凡此种种，只要有一技之长，程老定为之求教，一针一师，一穴一师，一德一师，不断吸取他人长处，以更好为患者服务。

江苏省中医进修学校是现在南京中医药大学的前身，也是新中国中医教育事业的摇篮，20 世纪 50 年代建校之初，该校就在我国第一代中医药学部委员（院士）校长承淡安、副校长叶橘泉等学校领导、专家的精心组织下，为我国中医药高等教育编写了第一套教材，培养了以董建华、程老为代表的第一批师资力量，促进了我国中医药教育由传统的师承教育向现代学院式教育转变。

五、拓荒针灸，早期教育

早年在江苏工作期间，程老在江苏省中医进修学校任针灸学科教研组组长时，积极参加学校在全省举办的巡回教学，任针灸巡回教学组组长，深入基层开展工作，负责南京市 100 余名针灸师及各县市针灸医师的进修学习工作，足迹遍及江苏省 8 个专区 20 个县，推动了当地针灸学术的发展。

在此期间朝鲜曾派三名专家前来学习，其中一位金光一教授，要学习全部《难经》，校方选派程老为其讲解《难经》等中医针灸的课程，两人遂建立了深厚的友情，金光一还将朝鲜的针灸学名著《五行针》和朝鲜名医李济马所著的《四象方》相赠，为中朝之间的医学交流留下一段佳话。此时针灸教学工作是几乎全无教材教具等，为了推进教学，校方选派程老首先试行语译全部难经《初稿》。此时中央卫生部开始重视中医的古籍语译工作，程老语释后，校方印行并送教卫生部，经中医顾问沈德建审阅后，认为此项工作可以促进中医古籍语译工作的发展。其后，《灵枢》大量语译专籍即相继问世了。

六、奉调北京，升降沉浮

1956年冬天，程老携带组内所研制的“经络循行与病候关系示意图”，随领导向卫生部及首都中医界主要人员进行汇报，因党中央国务院正制订党的中医政策，此项工作在当时的中医工作中起了很大的影响。

1957年，为响应政府号召，支持北京的中医事业，国家从全国选调了程老、董建华、王绵之等40余人进入北京中医学院（现北京中医药大学）工作。程老任针灸教研组组长，负责教学工作。该院是党中央国务院首批的四大学院之首，建院之始一切工作需从头按正轨进行，由于人员少工作任务繁重，除建立一切规章制度外，他还承担编排教材和教具等工作，不久即出版了《简明针灸学》；他还参与组建了附属医院东直门医院针灸科，当时科室里人才济济，有杨甲三、姜揖君、单玉堂教授，程老任科组长。同时学院又大搞科研，程老又任北京中医学院科学研究委员会办公室的秘书，日常办公人员仅程一人，全院重点和一般科研项目约二百项。除了日常临床、教学、科研等工作外，他还主持编辑《北京中医学院学报》及任《中华妇科杂志》常务编辑等，还为原苏联和越南的留学生授课培训，组织骨干力量大搞创新。为此，他至今还保持着早起的习惯。因为病人多，必须一早开始临床治病，中午很晚才能回去吃饭，而下午则要在课堂授业，晚上还要伏案笔耕，每天工作超过12个小时，对于每一项工作，程老无不一一加以谨慎处理。

1962年，由于形势的需要，已经培养出第一批中医大学生的各科教材亟需修订，由当时的卫生部长助理郭志华等组织北京、南京、上海、广州和湖北几家中医学院共同编制了第二版中医教材，并成为公认的最好的教材。其中，针灸学教材就是由程老、裘沛然、邵经明等中医针灸大家亲自审稿、定稿。二版针灸学教材中最突出的一点就是增加了穴位处方的方解。长期以来，大方脉的医生处方用药，有君臣佐使可依，谈起来头头是道，且有《医方集解》等专门的著作来论述，而针灸的选穴除《灵枢》中提到过的七方外就很少有人提及。鉴于此，二版教材中大胆创新，引入针灸方解，改变了长期以来针术秘而不宣、习者无所适从的境况，成为公认的最好的教材。为了推进教学，他还积极审定编写针灸挂图等教学用品，对针灸学的继承和发展起了一定的示范和推动作用。这是程老学术生涯的第一个黄金时期。

1963年卫生部办理主任医师的审批工作，程老在附院大小会议进行审查达半年之久，才被卫生部批准为主任医师，当时又被任为科室副主任，继又被当选为附院工会主席。

程老在病房工作中，积极主张创立中医病房管理办法，除中医书写病历严格辨证外，还要求创立相配套的中医护理方法，如要求护士要会看舌苔，诊脉象等。有一位护士用消毒棉加生姜汁，用于护理膝关节痛，程老便加以赞扬。当时程老主攻功能性子宫出血、中风和三叉神经痛等临床常见疑难病症的针灸治疗，并完成了“中风偏瘫64例观察”等课题研究，总结出，单纯用针灸治疗和用加中成药治疗效果基本一致。中医贵在理论与临床，因此，程老赞成学生多读书以外，还要早临床，多临床，并响应“面向工农兵”的号召，亲自带领学生到工矿、农村等处实习。

七、客观务实，经络探密

程老虽然在“文化大革命”中遭到很大的冲击，但他并没有放弃一个医生的职责与良心，没有停止过医籍研读。“文化大革命”期间，北京中医学院和中国中医研究院（现中国中医科学院）合二为一，“文化大革命”结束后又重新一分为二。正是在这样的大背景下，1976年程老即时来到中国中医研究院针灸研究所从事针灸经络的研究工作。他在262医院的协作下，完成的“体表循行81例研究”是我国早期经络研究的佳作之一。将测验的64例经络感传路线和《内经·经脉》篇对照核查，其循行路线基本和《内经》一致，专家将其研究报告论证后，得出了经络是客观存在的。就在这时，程氏被任命为临床经络研究室主任，继续进行研究，后又被分到山西省稷山进行经络感传的研究，1年后回院。1990年“经络的研究”被列入国家“攀登计划”，程老被聘为首席科学家，主持“循经感传和可见经络现象的研究”，从人群普查、生物学指标以及现代物理学（如声、光、电、热、磁、核等）研究等方面进一步证明了经络的客观存在。研究过程中把主观感觉现象的描述和客观指标的记录结合起来，切实注意理论联系实际，基础结合临床，体现了中医的理论特色，在医学和生物学研究工作中开拓了一个新的领域，发现了许多重要的现象和规律。这些现象和规律为国内外其他学者反复证实，具有重大的科学价值，为进一步阐明经络实质奠定了可靠的基础，对于探讨针灸针麻原理，继承发扬中医学遗产，都有重要意义。程老作为总课题组组长和总设计人、第一作者，获国家中医药管理局科技进步乙等奖，并荣获1990年世界文化理事会颁发的“阿尔·伯特爱因斯坦世界科学奖状”。

在腧穴研究方面，他积极参加世界卫生组织国际标准“针灸穴名”研究工作，对腧穴的名称、意义、部位无不一一强加考核，十几年在国内外多次的会议中，力陈自已的见解，主张创新，反对异化。最后在日内瓦30多个国家的学者会议中，多数学者同意他的意见，经世界卫生组织认可在全世界推广应用。程老根据其研究成果与杨甲三合作撰写出《经络、腧穴研究》、《十四经穴点穴法》，后者被拍摄成电影，于1985年由科技电影厂摄制发行（获卫生部科技二等奖）。

务实精神是程老治学方面的一个特点。他认为，无论做人、做学问都必须务实。本着这种精神，他对经络的研究认真对待。他多次讲，“我们研究经络，首先要端正主导思想，要客观务实，研究出什么就是什么，不要事先被经络‘虚无’或‘神圣’所左右”。程老认为，必须彻底改变为经络研究而研究的现象，经络的研究要与临床相结合，重视经络研究对针灸临床的指导作用。腧穴是针灸施治有效的部位，是针灸疗法的刺激、作用点。近年来我国在腧穴研究方面取得了一些进展，尤其是在腧穴特异性研究方面，然腧穴功效主治研究开展甚少。经络的研究还要重视腧穴临床治疗作用的研究，与现代理论相结合，验证和发现腧穴的新功效和新的腧穴，使经脉腧穴理论能够切实指导临床。

八、教书育人，著书立说

为了顺应世界性的针灸热潮，1975 年卫生部成立了北京、上海、南京 3 个国际针灸培训中心，推广中国的针灸与中医药。程老因为有着丰富的临床与教学经验而被调入刚成立不久的北京国际针灸培训中心从事对外教学工作。即担任针灸教学研究室主任，又任国际针灸班副主任等职，并成为最早参与组建卫生部国际针灸培训中心的教师之一。

随着中医药事业的不断发展，针灸在国际上的地位也越来越高，外国人来华学习针灸的数人日益增多，在国际针灸教学中，教材问题需首先解决。他亲自带头撰写和主编了《中国针灸学》、《针灸精义》、《中国针灸学概要》、《针灸学讲义》、《针灸疗法》等国内外各种版本的初、中、高级针灸教科书。《中国针灸学》一经问世便风靡海内外，成为了包括美国在内的许多国家针灸水平考试或针灸资格考试的指定教材。在内容上《中国针灸学》不但包含了经络学、腧穴学、针法灸法学及针灸治疗学的内容，也包含了阴阳五行、脏腑、诊断、辨证等中医基础理论和中医诊断学的内容，极大地方便了国际培训中心这种短期而全面的教学模式，是当时国内外水平最高的国际教学的课本。在长达 20 几年的时间内，由程老主编的《中国针灸学》再版了几十次，被译为英、法、西等多种语言的教材，并一直是中国国内国际针灸教学的教材，是欧美各国的中医学子们认识和学习针灸的入门向导，这使得程老和北京国际针灸培训中心声名遐迩。自中国北京国际针灸培训中心成立，程老就一直负责业务工作。在之后 30 年的发展中，“中国北京国际针灸培训中心”造就出了一支优秀的团队，拥有一支以院士领衔，教授、博士结构合理的专职教师队伍，以及语种涉及英、意、德、日等 7 个语种的资深翻译团队。

程老在多年教学生涯中积累了丰富的经验，努力奖掖后学，以满腔的热忱投入到国内外针灸教学工作中，为针灸教育事业做出了巨大的贡献。在教学中，程老总是耐心教诲，淳淳善诱，手把手地、毫不保留地传授自己的才智、技术和本领。他还特别注意在教书中育人，在育人中他把握三条：一是首重培养医德；二是以务实的精神研究，不尚浮夸；三是为病人全心全意服务。数十年的辛勤耕耘，使其桃李满园尽芬芳，学生遍及国内外各地，他本人并被卫生部批为教授职称，先后担任卫生部医学委员会的委员、国务院学位评译组成员、国家科委中医组的成员、院专家委员会的成员、中国针灸学会副会长等主要社会学术团体职务等，多次荣获优秀教师称号。程老于1994年当选为中国工程院院士，兼医药卫生学部常委，成为我国针灸界第一名院士。

程老在针灸理论、临床治疗、教学研究等多方面的贡献，同他一生治学精神的勤奋与严谨是分不开的。

程老勤于学习和思考，善追根溯源，发古解难。他认为每遇不懂或不明白的知识，必能从书中找寻到满意的答案，所以经常告诫后学必准备《辞海》、《辞源》等书籍，遇到不甚明了的知识，一定要勤查。程老在20世纪50年代便开始中医针灸的文献研究工作，他数十年如一日，勤于临证，钻研古籍，主张实践与理论并重，工作或学习中遇到难题，每向经典寻求答案。“继承不泥古，创新不离宗”，“去伪弘真”是他文献研究一个严明的出发点，从不做玄之又玄的学术，他的每一个观点见解，所引的每一段经文，都能在他的临床实践中找到佐证。程老认为对中医的每一问题，要强加核查，力求准确，例如《灵枢》与《素问》的成书先后问题，他认为先有《灵枢》后有《素问》，并从先秦诸子书中追溯了《内经》理论的渊源。对于《内经》的学术内容程也有他自己的看法，认为《灵枢》和《素问》两书绝大部分内容是针法，《内经》中用药的处方为13张方，而有循经规律的针灸处方有400多张，正如徐灵胎所说：“‘灵素’两经为针法研者，十之七八，为方药研者，十之二三。”他对《内经》、《难经》等中医典籍研究颇深，撰写出“难经语译”（初稿）、“难经概述”等文章，提出了许多学术思想、观点、方法。诸如关于经络脏腑作为核心理论的思想、六阴经有原论、八脉交会穴统管心、脑、督脉辨证关系论等，并据之创立了在临床上所特有的“一窍开百窍法”、“通调四关法”、“八穴镇痛法”以及“改进三才法”、“指实腕虚运针法”等针法，这些在学术上都独树一帜。

九、养生有方，老而矍铄

为了抢时间，程老几十年来每天只睡四五个小时；程老爱发火是众所周知的，他经常在公开场合与人争论时拍桌子；他的学生说“程老一天能喷2包烟”（程老吸烟不进肺，他称这种方法为“喷”）。尽管有这么多常人眼里的“坏习惯”，但在每年的体检中，程老除了血压稍偏高外，其他一切正常。他笑着说：

“我没有什么养生秘诀，除了每天上下班来回走路，从不健身。”不过他还是总结出自己的三个原则：一是不生气；二是吃饭九成饱；三是不轻易改变原有的生活习惯；四是亦针亦文，修身养性。

莫生气，何必拿别人的错误惩罚自己

程老是个性格很倔强的人，经常跟人因为学术上的事而争执不休。在旁人看来程老肯定很生对方的气，但程老却不以为然，他认为在学术问题面前人人平等，大家各抒己见，畅所欲言，这样才“百花齐放、百家争鸣”，而且程老还认为事情过去就过去了，生气来生气去，最后难受的还是自己，又何必拿别人的错误惩罚自己。同时，在程老看来，“怒”往往是人的愿望没能得到满足，这种挫折是受到了恶意的破坏，因而发泄的一种不满情绪。由于每个人的体质不同，性格迥异，所以在遇到不满的时候，不同的人发泄的方式也不一样。性格暴躁的人会拍桌子瞪眼睛，怒发冲冠，甚至咆哮吼叫，我们称为暴怒；性格内向的人则含羞忍辱，默默地生气，这种属于郁怒。无论什么样的生气，都要有一定的限度，适当的生气，发泄一下有助于肝的疏泄，是一种正常的情绪，但是这种发泄如果太过（暴怒）或是不及（郁怒），就会影响肝的功能。虽然在自己看来，做错事的一定是对方，但生气发火并不能解决问题，气太过，火太大，受伤的往往是自己。别人的错误要用自己的健康买单，岂非太过冤枉？

做到“食有节”

民以食为天，健康的身体源自均衡的营养。我们需要给身体提供多种食物，进行合理调配，做到饮食有节，才能保证体内气血的充足。

水能载舟，亦能覆舟；药能治人，也能害人。食物与人体的关系也是这样。程老认为食物用对了，五味益五脏，用得不对，五味可伤及五脏，其关键就在一个字上：“合”，也就是相宜，五味与五脏要相宜，五味与四时变化要相宜，五味之间也要相宜，五味的食量上还要相宜，“合五味”可不是简单地五味杂食，而是要遵守《内经》中讲的“毒药攻邪，五谷为养，五果为助，五畜为益，五菜为充，气味合而服之，以补精益气”，具体地讲，就是杂食要体现“五谷宜为养，失豆则不良；五果当为助，力求少而数；五畜适为宜，过则害非浅；五菜常为充，新鲜绿黄红”。

此外，程老还主张“饮食要清淡”、“食温则心更暖”、“饿了再吃，不可要勉强进食”、“吃饭要专心，要有好心情”。

起居养生，千人千法，做好自己

《黄帝内经》说：“上古之人，其知道者，……食饮有节，起居有常，不妄作劳，故能形与神俱，而尽终其天年，度百岁乃去。”如果“起居无节”，则“半百而衰也。”

起居有常是要求人的日常生活作息有一定规律，并合乎养生的法则，劳逸结合，不违背常规。但是大千世界，人生百态，各人有各人的经历和造化，同样长寿的人却有着不同甚至是迥异的养生方法。记得中央电视台的一个电视节目采访程老，问他有没有什么特殊的养生方法。他只说，没有什么特别的方法，只要做好自己就好。然后他进一步说，每个人有每个人不同的生活习惯，只要遵循自己的生活习惯，不盲目地去改变自己长期以来的习惯，就会长寿。比如说，有些人就是喜欢吃辣的，但是如果给他说，吃辣的多了不好，让他猛然断掉这种生活习惯，不但对他的身体没有好处，还会因为他的身体不适应，而出现问题。所以说，千人千法，做好自己即可！

亦针亦文，修身养性

生活中，程老是一个可亲可敬、多才多艺的老人。他从六七岁起就开始修习书法，亦医亦文，或篆或针，笔若蛟龙，神韵无穷。于1948年加入中华全国美术会为会员，之后又加入上海市中国画会为外埠会员（当时外埠中有徐悲鸿、黄宾虹、张大千、潘天寿等一辈名家）。1979年加入中国书法家协会为会员，之后又加入北京市中国画研究会。1996年为国家中医药管理局杏林书画会名誉顾问，1997年担任卫生部老干部书画研究会名誉副会长。其书法作品多次入选展出，作品中有的被选刻于河南省开封市“翰园”碑林及《中国书法艺术大成》，在国内外享有一定声誉。在庆祝香港回归时，程老写的书法为全国政协书法室收藏，其事略也已被载入当代书法大成及全国艺术家名录等。此外，他的作品也曾流传于国内、外，如日本、美国、英国、法国、德国等国家。程老一个字可写三四尺之大，小之字则如蝇头，现仍存有蝇头小楷唐诗一卷，达二万余字。除书法外，他亦爱好篆刻，“文化大革命”中作品已流失，现只有《程老篆刻偶存》存世。

他淡薄名利，不居功自傲。在不少的媒体报道里，他被称为学术泰斗，但他却认为，这些名誉不是给予个人的，而是给整个针灸界的。在提到中医和针灸的地位，提到中医现代化这个目前多受人诟病的命题时，他就会按捺不住激动的心情指出：“中西医结合，应该是中医结合西医。”一个年过八旬的老人在公开的场合这样的直言，正反映了他对中医对针灸事业的热爱与执着。他具有清雅高洁的品行和广博深邃的文化底蕴，强调对内在精神的调养，既要注意意志的锻炼，情绪的稳定，又要心胸开朗，清心寡欲，方能减少和防止情志的刺激，从而达到祛病延年长寿的目的。正是这种精神，才使出身于中医内科的他意外转行后仍能成为一代针灸大家，现已九十岁的程老仍活跃在针灸学界中，为针灸的发展或喜或忧。

参考文献

[1] 梅天放，向群．儒医大师——程老．中华儿女杂志，1991（3）：62－64.
[2] 秦秋．医坛耕耘，桃李满天下——记中国工程院院士、我国著名针灸学家程老．光明日报，1999－9－21（4）.
[3] 黄涛．见证历史，分享光荣：记著名针灸学家程老［J］．中国针灸，2007，27（4）：299－302.

年 谱

1921 年 8 月 24 日，程老出生于江苏省淮阴市一个知识分子家庭。

1928 ~ 1936 年，学习书法，并随父亲序生学习文化，涉猎诸多中医书籍。

1936 ~ 1939 年，拜著名老中医、温热病专家陆慕韩为师，随其临证学习内科和妇科。

1939 年 9 月 ~ 1946 年 5 月，因陆老逝世，即在淮阴市独立挂牌应诊。

1942 年，整理编撰《养春草堂方案偶存（陆慕韩医案）》。

1946 年 5 月 ~ 1948 年 9 月，任淮阴仁慈医院文职兼护士学校国文教员。

1947 年 11 月，获得中华民国考试院颁发的医师证书，同年参加了淮阴中医师会。

1949 年 1 月 ~ 1951 年 7 月，任镇江仁慈医院院务委员兼秘书。

1950 年 5 月，从镇江市第一届中医师防护急救组结业。

1951 年 7 月，在淮阴专区中心卫生院保健室工作，同年 11 月任淮阴专区护士学校教务工作。

1953 年 1 月，任清江市（今淮安）卫生工作者协会常务委员兼秘书股股长。同年 5 月从清江（今淮安）市中西医进修班结业，以获西医学知识。

1954 年 1 月，任清江市（今淮安）中医研究组组员。

1955 年，考入江苏省中医进修学校（今南京中医药大学）第一期中医班进修。

1956 年，毕业后留校任针灸学科教研组组长，成为他由“用药”到“用针”的转折点，之后便转攻针灸。同年整理印行《难经语释》。

1957 年，调入北京中医学院（现北京中医药大学）工作，程老任针灸教研组组长，兼附属东直门医院针灸科组长、副主任、主任医师，统管针灸教研、临床工作。期间他与裘沛然、邵经明中医针灸大家参与了针灸二版教材的审定工作，二版教材中大胆创新，引入针灸方解，改变了长期以来针术秘而不宣、习者无所适从的境况，成为公认的最好的教材。为了推进教学，他还积极审定编写针灸挂图等教学用品，对针灸学的继承和发展起了一定的示范和推动作用。

1958 年，整理内部印行《子午流注与灵龟八法》。

1959 年，由人民卫生出版社出版《简明针灸学》。

1962 年，由人民卫生出版社出版《针灸学讲义》（中医高等院校教本）。

1964 年，由人民卫生出版社出版《中国针灸学概要（国际针灸培训教材）》中英文本。同年内部印行《针灸治疗中风半身不遂的临床观察》。

1975 年，内部印行《经络循经感传的研究》。

1976 年，程老来到中国中医研究院针灸研究所从事针灸经络的研究工作，任针灸研究所经络临床研究室主任、针灸教学研究室主任、针灸研究所专家委员会副主任委员、国际针灸培训中心副主任等职，并成为最早参与组建卫生部国际针灸培训中心的教师之一。

1978 年 10 月 18 日，被聘请为中医研究院第一届学术委员会委员。

1978 年 12 月，被聘请为中国中医研究院针灸经络研究所第一届学术委员会委员。

1978 年 12 月 10 日，被聘为《医学百科全书·（针灸分卷》编委。

1979 年 5 月 23 日，当选为针灸学会副主任委员。

1980 年 2 月，被聘请为国家科学技术委员会中医专业组成员。

1981 年 3 月 1 日，被聘请为卫生部医学科学委员会委员。

1982 年 3 月 18 日，被聘请为中医研究院第二届学术委员会委员。

1983 年，公开发行《十四经穴点穴法》（电影上、下集），并获卫生部科技三等奖。

1984 年，受墨西哥针灸学会聘用。

1985 年，印度内部印行《针灸精义（英文本）》。

1985 年 2 月 16 日，被聘请为国务院穴位委员会第二届学科评议组（中医学分组）成员。

1985 年 6 月 5 日，被聘请为中国民间中医医药研究开发协会理事。

1985 年 8 月，在残疾人义卖书画展活动中作出突出贡献，同年 12 月受到中国残疾人福利基金会感谢。

1985 年 8 月 6 日，被聘为中医研究院专家委员会委员。

1985 年 11 月 30 日，被聘请为中国中医研究院基础理论研究所顾问。

1985 年 12 月，由中国针灸学会全国会员代表大会选举为第二届理事会常务理事。

1986 年，由人民卫生出版社、外文出版社出版《中国针灸学（国际针灸进修培训教本）》中英文本以及台湾繁体本。同年出版《中医学考试题解：针灸分册》。

1986年4月7日，被聘为北京中医学院名誉教授。

1986年9月10日，中国中医研究院为程老颁发为教育事业光荣工作32年证书。

1987年6月，被聘请为中国医学基金会理事会理事。参加全国经络穴位皮肤电阻抗讨论会。

1987年10月21日，被聘请为北京市老年康复医学研究会常务理事。

1989年11月2日，程老的一幅书法作品入选中国历史上第一个民办碑林。

1990年，鉴于程老对针灸学术的突出贡献，获得国家特殊津贴。

1990年8月，为北京第十一届亚运会捐赠四尺全副作品四张，受到亚运会基金会感谢。

1991年，其《循经感传和可见的经络现象的研究》获国家中医药管理局科技一等奖。

1991年1月29日，获一九九一年度中国中医研究院“争优创佳”活动先进个人称号。

1991年3月7日，被国家中医药管理局聘请为中国国际针灸考试委员会副主任委员。

1991年9月，程老被确定为继承老中医药专家学术经验指导老师，为培养中医药人才做出了贡献。

1991年9月10日，经国家中医药管理局审核批准，被中国中医研究院聘请为老中医药专家学术经验继承工作的老师。

1991年10月18日，被聘请为国际传统医药大会学术顾问委员会委员。

1992年2月9日，被聘请为中国医学基金会理事会理事。

1992年12月，被聘请为中国中医研究院专家委员会委员。

1993年，参加第七届全国经络研究学术讨论会。

1993年3月，被聘为《中医辞海》一书的顾问。

1993年9月14日，被聘请为中国杏林书画协会顾问。

1993年10月30日，被聘请为中国中医研究院研究生部客座教授。

1994年1月10日，被聘为《敦煌古医籍图版及研究论文集》鉴定委员会委员。

1994年5月28日，被载入由中国中医药出版社出版的《中国当代名医良药实用辞典》。

1994年11月14日，因其对针灸事业的突出贡献，收到世界针联的感谢奖状。

1994年12月，当选首批中国工程院院士，是当时针灸界惟一的工程院院士。

1996年2月2日，被聘请为国家中医药管理局中医药工作专家咨询委员会委员。

1996年9月，程老的字画在一九九九年卫生部老卫生工作者庆祝建国五十周年书画展中被评为优秀奖。

1996年10月，其所承担的八五课题“针刺麻醉与针刺镇痛的研究”获科技攻关重大科技成果奖。

1996年12月7日，被聘为中华老人文化交流促进会中医学文化委员会理事长。

1996年12月20日，被特聘为深圳东方医院名誉院长。

1997年6月21日，被聘请为中国中医研究院广安门医院学术顾问。

1997年6月，国家科委基础研究高技术司组织的国家攀登计划普及丛书之一《金针之魂－经络的研究》，由胡翔龙和程老主编，湖南科学技术出版社出版发行。

1997年7月，其书法作品参加了“全国政协香港回归书画展”，在北京全国政协礼堂展出，并为全国政协收藏。

1997年11月，因其在担任中国针灸学会第二届理事会副会长期间，对学会工作做出重要贡献，被特聘为第三届理事会高级顾问。

1997年11月11日~2003年11月10月，被聘为中国民间流传养生运动学会荣誉理事长。

1998年，为中国少儿文化工程书写、绘制并编纂《成语连环八百阵》，受到中国儿童少年基金会感谢。

1998年12月18日，被聘请为卫生部老卫生工作者书画研究会名誉会长。

1998年9月8日，被聘为中央文史研究馆馆员。

1999年3月6日，被聘请为中国中医研究院第六届学术委员会副主任委员。

1999年5月5日，被聘请为一九九九年中国科协遴选中国工程院院士候选人委员会医药与卫生工程学部评审委员。

1999年9月，被聘请为第四届国家图书奖评选委员会委员。

2000年5月15日，被聘请为第二届国际中医药工程学术会议及医药产业工程技术展览会大会顾问。

2000年8月18日，被聘请为中医药学名词审定委员会副主任。

2000年10月，被聘请为立夫中医药学术委员会中国大陆委员。

2001年11月，被聘请为北京针灸学会第二届理事会高级顾问。

2002年12月，《经络的研究》获北京科学技术二等奖。

2004年3月，在2003~2004年开展的中国人力资源、科研、学术成果的调查活动中，程老的业绩被载入《当代中国人力资源宝库》第一卷。

2004 年 9 月 10 日，被聘请为第二届中医药学名词审定委员会顾问。

2005 年 5 月被聘为中国针灸学会第四届理事会高级顾问。

2005 年 10 月被聘为中国中医科学院针灸医院名誉院长。

2006 年 6 月，被聘请为中国中医科学院首届学术委员会副主任委员。

2007 年 8 月 30 日，被聘请为香港中文大学中医学院中医学会学术顾问。

2007 年 10 月 ~2010 年 10 月，被聘为中国针灸学会经络分会顾问。

2007 年 12 月 5 日，由中国医学基金会授予“公益事业关爱奖”。

2007 年 12 月，被聘为中国中医科学院第一批著名中医药专家学术思想传承博士后导师。

2008 年 10 月，著名中医药专家学术经验传承博士后工作室挂牌。

2008 年 11 月 11 日，获中国中医科学院“优秀研究生指导教师”荣誉称号。

2008 年 12 月，被北京市卫生局、人事局、中医管理局联合授予“首都国医名师”荣誉称号。

2009 年 6 月，获首批国家级“国医大师”荣誉称号。

2009 年 6 月，获中华中医药学会颁发的终身成就奖，并成为终身理事。

2009 年 8 月，国医大师程莘农学术思想研讨会在北京召开。

2009 年 10 月，“中医针灸”申报人类非物质文化遗产代表性名录的代表之一。

2010 年 6 月，“程氏针灸”入选北京市非物质文化遗产代表名录。

2010 年 8 月，国医大师程莘农院士学术思想高层论坛暨程莘农教授从医七十周年和九十华诞庆典在北京召开。

2010 年 11 月，“中医针灸”入选人类非物质文化遗产代表名录，程莘农为四位代表性传承人之一。

2011 年 8 月，被聘为中国针灸学会第五届理事会高级顾问。

2011 年 8 月，程氏针灸——北京市非遗项目工作汇报会在北京召开。

附 录

附录 1　程老针灸经验简录

程老主任医师专职从事针灸的教学与临床已近三十载（1979 年），誉满国内外。他较完美地把理论运用于实践，入深理于浅出，寄变幻于平凡。笔者随程老学习以来，感受颇深，点滴所得，不敢私藏，故简录程老经验于后，以与同道共享。

（一）认证不移，用穴灵活

程老认为，为了提高疗效，应注重认证准确，载基本功上锻炼，不要追求虚招。治病的方法要能使人容易理解，容易掌握。如果玩得眼花缭乱，结果谁也弄不清，那就不好了。临证时，辨证要认真仔细，宁愿多花一点时间把好治疗的第一关。认准了证就要敢于坚持守法，不要一天一改穴，三天一变方，要看到疾病也有一个从量变到质变的过程。尤其是一些慢性病，更要注意这个问题。如治李红茹一例，诊为心气不足、血络瘀滞（风湿性心脏病），用内关、膻中、心俞、膈俞、三阴交作为主方，先后经过 3 个月，连续针灸 43 次不更方，终于使自觉症状基本消失，上班工作。

在认准了证后，用穴又要灵活，主证主穴一般不要轻易变动，但配穴却要注意加减，要死方活用。如上案在治疗过程中出现过感冒、白带多、晕针等情况，则随时配用不同穴位，如感冒配列缺、华盖、丰隆，白带配气海，晕针则提前出针，减少留针时间等。使这些兼杂病证很快控制，将急性病与慢性病的治疗结合进行，使内科病与妇科病的治疗互相促进，从而取得满意的结果。

（二）取穴准确，强调骨度

程老认为取穴的准确性是很重要的，所有穴位的尺寸都要记忆准确。但是对有些穴位的尺寸历来看法并不一致。如列缺穴的部位，《铜人腧穴针灸图经》认为是：“在腕后一寸五分。”而《针灸资生经》认为是：“在腕侧上半寸，明堂下云腕上一寸。”《子午流注说难》则认为：“在腕侧上一寸半，以手交叉，食指末筋骨罅中。”像这样看法不一致，部位不肯定的穴位尚多，有些即使尺寸明确，但丈量不便。因此可以用穴位附近的骨骼作为量取尺寸的标志。《灵枢·骨度》篇以骨骼为标志，对全身各处的尺寸进行了阐述，后世医家很重视骨度与尺寸的关系。程老认为骨度不但是一种体表尺寸，而且与内在的经脉长度、内脏大小等有关，因此强调骨度与穴位的关系极为重要。以骨度量取的穴位准确性较大，因为骨度本身就有穴位尺寸的含义。如程老取列缺穴，即按高骨后陷中下五分，摇患者之手有罅处即是此穴。如足三里穴为循胫骨粗隆前缘向下，摸至最凹处旁开一指即是此穴。如丰隆穴在外踝尖与胫骨粗隆最高处连线的二分之一处即是，如此等等。这样取穴方便可靠，适宜临床操作。

（三）按体位取穴，顺次序用针

程老认为在进行辨证取穴时，还得注意病者的体位，选用不同的穴位采用不同的体位。这样既便于用针，又不使病人感到疲倦。如取腹、面部的穴位，则取仰卧位；取背、颈部的穴位，则取俯卧位。若有必要背、腹部同时取穴时，则以一面为留针穴，另一面为点刺穴。如一例为背部沿脊椎两侧疼痛，活动受限，则以俯卧位取留针穴，用肝俞、肾俞、膈俞，留针20分钟，然后配用期门、京门、膻中，在背部穴出针后进行点刺，得气即出针。针3次后，即可自行转侧。若属慢性病需要长期治疗，可采用一天用仰卧位，一天用俯卧位的穴位交叉进行。如另一例，为腰骶骨折手术后变形疼痛，引起全身不适。在俯卧位控制疼痛之后便采用一天俯卧位、一天仰卧位的办法取穴，改善全身症状，效果较好。程老认为这样用穴有阴阳平衡之意，以防止阴阳偏激。根据这种设想，还可采用左右穴位的配伍，如臀部用双侧八髎穴，面瘫用双侧面部穴等。为了用针时顺手方便，程老认为针刺用穴之时，应按一定的次序，从头到脚，或从脚到头，这样既可以因有顺序而加快针刺速度，又可避免因忙乱而遗漏穴位或发生差错，对患者来说也容易精神集中，配合治疗。所以在书写病历中的针刺处方时，一定要按用针顺序书写，尤其是在用穴较多的时候，更应注意这一问题。当然这种次序不是绝对的，若从腹部疾患来说，则以先四肢后胸腹部穴为好。

至于取穴多少，历来并无定论，如《医学入门》认为：“百病一针为率，多则四针，满身针者可恶。”然而在我们能看到的医案中，取穴四个以下的并不多见。程老认为取穴以精、准为主，不以穴位多少为限。我随程老临证，亲眼见到有少至一二穴者，有多至一二十穴者。如一例患者左上臂外侧酸痛一个多月，取右阳溪一穴，阿是二穴，针四次痛即止。又如另一例，呕吐眩晕，左半身麻木，运动不利（脑血栓形成），选取百会、风池、地仓、颊车、合谷、三间、外关、后溪、环跳、阳陵泉、承山、太冲计15穴（有的是单侧用穴），第二天起血压基本正常，25次后症状消失，身体基本恢复正常。程老有时取穴虽然较多，但其主穴并不多，一般只是3～5穴，如中风常为百会、合谷、太冲，偏瘫时上肢用肩髃、曲池，下肢用环跳、阳陵泉，面瘫用颊车、地仓等。其他穴多为配穴，或为了多种病的其他治疗。

（四）重视民间医生经验

程老不但注重向古人学习，也很注重向民间吸取经验。他虽然理论和临床都较丰富，但只要看到民间医生的某种方法确有其特点，就主动把别人的方法用在自己的实践中，使疗效不断提高。如用百会穴，在针刺时，根据民间医生的经验，采用了进针轻、快、浅的手法。因为进针太重太深，会使病人感到头上戴了一个钢盔一样，沉重而不舒适，反而影响疗效。又如用内关、大陵、神门治疗疾患，可见脏燥证十年（抑郁性精神分裂症）患者，即用百会、听宫、大陵、神门、内关、太冲、足临泣，3次即能安睡，10次后精神变好，20次后已无幻听，精神恢复正常。在用针时，先刺大陵、内关、神门三穴，能安定神志，使病人易于接受其他治疗。

（五）重视指力，注重针感

程老认为运针的指力，对疗效有直接影响。要有《内经》所说的“手如握虎”之力，才能“伏如横弩，起如发机”，才能针达病所，气运乾坤。有时同样一些穴位，别人治不好，他却能很快取得疗效，这其中与指力有很大关系。如一例面瘫1个月患者，经针刺，贴斑蝥膏等法均无效，来诊后，同样用睛明、风池、巨髎、四白等穴，13次即基本痊愈，24次完全恢复正常。所以程老经常要别人从他手中抽他握住的针，以实验他握针的力量。

程老认为得气之时病人有针感，医生手下也应该有得气感。针感以直接刺激的感觉为主，所以有时有针感不一定是得气，此时可停针待气，若为了单纯追求针感而反复提插，结果虽然有某种“针感”，但却可能打乱气机的正常运行，疗效往往不佳。另外，医生若不细心体察针下情况，而以追问病人的感觉为主，这样，就会心中无底，疗效很难保证。

（六）因人用针，因病取穴

程老认为辨证论治不但要运用在认证取穴上，而且要运用在针法上。对于怕针者，或初次来诊者，手法宜轻，进针宜浅，穴位宜少。因为他们对针的感觉敏锐，怕痛，所以医生决不可草莽从事，否则要么病人不能坚持治疗，要么不能很好配合治疗，从而影响疗效。另外针灸方法的使用也要因病而异，单独或配合进行。一般治疗风寒湿痹的病症多针、灸同时使用。面瘫的病人，瘫侧用灸，健侧用针。面肌痉挛的病人，痉挛侧用补法，健侧用泻法。腹部疼痛的病人先针远端穴，待疼痛缓解后，再针腹部的局部穴，如此等等。

（七）手法精炼，疗效惊人

程老认为针刺手法看来朴实无华，但他却是长期以来千锤百炼、融各种手法于一炉之作。动作轻快利索，迅速准确到了炉火纯青的地步。如进针这一动作，就把点穴、押指、穿皮、送针几个动作融合在一起，用一只手在1～2秒钟内完成。他将中国的传统进针法与日本常用的管针进针法的优点结合在一起，使用时很得病人的好评。另外，如针百会穴也只是持针、按指一个动作，不消半秒钟，就轻巧地将针送入。针刺一位病人，从针第一个穴位，后最后一穴得气，一般不超过5分钟，而实践证明疗效很好。如－腰痛1星期患者他人扶持仍疼痛难行，经针百会、大椎、腰阳关、肾俞、命门、次髎等穴，当场疼痛消失，笑逐颜开，自行走回。另外，中风失语经针刺后竟能歌唱说话者，被断为不治之症的脑外伤性面瘫病经针刺后，竟五官端正如常人者不可尽言。

（八）讲求实效，不务虚名

程老认为疗效的好坏，要以客观表现为主，如面瘫者要通量尺寸进行对比，中风偏瘫除量肢体活动角度外，还要看病人的活动能力是否提高，胃痛病要看疼痛发作次数及程度，还要看饮食、消化情况是否改善等。特别要注意的是，有些病人出于感激心情而说“好一点”，实际上并不一定有效。在记录病历时千万不要把这种“好一点”写上去。程老认为假若这也算有效的话那就是面子疗效，是不可信的。所以程老遇见这种情况，就只在病历上写一个针灸日期。有时有些病症治疗有些困难，把握性不大，程老也如实向病人说清，从来没有自以为是的虚荣心。每天国内群众和外宾慕名而来的络绎不绝，可见名气之大，但有时为了方便病人，他还是主动给病人介绍当地较有能力的医生，建议他们到当地治疗，并把自己的看法和用穴情况记录下来，供其他医生参考，很得群众赞扬。

（彭荣琛）

附录2　国医大师程莘农针灸临床三要

程莘农（1921～），中国中医科学院名誉首席研究员、教授、主任医师、中医针灸学家、全国名老中医药专家学术经验继承工作指导老师、“首都国医名师”、“国医大师”，中国针灸界第一位中国工程院院士。曾担任国家攀登计划“经络研究”的首席科学家，主持过多项有关针灸经络的学术研究，临床实践中提出许多学术思想、观点，其所编著的《中国针灸学》是风靡海内外的国际针灸教材，是中国针灸国际培训事业的开拓者之一，为中国的针灸事业作出了卓越贡献。

程老从医七十年，自幼继承师道，精研针灸医术，旨在治病救人，临床实践中形成了许多独特的学术思想和治疗经验。他指出针灸疗疾要在辨证论治的基础上达到理、法、方、穴、术的统一，注重经络理论，主张明性配穴，辨证施术；重视临床疗效，以用为本，手法独特，创立“程氏改进三才法”；强调针刺大法，因病而别，提插捻转，得气为先，留针、电针、艾灸多法综合应用。笔者作为其学术传承人，有幸直面聆听并亲身体会老师的风范，兹将其针灸临床经验略述于下，以供学者互参。

（一）以诊断为基础，一要辨证施治

程老认为针灸治疗疾病，虽不同于药物，但选穴处方和施术手法，同样离不开中医学诊疗疾病的基本原则——辨证论治。缘理辨证、据证立法，准确辨证是取得疗效的前提。临证时程老尤重视经络辨证，他认为经络辨证是以经络学说为理论基础来概括经络病变的临床表现以及经络、脏腑病变时的相互影响，总结出病变表现时的一般规律，实现以病归经，以经知脏，准确诊断。施术时强调“宁失其穴，勿失其经”，表现了对经络的高度重视，在具体诊断和辨证施治过程中，主要掌握以下要点，才能有的放矢，提高诊治疗效。

1. 掌握经脉循行，归经辨证

程老认为只有熟记经络循行，认清病候归经，才能够准确进行经络辨证。经络循行和病候归经在经络辨证中具有重要作用。“有诸内必形之于外”，任何疾病都以其一定的“病候”表现于外，“经络所通，病候所在，主治所及”，各经脉病候与其经脉循行特点密切相关。通过对病候进行分析，判断病在何经、何脏（腑），据此进行处方配穴，或针或灸，或补或泻。虽然十二经脉病候与脏腑病候有很多相似之处，但十二经脉病候以经脉循行部位的病变较多，而脏腑病候则以内脏病变较多。如胸肺部胀满，咳喘，缺盆中痛，肩背寒痛，臑臂内前廉痛，口渴，心烦，恶寒发热，汗出等病候常从肺经论治。尽管十二经病候常有交叉，如心烦，可见于手太阴肺经、足阳明胃经、足太阴脾经、足少阴肾经及手厥阴心包经病变，但可根据其他症状来判定。若其他症状为足少阴肾经病变，则心烦属足少阴肾经。将病候按十二经进行分类归经，结合其他辨证方法，就可以循其内外，复杂的病候也就有所归属，以辨明病因、病位、病性而立法处方。他强调进行经络辨证时，除应重视十二经病候规律外，还应注意经脉循行部位的病变，尤其是局部的疼痛、发热等感觉变化和拘挛、屈伸活动转侧受限等功能障碍症状，如脾经通过腹部，故腹部胀满属脾。前头痛属阳明经，偏头痛属少阳经，头顶痛属厥阴经等，都是依据经脉循行路线进行经络辨证。“凡刺之理，经脉为始”，只有熟记经络循行才能循经取穴、辨证施治。

2. 掌握穴位主治，明性配穴

程老认为临证处方选穴，首先应掌握穴位主治和腧穴的特性，就像中医大夫不仅要熟记方剂，而且要掌握每味中药的功效主治。由于程老深厚的中医功底，从10岁就随父亲学读中医书籍，15岁时拜著名老中医、温热病专家陆慕韩为师，学习内科和妇科，并随其临证共3年余，1939年9月以后独立挂牌应诊，1947年11月获得中华民国考试院颁发的医师证书，1953年又参加清江（今淮安）市中西医进修班，学习现代医学知识，1955年考入江苏省中医进修学校（今南京中医药大学）第一期中医本科进修班，在以上长达25年的学习和医疗工作中，主要应用中医中药进行临床辨证施治，对方药性能和配伍认识颇深。但自1956年毕业后，留校任针灸学科教研组组长，成为他由“用药”到“用针”的转折点，用他的话来说，由一个“开方医”变为“针药并用”的医生，此后从1957年来北京工作至今，便专攻针灸，因此程老在临证和教学时能将腧穴与中药、中药处方与针灸处方融会贯通。他认为用药用穴都是在中医学基础理论指导下进行的，穴位和中药的作用常有异曲同功之妙。例如，列缺宣肺止咳，功似桔梗、杏仁；曲池去血中之风，功似荆芥；大椎调和营卫，功似桂枝、白芍；风池既能疏散外风，又能平息内风，功似钩藤、防风；足三里大补元气，功似人参、黄芪；阳陵泉疏肝利胆，功似柴胡、竹茹等等。腧穴与药物一理，而腧穴作用又多优于药物，一穴具有多方面功能和双相调节的作用，这些是药物所不具备的优点。如关元穴补气之功似人参，但又能行气活血化瘀，对妇科月经病有很好的疗效，较之人参又有泻的作用。“腧穴所在，主治所及”，每个腧穴可以治疗所在部位的浅表和内脏疾患，即近作用，如太溪位于内踝处，能主治内踝肿痛。除此以外，每一个腧穴还有它不同的属性和特性，即是属于同一条经的腧穴，在主治上都有它的共同点，属于哪经的穴位，都可以治疗本经的疾病，例如前面提到的太溪穴，由于它归属于足少阴肾经，且为肾经之输穴、原穴，经气输注之处，肾经又通向脊柱，故太溪除了可以治疗内踝痛外，还可治疗腰脊痛。另外每一腧穴在治疗上除共同点外，还有其特殊作用，即特性，如合谷为汗穴，内关为吐穴，丰隆为痰穴，气海、关元为补气之穴，足三里为保健穴等。

3. **掌握依法定方，据证选穴**

程老认为针灸处方配穴规律与方剂的君、臣、佐、使配伍原则基本相似，配穴乃某穴之特性与它穴之特性互相佐使，而成特效之用，犹之用药，某药为主，某药为辅，相得益彰也。例如，“补中益气”，用药则用补中益气汤，用穴则用百会（相当于升麻、柴胡）、关元（相当于人参）、气海（相当于黄芪）、足三里（相当于白术）。“心肾不交”，方剂选用交泰丸以交通心肾，以黄连为君，肉桂为臣，而针灸即可选取心经和肾经原穴，神门为君，太溪为臣，也可取心经经穴神门和肾经经穴太溪，还可取心包经八脉交会穴内关和足三阴经交会穴三阴交，又可取背部的心俞和肾俞，此乃穴药殊途同归之理。

程老重视据证按经取穴，强调要掌握这种方法，必须充分了解脏腑生理、病理、经络循行路线、阴阳、五行、表里关系、腧穴特性等，才能灵活应用。按经取穴治疗复杂疾病的效果较局部取穴明显，可单独使用，也可配合使用，主要包括本经取穴、异经取穴（表里经取穴）、五输取穴法。按症选穴是指对某些疾病的症状和表现，形成其经验选穴方法。如大凡风症程老多取风池，风池既疏散外风，又平息内风，内外兼治；“气虚则麻，血虚则木”，上肢麻木取外关、后溪，下肢麻木取中渎、悬钟；尿检化验出现红细胞常取血海，出现白细胞常取大椎、足三里；出现蛋白常取阴陵泉、三阴交。如程老治疗中风后遗症弛缓性软瘫属虚证者，先取大椎、大杼、肩髃、曲池、合谷以振奋阳气，疏通经络；伴有上肢下垂，瘛疭无力，不能上举者加天宗、肩髎、臑俞；下肢软弱无力，手足无力加后溪、申脉；有足内翻或足外翻者，加照海、申脉，但足内翻者常泻照海，补申脉，外翻者泻申脉，补照海。

程老认为辨证益精，治疗益专，应坚持守法守方治疗，不宜轻易变更。因为治疗疾病是由量变到质变的过程，慢性病需坚守原方治疗较长时间才能获效。针灸临床取穴的多少亦应以证为凭，以精为准，以适为度，以效为信，取穴多少，当以大、小、缓、急、奇、偶、复为原则，不能胶柱鼓瑟，故临床取穴时，少则一二穴，多达十几、二十穴。

（二）以病人为本，二要“三才进针”

程老认为医生临床要以病人为本，不仅重视疾病，更要关心病人。在患者体位、针具选择、进针方法、针刺深浅等方面，既要确保疗效，又要注意患者能否接受，尤其是初次被针灸的人，进针的快慢、是否疼痛等因素，直接影响针灸的疗效。方便操作和快速熟练的进针方法，是成功的关键。多年的针灸临床经验，使程老总结出了一套易学、易教、病人痛苦小的进针法，取名为“程式三才进针法”。

1. 掌握针具尺寸，区分材质

选择针具要根据患者年龄、性别、职业、体质、病情等方面情况考虑，选择适当粗细、长短的针灸针。一般来说老人、小孩、女性、体质弱或慢性病者宜用较细、较短的针，反之则用较长的针具。同时选择适当的体位，有利于腧穴的正确定位，便于针灸的施术操作和较长时间的留针。避免针刺以后发生意外。临床上常用的体位有：仰卧位、俯卧位、侧卧位、仰靠坐位、俯伏坐位、侧伏坐位。针灸针分为针尖、针身、针根、针柄、针尾。规格有Φ（0. 14～0. 50）mm×（15～75）mm等上百种型号。以粗0. 30～0. 35mm、长25～75mm的针具最为常用，针体必须光滑锋利、挺直，易于进针，手感好，针尖具有“尖中带圆，圆而不钝”的特点，必须达到刺棉花拔出不带纤维，挑木板不起毛勾的境地，施针痛感才小。针柄针体连接牢固，否则容易断针，进针后针柄必须与皮肤留有1～2分距离，避免进针太深，针尖受损，针身容易弯曲导致断针的发生。

2. 掌握进针方法，推崇“三才”

程老强调，针灸治疗时，进针手法的好坏关系到针灸的治疗效果。《灵枢·九针十二原》：“持针之道，坚者为宝。”程老强调持针要有“手如握虎”之力，方能“伏如横弓，起如发机”，进针时指力和腕力必须配合好，悬指，悬腕，悬肘，切循经络，针随手入。他在长期的医疗教学实践中，总结出了一种易学、易教、病人痛苦小的进针法，取名为“程式三才进针法”，取意天、人、地三才，即是浅、中、深，进针时分皮肤、浅部和深部三个层次操作，先针1～2分深，通过皮肤的浅部，为天才，再刺5～6分深，到达肌肉为人才，三刺3～4分深，进入筋肉之间为地才，然后稍向外提，使针柄与皮肤之间留有一定间距。如此进针，轻巧迅速简捷，由浅入深，逐层深入，得气迅速，一则减少患者的疼痛，二则可以调引气机之升降。进针讲究指实腕虚，专心致志，气随人意，方使针达病所，气血和调，正胜邪去。这一刺法吸取了中国传统针法与管针进针法的长处，仅进针这一操作，将点穴、押指、穿皮、送针等动作揉和一起，在1～2秒钟内完成，得气（感觉）极为迅速而效果良好，具有快速无痛、沉稳准确的优点，临床深受患者好评，吸引了不少国内外的学者前来学习。“程式三才进针法”的练习，主要是对指力和手法的锻炼。由于毫针针身细软，如果没有一定的指力，就很难力贯针尖，减少刺痛，对各种手法的操作，也不能运用自如，影响治疗效果，因此针刺练习，必须进行指力练习（纸垫练针法）、手法练习（棉团练针法）和自身练针，才能掌握基本技能。

3. **掌握针刺深浅，因人而异**

程老认为针刺浅深问题，是毫针刺法的重要技术指标之一，直接决定疗效。三才手法既以浅中深“三才”为主，又要仔细体会手法与针感的关系、针尖刺达不同组织结构以及得气时持针手指的感觉。并要求做到进针无痛、针身不弯、刺入顺利、行针自如、指力均匀、手法熟练、指感敏锐、针感出现快。如在某些部位不适宜深刺时，又如何加以运用？程莘农教授指出运用时当深则深，当浅则浅，并非对每一穴位的刺针深度必须达到三部。病有表里、寒热、虚实、阴阳之分，刺有浅深之异。在表者浅刺，在里者深刺。如治疗外感表证时刺风池宜浅，进针7～12mm即可，而治中风语言謇涩之里证则深刺风池，可直刺达20～30mm；寒性胃痛刺中脘进针深，而热性胃痛则浅刺之。此外，针刺浅深还应与所取腧穴相对应，随腧穴所在部位不同而异，腹腰、四肢内侧等阴部腧穴刺之宜深，头面、胸背、四肢外侧等阳部腧穴刺之宜浅。综上所述，程莘农教授认为决定针刺浅深的因素是多方面的，但是病情是决定针刺浅深的关键，腧穴所在部位是决定针刺浅深的基础，患者年龄、体质是决定针刺浅深的重要条件。总之，在掌握针刺浅深时，要因病、因穴、因人而宜，既要与患者年龄、体质相适应，又要与病情属性相适应。否则，就会产生深则邪气从之入，浅则邪气不泻的后果。

（三）以疗效为果，三要得气至上

针灸是一种从外入内的刺激疗法，其取得疗效的关键是“得气”，也就是“针感”。除与针刺的部位、针具的选择、进针的方法以及患者的病情、体质状况有关外，更重要取决于提插、捻转和振颤3种手法的配合，通过速度快慢、幅度大小和时间长短来体现补泻手法以及获得“针感”。

1. **掌握得效之要，在于得气**

程老认为：针刺欲取得效果，首先必须得气。进针的最终目的是寻求针下得气，在运用手法的同时，更要注意针下得气，气至才能生效。得气的含义有二：其一是对病者而言，就是当毫针刺入穴位一定深度后，患者在针刺局部产生酸、麻、胀、重感，有时还循经扩散，也有按神经传导出现触电样的感觉；其二是对术者而言，针刺后施术者常常感到针下沉紧。这些现象称为得气，或叫针感。一般来说，针感出现迅速，容易传导的疗效就较好，反之则疗效较差。金代针灸名家窦汉卿曰：“气之至也，如鱼吞钩饵之沉浮；气未至也，如闲处幽堂之深邃；气速至而速效，气迟至而不治。”就是对针下得气的最好描述。但值得说明的是，这种沉涩紧的感觉要与因手法不当引起疼痛而造成局部肌肉痉挛或滞针（体位移动）严格区别开。若针刺后未能得气，程老常采用候气的方法催气，或暂时留针，或再予轻微的提插捻转，程老认为循、按、刮、飞等法繁琐，故常用振颤法，即手持针，做小幅度较快速的提插略加振颤，顺逆针均可运用自如。有些患者，不应单独强力行针寻找得气，可采用温和灸，或另配穴以引导经气。做捻转手法时，要做到捻转的角度大小，可以随意掌握，来去的角度力求一致，速度快慢均匀，在捻转中也可配合提插；做提插手法时，要做到提插幅度上下一致，频率快慢一致，同时也可以配合捻转，这样才能得心应手，运用自如。虽然有“青龙摆尾”、“白虎摇头”、“苍龟探穴”和“赤凤迎源”等特殊手法，由于很难理解，不易操作和体验，已很少应用。

2. 掌握病有虚实，针有补泻

《千金方》曰：“凡用针之法，以补泻为先”。程老认为针刺得气后，依据病性及患者体质，施以适当的补泻手法，亦是针刺取效的重中之重。对于气血虚弱，身体羸弱诸虚病证，施用补法，以鼓舞人体正气，使某种低下的功能恢复旺盛的作用；而对于高热疼痛，邪气亢盛诸实病证，则用泻法，以使某种亢进的功能恢复正常。程老常用的补泻手法有：捻转补泻法、提插补泻法、平补平泻法。他指出捻针时要有方寸，捻转一圆周为强刺激（泻法），捻转半圆周为中刺激（平补平泻），捻转不到半圆周为弱刺激（补法）；提插时要有深浅，提插1cm以上者为强刺激（泻法），0.5cm左右者为中刺激（平补平泻法），0.2cm以下者为弱刺激（补法）。捻转、提插法可以单用，亦可联合使用。程老还指出针刺补泻的运用，还要结合腧穴的主治性能。例如：针刺足三里、气海、关元、肾俞等穴，可促进人体机能旺盛，即为补；而针刺十宣、中极、委中、曲泽等穴，退热祛邪，即为泻，所以针刺时正确地选用腧穴，也是实现补泻的一个重要方面。他认为针刺补泻作用的效果，与机体的功能状况有着密切的关系。某些体质虚弱的患者，医生虽经多次行针引导经气，针下仍感虚滑，这种往往疗效缓慢。凡正气未衰，针刺易于得气者，收效较快；如果正气已衰，针刺不易得气者，则收效较慢。

3. 掌握诸法配合，联合并用

程老认为针灸不是疗疾的惟一方法，常常配合艾灸和药物等，其目的在于扶正祛邪，促进康复。指出：针刺的补法和艾灸法都具有扶助正气的作用，针刺的泻法和放血疗法则具有祛除邪气的作用。临床应重视正与邪，采取多种方法扶正祛邪，促病痊愈。如：若寒凝冲脉不能温煦四肢而致足痿，趺阳脉不动，程老常取关元、气海、血海、足三里、冲阳、太溪、照海加温灸法。另外，应根据体质、病情及所取经络腧穴、节气来灵活掌握留针时间或配合使用电针，对体质虚弱和久病的患者不应产生较强的针刺反应，而应以持续弱反应治疗，故留针时间宜短不宜长；对于热证患者不宜产生较强的升温作用，故留针时间宜短不宜长，寒证则宜长不宜短；对于顽证、痛证如针刺反应不够强，就不能达到治疗作用；阳者经腧穴宜深刺而久留针，阴经腧穴宜浅刺而短留针甚至不留针；冬季可多留，夏季可少留。如程老在运用廉泉治各种原因引起的舌强语謇时，向舌根方向深刺25～50mm，不留针，取针后轻按针刺处，避免出血；针刺天突、膻中治疗咳嗽、哮喘时，针天突多以针尖沿胸骨柄后缘，刺25～50mm不留针，膻中针尖沿皮向下刺7～12mm，留针，二穴取之要有针感则甚佳。

（杨金生）